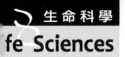

生命科學
fe Sciences

免疫學

第6版

IMMUNOLOGY

IMMUNOLOGY

總校閱 ｜ 方世華

審　稿 ｜ 張弘志　魏淑宜

編　著 ｜ 王政光　李英中　李慶孝　洪小芳　陳佳禧
　　　　 張芸潔　楊舒如　蕭欣杰　賴志河　張章裕

SIXTH EDITH

　　「免疫學」自2004年第一版付梓至今已超過十年，此期間受到許多大專校院生物、醫學及護理相關科系的支持與使用，特此感謝。我們秉持著日新月異、精益求精的精神，廣納諸多相關領域專家學者的建議與指正，予以修訂並再版，期能讓讀者獲得最新、最正確與最完整的免疫學知識。

　　第六版的內容除了維持原本免疫學應有的章節之外，亦增加COVID-19疫苗的介紹，並依據近年免疫學研究和臨床的新發現與國考趨勢，將部分內容及圖表進行更新及補充。相信有了這些圖表的輔助，同學們在研讀時能更容易掌握內容重點。同時，各章最後的「學後測驗」亦依據近年國考試題進行更新，使同學在學習完每一章之後能立即自我評量並獲知重點所在。

　　本書要特別感謝苗栗縣政府衛生局醫政科張章裕科長，再加上國立臺灣體育運動大學競技運動學系方世華教授的總校閱，以及許多授課教師不吝指正，讓內容能更臻於完善，對莘莘學子而言真是受益無窮！

　　雖然本書在編輯及校對上已力求仔細謹慎，但是內容仍難免有遺漏或不完善之處，還盼各位授課教師、修習同學以及許多讀者先進們不吝指正。

編輯群 謹識

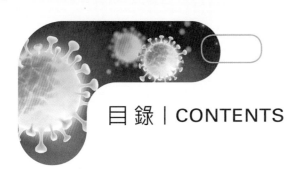

目錄 | CONTENTS

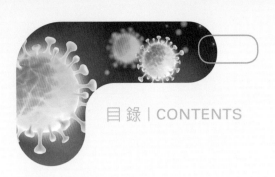

目錄 | CONTENTS

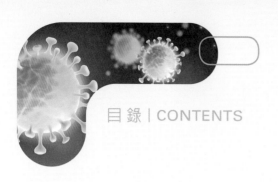

目錄 | CONTENTS

16 腫瘤免疫學
Tumor Immunology

17 免疫缺陷疾病
Immunodeficiency Diseases

18 自體免疫疾病
Autoimmune Diseases

掃描 QR code

或至 reurl.cc/OpRLG7 下載「學後測驗」解答

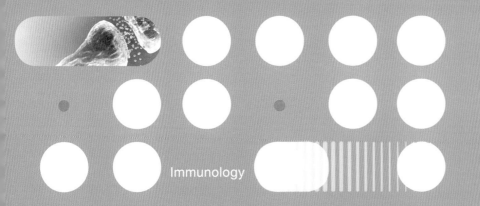

Immunology

I
PART

免疫系統的基本介紹

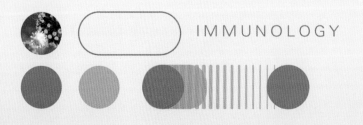

IMMUNOLOGY

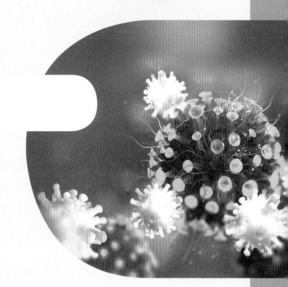

01
CHAPTER

免疫系統的基本介紹

Introduction to the Immune System

　　早在西元前 430 年，雅典即曾爆發鼠疫 (plague)，在當時希臘歷史學家修斯提底斯 (Thucydides) 首先提出：感染鼠疫而後康復的病患可避免再次感染。在西元 1798 年時，英國醫師愛德華金納 (Edward Jenner) 改良中國人及土耳其人於十五世紀所發展的種痘 (variolation) 技術—自天花 (smallpox) 膿疱所取得的乾痂 (dried crust)，再經由鼻孔吸入，以預防天花病毒感染的技術，並觀察到曾接觸過牛痘 (cowpox) 的擠奶女孩，可對天花產生免疫反應。因此，他假設如果將牛痘膿疱中所得到的組織液注射到健康個體內，應該可以避免感染天花。於是他找了一個八歲大的小男孩接種這種組織液，並讓他感染天花病毒，結果此孩童可以避免罹患天花。愛德華金納因此被後人尊稱為「免疫學之父」。

　　緊接著的西元 1875~1900 年代是微生物及免疫學的黃金時期。路易士巴斯德 (Louis Pasteur) 便是在西元 1881 年觀察發現，感染霍亂後病患的個體內可誘發免疫反應，並經由實驗而得到減毒性疫苗 (attenuated vaccine)。接著，巴斯德將此發現應用至炭疽病 (anthrax) 之研究，他發現將加熱減毒後的炭疽桿菌 (*Bacillus anthracis*) 疫苗接種至羊身上，可使其避免感染炭疽病而存活，但是未接種疫苗的羊則死於炭疽桿菌的感染。至此幾乎已經說明了免疫系統對於保護個體的重要性。

　　直到二十世紀初，德國科學家依米爾范波林 (Emil von Behring) 進行破傷風抗毒素血清 (antitoxin serum) 被動保護作用試驗，才使得人類對免疫系統的保護機制有了初步的瞭解。西元 1900 年，保羅艾利克 (Paul Ehrlich) 提出「選擇理論 (selection theory)」來探討血清抗體的來源，他主張製造抗體的細胞，其表面具有專一性側鏈的抗原接受器 (side-chain antigen receptor)，可與外來的感染物進行專一性的結合。而後，一直到 1930 年代，才有 Friedrich Breinl 與 Felix Haurowitz 提出「教導理論 (instructional theory)」，至 1940 年代，由 Linus Pauling 重新定義此概念，以取代「選擇理論」；此理論認為獨特的抗原可作為抗體摺疊的模板，形成抗體與抗原互補的結構。

　　1950 年代，Niels Jerne、David Talmadge 和 F. Macfarlane Burnet 重新研究觀察「選擇理論」後，提出「株落選擇理論 (clonal selection theory)」（圖 1-1），指出每個淋巴球對於不同的抗原都具有專一性的接受器，因此，當淋巴球在接觸抗原之前，早已決定接受器的專一性；待抗原與接受器結合後，便可刺激該淋巴球的活化，而產生更多的抗體來對抗此抗原。接著，在西元 1960~2000 年之間，

陸續定義出許多重要的免疫學觀念，包括：抗體的結構、免疫細胞基因的重組及細胞媒介的免疫反應等（如表 1-1），這段時期可說是免疫學的重要發展時期。

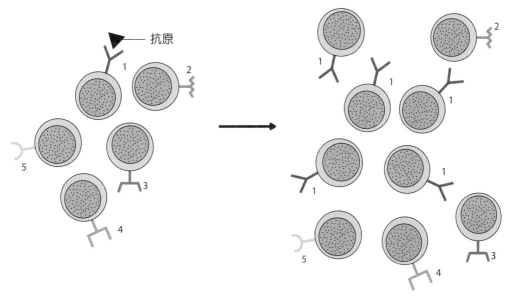

● **圖1-1　株落選擇理論**：當抗原入侵宿主體內，會引起某一專一性淋巴球與其作用，並活化此株淋巴球。因此抗原與編號1的淋巴球結合，會大量活化此種淋巴球。

◉ **表 1-1　免疫學的發展史**

西元年	學　者	研究事跡
1901	Emil von Behring	抗毒素血清的作用
1905	Robert Koch	結核病引起的延遲性過敏反應
1908	Elie Metchnikoff Paul Ehrlich	免疫細胞的吞噬作用 抗毒素的作用
1913	Charles Richet	過敏反應
1919	Jules Bordet	補體調控細菌被溶解的作用
1930	Karl Landsteiner	人類血型（ABO 血型）的發現
1951	Max Theiler	黃熱病疫苗的問世
1957	Daniel Bovet	抗組織胺劑的發明
1960	F. Macfarlane Burnet & Peter Medawar	免疫系統的耐受性
1972	Rodney R. Porter & Gerald M. Edelman	抗體的化學結構
1977	Rosalyn R. Yalow	放射性免疫分析法

◉ 表1-1　免疫學的發展史（續）

西元年	學 者	研究事跡
1980	George Snell, Jean Dausset & Baruj Benacerraf	主要組織相容性複合物 (MHC)
1984	Cesar Milstein & Georges J.F. Köhler	融合瘤技術製備單株抗體
1984	Niels K. Jerne	免疫調節理論
1987	Susumu Tonegawa	抗體基因的重組機制
1991	E. Donnall Thomas & Joseph Murray	移植免疫學
1996	Peter C. Doherty & Rolf M. Zinkernagel	細胞調控專一性的免疫反應

1-1　宿主免疫系統的防禦方式

　　在演化過程中，就單細胞生物而言，其能辨別出食物、微生物或自身的組成；而多細胞生物則發展出複雜且精密的免疫系統，以執行免疫監視(immune surveillance)的功能，使其能預防及對抗微生物（如細菌、病毒、黴菌）及寄生蟲等的入侵、抵抗外來組織的介入與對抗癌細胞所造成的疾病等，以提供保護的作用，並能降低個體感染的嚴重性。以人類來說，免疫系統的保護作用主要包括了兩道防線：生理屏障及免疫反應。

🛡 生理屏障

　　生理屏障是對抗微生物入侵的第一道防線，包括下列數種，其中皮膚及黏膜為最主要的防禦結構（圖1-2）。

1. 完整的皮膚：其中的角質層可隔離環境中的致病微生物，避免與宿主體內有所接觸；其所分泌的飽和脂肪酸可抑制黴菌的增殖與生長。

2. 眼淚及其他分泌物：其中的溶解酵素，如溶菌酶(lysozyme)可分解細菌的細胞壁。

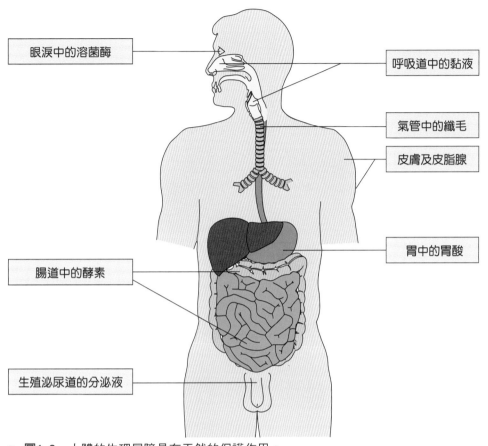

眼淚中的溶菌酶

呼吸道中的黏液

氣管中的纖毛

皮膚及皮脂腺

胃中的胃酸

腸道中的酵素

生殖泌尿道的分泌液

● **圖1-2** 人體的生理屏障具有天然的保護作用。

3. 汗腺及皮脂腺：其所分泌的酸性物質能殺死病原菌。

4. 呼吸道的纖毛：可進行規律的擺動，將外來物經咳嗽排出。

5. 正常菌叢(normal flora)：可防止病原菌的繁殖，如咽喉或腸道皆存有許多寄生人體的正常菌叢，可保護宿主免於受到致病微生物的感染。

6. 酸鹼值偏低的環境：如在胃部及陰道中，因其酸鹼值較低，而能抑制許多微生物的生存。

7. 完整的黏膜構造：如呼吸道、腸胃道、眼睛、口腔及生殖道等，大多具有分泌的功能，包括：水解酶、分解酶、黏液或消化液等，因此可抑制微生物的生長，而達到保護宿主的效果。

✅ 免疫反應

參與免疫反應的細胞如：淋巴細胞及白血球等，主要分布在血液及淋巴器官中，茲簡介如下。

1. 淋巴器官

淋巴器官屬於中樞者稱為原發性淋巴器官(primary lymphoid organ)，包括：肝臟、骨髓(bone marrow)、胸腺(thymus)及法氏囊(bursa of Fabricius)，其功能是參與淋巴組織及淋巴細胞的成熟；位在身體周邊者稱為繼發性淋巴器官(secondary lymphoid organ)，包括：淋巴結(lymphoid nodes)、脾臟(spleen)、黏膜相關淋巴組織(mucosa-associated lymphoid tissue, MALT)、扁桃腺(tonsil)及皮下免疫系統(cutaneous immune system)等，其功能與淋巴細胞的流通或聚集有關。

2. 免疫細胞

參與免疫反應最主要的免疫細胞是淋巴球(lymphocyte)。人體每天製造大約10億個淋巴球，其在原發性淋巴器官（如骨髓或胸腺）中發育成熟後，再由血液送往繼發性淋巴器官，然後經由輸出淋巴管回到血液中，約1~2天後再經由輸入淋巴管回到繼發性淋巴器官，完成淋巴球的循環。此外，單核球、巨噬細胞及與發炎相關的白血球亦共同參與免疫反應。

因此，整個參與免疫反應的細胞包括：B淋巴球(B lymphocyte)、T淋巴球(T lymphocyte)、自然殺手細胞(natural killer cell, NK cell)、樹突狀細胞(dendritic cell)、屬於單核吞噬細胞類的血液中之單核球(monocyte)和組織中的巨噬細胞(macrophage)以及嗜中性白血球(neutrophil)、嗜鹼性白血球(basophil)、嗜酸性白血球(eosinophil)、肥大細胞(mast cell)與血小板等，都將於第4章「參與免疫反應的細胞」中作完整介紹。

1-2 免疫反應的種類

免疫反應可以分為先天性免疫(natural immunity)及後天性免疫(acquired immunity)（如表1-2及表1-3）；而後天性免疫又可分為主動免疫(active immunity)及被動免疫(passive immunity)，分別敘述下。

◉ 表1-2 免疫反應的種類

免疫反應的種類	參與的分子或細胞	功　能
先天性免疫	生理屏障 白血球 補體 可溶性蛋白質	阻隔外界微生物（生理性） 吞噬作用（吞噬性） 發炎反應（發炎性） 溶解微生物或調理作用（解剖性）
後天性免疫	B 細胞 T 細胞	產生抗體參與體液性免疫反應 含 T_H 與 T_C 細胞執行細胞媒介免疫反應

◉ 表1-3 先天性免疫與後天性免疫的比較

種類	先天性免疫	後天性免疫
產生的方式	1. 與生俱來即可抵抗某種微生物的侵犯 2. 包括皮膚與黏膜和各種非專一性的防禦分子 3. 防禦的能力隨年齡、內分泌、代謝與體質而異	需要第一次接觸並對抗原辨識後才能產生具專一性的抵抗能力
參與細胞	顆粒性白血球、單核球、巨噬細胞、自然殺手細胞等	淋巴球（T 細胞與 B 細胞）
循環性分子	溶菌性，補體，急性期蛋白，干擾素 α、β 等	抗體或免疫球蛋白
反覆接觸的影響	不因反覆接觸而增加其濃度及反應	會因反覆接觸而增加其濃度及反應
補體的活化	替代路徑	古典路徑
專一性	−	＋
記憶性	−	＋
接受器	1. 型態辨識接受器 (Pattern-recognition receptors, PRRs) 2. 甘露醣接受器 (Mannose receptor) 3. 類鐸接受器 (Toll-like receptors, TLRs)	1. B 細胞接受器 (B cell receptor, BCR) 2. T 細胞接受器 (T cell receptor, TCR)

※ 後天性免疫：

1. 專一性 (Specificity)。

2. 記憶性 (Memory)：(1) 反應時間變短；(2) 反應能力變強。

✅ 先天性免疫 (Natural Immunity)

先天性免疫是指不須接觸過抗原、致病原或微生物，而與生俱來便有的抵抗力，屬於非專一性(non-specificity)的保護機制，包括宿主的生理屏障、白血球的吞噬作用、發炎反應以及可溶性蛋白質的分泌等。

1. 宿主的生理屏障

此為對抗致病性微生物入侵的第一道防線，可阻隔人體內部與外界的互通（圖1-2），以皮膚及黏膜為主要的防禦結構。

2. 吞噬作用

微生物侵入宿主體內，在血液、淋巴循環系統及內臟器官內會被吞噬細胞（如：嗜中性白血球、單核球與網狀內皮系統中的巨噬細胞）所吞噬，而將微生物消滅。

3. 發炎反應

動物本身為了對抗外來的微生物，會活化大量的白血球進行吞噬作用，而產生局部的紅、腫、熱、痛及全身性的發燒等發炎反應。其中以局部發炎反應最常見，其過程為：當生理屏障產生傷口，使得微生物或毒素得以進入組織，而造成局部血管擴張，進而使得局部血流緩慢；此時，白血球則附著於血管壁，使局部血管滲透性增加，造成血漿外滲至受傷及受感染部位；血纖維素接著形成網狀結構，以避免微生物及毒素進一步地侵入和擴散；白血球開始滲出局部血管，並受趨化因子(chemotaxis factor)的作用而到達傷口，吞噬微生物；直到白血球及侵入的微生物完全被清除後，局部的發炎反應才慢慢消失。

4. 可溶性蛋白質的分泌

干擾素(interferon)可抑制病毒繁殖、調節免疫反應以及增強吞噬細胞的活性；溶菌酶則作用於細菌細胞壁，溶解胜肽聚醣層；防衛素(defensin)為陽離子蛋白，可在細胞膜形成離子通透性通道而殺死細菌與黴菌；乳鐵蛋白(lactoferrin)大多存於多形核白血球內的顆粒中，可與細菌競爭結合鐵離子，進而抑制細菌生長。這些可溶性蛋白質的分泌有助於免疫細胞共同抵禦微生物的感染。

後天性免疫 (Acquired Immunity)

後天性免疫反應須在與抗原接觸後，再經由抗體及淋巴細胞以具有專一性的主動方式，刺激免疫反應的產生；另一方面，亦可經由被動的注射專一性抗體而產生抵抗入侵微生物的免疫反應。因此，後天性免疫又可區分為主動免疫與被動免疫（表1-4）。

◉ **表 1-4　主動免疫與被動免疫的比較**

種　類	主動免疫	被動免疫
免疫能力的來源	個體免疫系統受到外來抗原的刺激而自行產生	來自曾受感染的動物或人類的血清
獲得的方式	個體受到微生物感染、外來抗原侵入或接種疫苗（打抗原）	注射抗血清；胎兒及新生兒從母親獲得抗體（經由胎盤與母乳）（打抗體）
免疫的效果	好	較差
產生的時間	初次注射後約 10~14 天可獲得免疫能力	注射後馬上可獲得免疫能力
維持的時間	數年甚至終身免疫	數天至數週
再次感染	可迅速而且大量產生免疫反應	個體抵抗力逐漸減少
優缺點	缺點：反應慢；優點：具記憶力	優點：反應快 缺點：(1) 不持久；(2) 易引起第三型過敏反應
例子	狂犬病疫苗 (Rabies vaccine)、五合一疫苗 (5 in 1 vaccine)、麻疹腮腺炎德國麻疹混合疫苗 (MMR vaccine)	母體 IgG，蛇毒血清

1. 主動免疫 (Active Immunity)

主動免疫的機制是當外來抗原首次侵入時，宿主體內會自行產生專一性的保護作用，而當下次再遇到相同抗原時，免疫系統便可發揮其記憶特性，產生強大且快速的免疫反應以消滅抗原。而引發主動免疫反應的原因包括：接種疫苗、微生物感染、抗原入侵與器官的移植等，都會使宿主體內產生抗體或活化淋巴細胞，而產生對抗外來抗原的能力。主動免疫的優點為持續效果較長，甚至可以終身免疫；而缺點則為需較久的時間（一般需數天或數個星期）才可刺激免疫系統的活化。

除此之外，主動免疫可區分為細胞媒介免疫反應(cell-mediated immunity)及體液性免疫反應(humoral immunity)，兩者皆具有高度的專一性，其活化的機制有下列三個階段：首先，具有專一性的免疫細胞辨識出外來抗原；接著，免疫細胞因而活化，並產生專一性的反應；最後，再專一性地破壞外來抗原。以下介紹二種主動免疫反應。

(1) 細胞媒介免疫反應 (Cell-Mediated Immunity)

細胞媒介免疫反應主要是由T淋巴球所負責，包括：輔助性T細胞(helper T cell, T_H cell)及毒殺性T細胞(cytotoxic T cell, T_C cell)；並且可分為非T細胞依賴性細胞媒介免疫反應(T-independent cell-mediated immunity)及T細胞依賴性細胞媒介免疫反應(T-dependent cell-mediated immunity)。

非T細胞依賴性細胞媒介免疫反應，即主要經由B細胞產生抗體或吞噬細胞進行吞噬作用等方式直接消滅微生物的免疫反應。而T細胞依賴性細胞媒介免疫反應則需依靠細胞媒介性的細胞毒殺作用，或藉由輔助性T細胞辨識抗原呈現細胞所呈現的抗原，進而分泌細胞激素以調節吞噬細胞、自然殺手細胞及顆粒性白血球的活化，再將微生物消滅，而完成免疫的防禦功能。

(2) 體液性免疫反應 (Humoral Immunity)

當外來抗原侵入宿主體內時，宿主的B淋巴球受到刺激而活化成漿細胞(plasma cell)，並大量分泌免疫球蛋白(immunoglobulin, Ig)來對抗不同的抗原；因此，體液性免疫反應是由B淋巴球所負責。其主要功能包含活化補體系統(complement system)、中和作用(neutralization)、微生物的調理作用(opsonization)與阻止微生物的感染。

而免疫球蛋白是體液性免疫重要的分泌物質，其結構是由輕鏈(light chain)及重鏈(heavy chain)所組成。重鏈分為五大類，即γ、α、μ、δ與ε等重鏈；而重鏈的種類則決定了免疫球蛋白的類型（class或isotype），因此，五種重鏈分別形成五種免疫球蛋白，即IgG、IgA、IgM、IgD與IgE。免疫球蛋白的結構與功能將於第6章介紹。

2. 被動免疫 (Passive Immunity)

被動免疫又稱為應變性免疫(adpative immunity)或特異性免疫(specific immunity)，是直接將抗血清或抗體注射到宿主體內以產生免疫力，亦即用人為的方式使個體被動地得到抵抗力。其優點為可立即使病人體內獲得大量的抗體而消滅微生物；缺點為維持時間較短，而且若抗體係由別種動物所製成，便有可能會出現過敏反應，如：毒蛇咬傷之後注射馬血清中和蛇毒而引發的血清病(serum sickness)。

被動免疫中另一個常見的例子是新生兒的免疫反應。新生兒因免疫系統尚未成熟，故其體內的免疫保護作用主要由來自母體的IgG（透過胎盤獲得）及母乳中的IgA，以避免呼吸道及腸道的感染。然而，這二種被動免疫只能維持3~6個月，當母體不再提供抗體時，嬰兒體內的抗體便會消失，而使嬰兒感染率較成人來得高。

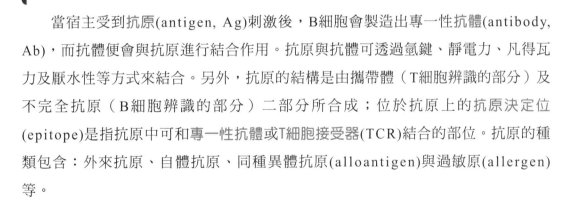

1-3　抗原與抗體的反應

當宿主受到抗原(antigen, Ag)刺激後，B細胞會製造出專一性抗體(antibody, Ab)，而抗體便會與抗原進行結合作用。抗原與抗體可透過氫鍵、靜電力、凡得瓦力及厭水性等方式來結合。另外，抗原的結構是由攜帶體（T細胞辨識的部分）及不完全抗原（B細胞辨識的部分）二部分所合成；位於抗原上的抗原決定位(epitope)是指抗原中可和專一性抗體或T細胞接受器(TCR)結合的部位。抗原的種類包含：外來抗原、自體抗原、同種異體抗原(alloantigen)與過敏原(allergen)等。

抗體又稱為免疫球蛋白(immunoglobulin)，為一種醣蛋白，由輕鏈及重鏈所組成；輕鏈與重鏈又各可分為變異區(variable region)及固定區(constant region)。依重鏈固定區結構的不同，免疫球蛋白可分為五種：IgG、IgA、IgM、IgD及IgE；而大多數血清免疫球蛋白經電泳之後，多位於γ球蛋白區，因此免疫球蛋白亦稱為γ球蛋白(γ-globulin)。

抗原與抗體的作用可分為初次免疫反應與再次免疫反應（表1-5）。

1. 初次免疫反應 (Primary Immune Response)

初次免疫反應是指宿主首次暴露於某種抗原後，數天至數星期內，血漿中即可產生抗體；最早出現的抗體是IgM，接下來是IgG或IgA。

◉ **表 1-5　初次免疫與再次免疫反應的比較**

	初次免疫反應	再次免疫反應
開始可測得抗體濃度的時間	約 5~10 天	約 1~3 天
抗體到達最高之濃度	較小	較大
抗體種類	通常以 IgM 為主	通常以 IgG 為主
抗體親和力	低	高
誘導抗體產生所需抗原之量	需高量抗原，有佐劑更好	只需少量抗原[註]即可產生很大的免疫反應

註：因為 (1) 認識的淋巴球數目多；(2) 認識的 Ab 親和力上升。

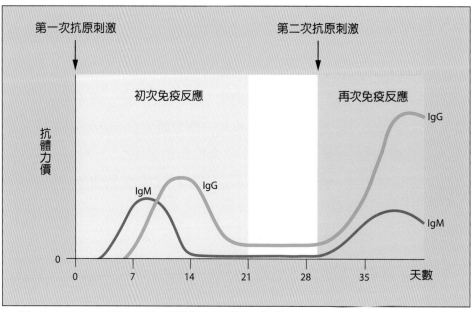

● **圖1-3　初次免疫與再次免疫反應的抗體濃度比較。**

2. 再次免疫反應 (Secondary Immune Response)

待初次免疫反應後，經過數月或數年，當同樣或類似的抗原再度侵入人體時，便會快速地產生免疫反應，此即稱為再次免疫反應。再次免疫反應所產生的抗體濃度會比初次免疫反應高出許多，主要原因是當個體首次接觸抗原後，體內會出現記憶性B細胞，所以再次遇到相同抗原時，這些記憶性B細胞便會快速且大量地增殖，使得專一性的B細胞及漿細胞株數量增加，而引起再次免疫反應；而此時，IgM的製造與初次免疫反應相當，但IgG的量卻大大地超過初次免疫反應（圖1-3），而此種反應正可說明免疫系統具有記憶性及專一性的特徵。

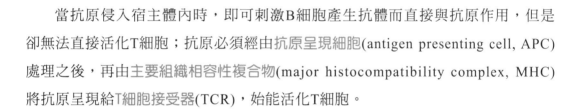

1-4　抗原呈現細胞與 T 細胞的活化

當抗原侵入宿主體內時，即可刺激B細胞產生抗體而直接與抗原作用，但是卻無法直接活化T細胞；抗原必須經由抗原呈現細胞(antigen presenting cell, APC)處理之後，再由主要組織相容性複合物(major histocompatibility complex, MHC)將抗原呈現給T細胞接受器(TCR)，始能活化T細胞。

此外，不同的MHC分子會活化不同類型的T細胞（圖1-4），其中第一類MHC呈現抗原給毒殺性T細胞(T_C cell)，T_C細胞的表面表現CD8分子，主要的功能是毒殺受病毒感染的細胞或腫瘤細胞。而第二類MHC則負責呈現抗原給輔助性T細胞(T_H cell)，T_H細胞的表面表現CD4分子，當T_H細胞活化時，便會分泌大量的細胞激素(cytokine)來協助其他免疫細胞的活化或調節作用，因此命名為輔助性T細胞。

而不論是毒殺性T細胞或輔助性T細胞，皆包括在細胞媒介免疫反應中，與負責體液性免疫反應的B細胞共同參與宿主的後天性免疫反應。

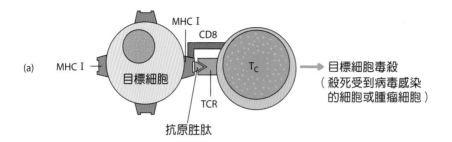

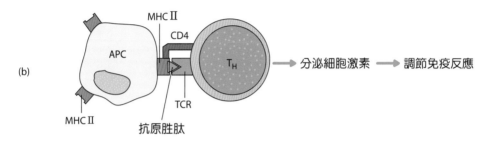

● **圖1-4** T細胞的活化。(a)目標細胞藉由第一類MHC (MHCⅠ)將抗原呈現給毒殺性T細胞(T_C cell)，以活化T_C細胞進行毒殺作用，而將目標細胞毒殺。(b)抗原呈現細胞(APC)則利用第二類MHC (MHCⅡ)將抗原呈現給輔助性T細胞(T_H cell)，活化T_H細胞，再使T_H細胞分泌細胞激素以調節免疫反應。

註：APC 包括樹突狀細胞 (dendritic cell)、巨噬細胞 (macrophage)、B 細胞 (B cell)、蘭氏細胞 (Langerhans' cell)、活化的 T 細胞 (activated T cell)。

摘 要 SUMMARY

1. 所謂的「生理屏障」是指人體對抗致病性微生物入侵的第一道防線，其中以皮膚及黏膜為主要的防禦結構。

2. 參與免疫反應的角色，主要包含淋巴器官與免疫細胞。

3. 淋巴器官區分為兩大類：原發性淋巴器官與繼發性淋巴器官。原發性淋巴器官包括肝臟、骨髓、胸腺及法氏囊；繼發性淋巴器官包括淋巴結、脾臟、黏膜相關淋巴組織及扁桃腺等。

4. 先天性免疫是不須接觸過抗原所自然具有的抵抗力，為非專一性先天遺傳的保護機制，包括生理屏障、吞噬作用、發炎反應及可溶性蛋白質的分泌等。

5. 後天性免疫則須在與抗原接觸後，經抗體或淋巴細胞（T細胞與B細胞）產生專一性的免疫反應，或被動地注射抗體以抵抗入侵微生物的免疫反應。

6. 主動免疫的機制是當外來抗原侵入宿主，其體內所自行產生的專一性的保護作用，而且在下次遇到相同抗原時，可發揮免疫系統的記憶特性，產生強大且快速的免疫反應。

7. 細胞媒介免疫反應主要是由T淋巴球所負責，如輔助性T細胞(T_H cell)及毒殺性T細胞(T_C cell)。

8. 體液性免疫反應是由B淋巴球及其產生的抗體（IgG、IgA、IgM、IgD及IgE）所負責。

9. 被動免疫是直接將抗血清或抗體注射到宿主體內而產生免疫力，即以人為方式使個體被動地獲得抵抗力，其優點為病人體內可立即獲得大量的抗體，而缺點則為免疫保護持續的時間較短。

學後測驗 EXERCISE

1. 有關先天性免疫反應之性質,下列何者錯誤?(A)無抗原特異性　(B)不會產生干擾素　(C)可以引起白血球趨化反應　(D)主要參與的細胞為吞噬細胞

2. 細胞性免疫反應之主要作用的細胞是:(A) B淋巴細胞　(B) T淋巴細胞　(C)骨髓母細胞　(D)抗原呈獻細胞

3. 有關免疫系統,下列敘述何者錯誤?(A)免疫系統其主要功能是對抗病原菌感染　(B)皮膚或表皮層及黏膜層構成第一道屏障抵抗感染　(C)藉由pattern recognition receptors (PRRs)辨識微生物分子(PAMPs),是屬於後天性免疫　(D)不適當的免疫反應會造成過敏(allergy)及自體免疫疾病(autoimmune diseases)

4. 下列何者不會出現在哺乳動物先天性(innate)的防衛系統中?(A)補體　(B)抗體　(C)巨噬細胞(macrophages)　(D)自然殺手細胞(natural killer cells)

5. 下列對於先天性免疫(innate immunity)的描述,何者正確?(A)需要多次抗原的刺激下才會啟動　(B)具有抗原的專一性　(C)只發生在具有吞噬能力的細胞　(D)不具備長期的記憶性

6. 下列何者不屬於後天性免疫(adaptive immunity)的功能?(A)毒殺型T淋巴細胞(cytotoxic T lymphocyte)以穿孔素(perforin)及granzymes攻擊標的細胞(target cell)　(B)抗體透過中和反應(neutralization)、調理作用(opsonization),以及補體活化(complement activation)來對抗微生物　(C)輔助型T細胞(helper T lymphocyte)分泌細胞激素,刺激巨噬細胞以增加細胞內毒殺被吞噬之微生物的活性　(D)自然殺手細胞辨識細胞膜上無表現MHC class I之標的細胞並予以毒殺

7. 下列哪一項不屬於先天性免疫反應?(A)先天性免疫反應迅速在數小時內形成　(B)吞噬細胞(phagocyte)快速吞噬病原菌　(C)辨認病原菌的細胞受體(receptor)會經由基因再排列(gene recombination)而產生變化　(D)由細胞激素(cytokines)媒介發炎反應

8. 下列何種細胞參與先天性免疫(innate immunity)以對抗病毒感染?(A) B細胞　(B)輔助T細胞(T_H)　(C)殺手T細胞(CTL)　(D)自然殺手細胞(NK cell)

9. 所謂的株落選擇理論(clonal selection theory)是指:(A)抗原選擇具專一性表面抗體的B細胞　(B)細胞激素(cytokine)使細胞增殖分化　(C)T細胞在胸腺分化　(D)抗體基因進行重組

10. 有關次發性免疫反應(secondary immune response)之特性，何者為誤？(A)抗體產生較快　(B)抗體產生的效價較高　(C)主要抗體種類為IgG　(D)抗體親和力(antibody affinity)較小

掃描 QR code
或至 reurl.cc/OpRLG7 下載「學後測驗」解答

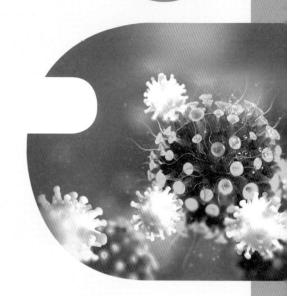

免疫分析技術

Immunological Analysis Technique

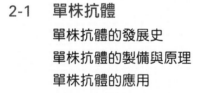

　　隨著人類對於免疫機轉的瞭解，繼而發展出許多免疫相關的應用技術。這類技術包括能在體外的環境中，製造可與特定抗原專一性結合的單株抗體(monoclonal antibody)技術，以及利用抗原和抗體的專一性作用所進行的定性或定量免疫分析。抗原與抗體兩者有著密不可分的關係，而由於單株抗體技術的發明，使得免疫分析技術能夠發展得更為完備；除此之外，免疫分析法亦在生化科技的協助改進下，愈趨成熟、精確、靈敏及快速。目前這些技術廣泛地應用於臨床醫療及實驗室的血清學診斷中，此外，包括食品科學、環境科學及分析化學也常運用這些技術達成其目的。本章除了介紹利用融合瘤(hybridoma)技術製造單株抗體外，亦詳細說明一般常用的免疫分析的原理及方法。

2-1　單株抗體

單株抗體的發展史

　　單株抗體的產生，事實上是累積了人類對抗體作用的瞭解，以及對於細胞培養和細胞融合技術的心得所產生的具體產物。此技術是由Georges Köhler及Cesar Milstein於西元1975年發表在「自然(Nature)」期刊上，而這個方法也很快地被免疫學者接受並加以應用；當然，兩人也因此在西元1984年獲得諾貝爾生理醫學獎的殊榮。

　　在此之前，早期純化的抗體一般為多株抗體(polyclonal antibody)，這是因為大多數的抗原通常擁有多個抗原決定位(epitope)，如果將純化的某種抗原注射入欲生產抗體的動物中，動物體內辨識不同抗原決定位的B細胞均會對此抗原產生反應，進而活化產生出可辨識不同抗原決定位的抗體，並分泌至血清中。此時，抽取該動物血清所純化出的抗體，便為多株B細胞所產生之異質性的抗體，而其並非由同一株B細胞活化所產生的抗體；由於此結果會降低抗體在試管中反應的靈敏度，這是免疫學者所不願見到的，因此，如何純化出單一純株的B細胞所產生的抗體，便成為重要的免疫學課題。

　　由Köhler及Milstein所發展的單株抗體技術，其原理是利用骨髓瘤細胞(myeloma cell)在體外培養時，其不死(immortalize)及分裂快速的特性。他們相信若能選殖出對單一抗原決定位產生抗體的B細胞，讓它與骨髓瘤細胞加以融合，即可產生一種兼具分泌抗體又能在體外培養生長的融合瘤細胞。而後，他們成功的證實了這個理論。

單株抗體的製備與原理

　　單株抗體技術的步驟（圖2-1(a)），首先須將特定抗原注入老鼠體內；此步驟必須重複數次，以確認老鼠體內對此專一性抗原產生免疫記憶。之後，將老鼠的脾臟取出，此時脾臟中便含有許多可對此抗原反應的記憶性B細胞；再將脾臟均質化後，加入同品系的老鼠的骨髓瘤細胞混和培養，並添加聚乙烯乙二醇(polyethylene glycol)使細胞發生融合；最後，篩選正確的融合瘤細胞(hybridoma cell)。

　　篩選的原理主要是利用核苷酸代謝路徑的差異。由於骨髓瘤細胞缺乏亞黃嘌呤鳥糞磷酸核醣轉移酶(hypoxanthine guanine phosphoribose transferase, HGPRT)及胸腺激酶(thymidine kinase, TK)兩種酵素，因而無法在含有HAT(hypoxanthine, aminopterin, thymidine)的培養基中存活；若細胞成功的融合，則B細胞會提供HGPRT及TK兩種酵素，使得融合的細胞轉變為能在HAT培養基中存活培養（圖2-1(b)）；以這種方式便可選殖出成功的融合瘤細胞。

　　接下來的工作是如何在這些成功融合的細胞中，篩選出認識專一性抗原的細胞。因為融合瘤細胞會保有B細胞的特性，可分泌抗體到培養液中，所以通常會取出部分的培養液，在實驗室中進行抗原抗體反應的免疫分析；而目前常用的方法是免疫分析中的酵素聯結免疫吸附分析法(enzyme-linked immunosorbent assay, ELISA)，我們將在本章後半部詳述此方法。

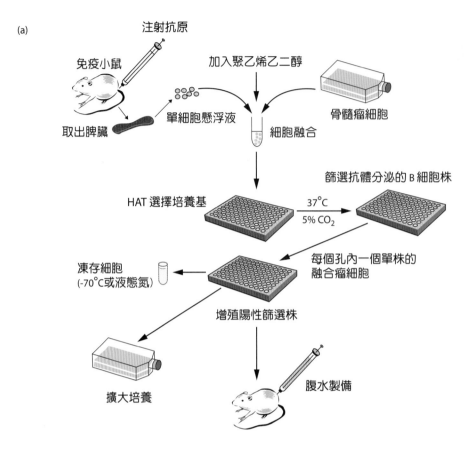

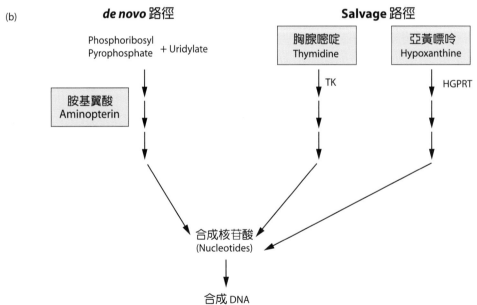

● **圖2-1** (a)融合瘤技術製備單株抗體的流程；(b)細胞合成DNA的路徑與HAT篩選劑的作用原理。

　　在取得能產生特定抗體的融合瘤細胞後，必須繼續培養以確定為單株的融合瘤，並使用下列方法取得單株抗體：

1. 可利用大量的體外培養，並以特定抗原刺激，藉以產生專一性的抗體；不過這種方法所產生的抗體濃度較低，且成本較高。

2. 將融合瘤細胞打入老鼠的腹腔中，再以專一性抗原刺激後，便會在腹腔液中釋放專一性的抗體；然後，回收老鼠腹腔液並經專一的色層分析管柱加以純化，即可得到成本較低廉及較大量的專一性抗體（見圖2-1）。

單株抗體的應用

　　單株抗體可以說是免疫學與現今生物技術的連結者。由於單株抗體僅對特定抗原上的單一抗原決定位產生反應，故此法對專一性抗原分析的靈敏度及精準度，是現代化學分析方法所無法達到的。另一方面，對於蛋白質抗原，其區分能力亦可辨別出蛋白質內單一胺基酸的差異，因此足可證明其精準程度。

　　單株抗體的應用相當廣泛，在醫學上常用於血清學的檢驗，甚至可用於治療；而在微生物學及生命科學的研究中，常用單株抗體作為蛋白質鑑定及分析的工具；在流行病學上則作為病毒或細菌的分型鑑別；而有時更利用抗體作為組織定位(*in situ*)及醫學造影技術的改進工具等；這些利用單株抗體的免疫分析法，我們將在下文中有較詳細的敘述。

2-2 免疫分析法

抗原與抗體的作用

　　免疫分析主要是利用抗原和抗體的專一性作用所發展出來的技術。在自然的條件下，抗體和抗原的結合是屬於非共價鍵的結合，其化學作用力包括氫鍵(hydrogen bond)、厭水性(hydrophobic bond)、凡得瓦力(van der Waals force)及靜

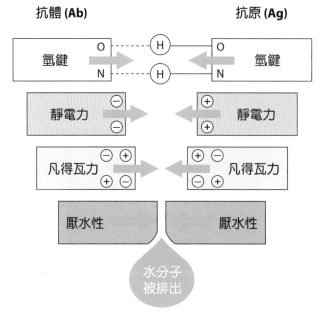

● 圖2-2　抗原與抗體之間的作用力。

電力(electrostatic bond)（圖2-2）。這些化學鍵雖然並不比共價鍵強，但抗原與抗體間交互作用的引力通常是多個非共價鍵的加成結果，因此，當這些力量綜合起來時，便可使抗原與抗體的結合更加緊密。也因抗原和抗體的結合屬於非共價鍵，因此這樣的結合反應在化學上是可逆性反應。

　　一般來說，描述抗體和抗原間的作用力強度會以兩種方式來表示：一為親和力(affinity)，另一為總結合力(avidity)。親和力是指抗體上的抗原結合位置(antigen binding site)與抗原上的抗原決定位間的結合力量。而所謂抗體的親和力低，係指抗原和抗體間的非共價鍵力量較弱；反之，如果親和力高則代表其非共價鍵的結合力較強。

　　由於親和力只能表示抗體與抗原間單價結合位置的鍵結力量，無法反映出多價的抗體與抗原間結合的總強度；因此，總結合力就是用於表示抗原與抗體間非共價鍵作用力的總和。一般而言，總結合力要比親和力更能顯示出抗原和抗體間真正作用力的強度；當然，多價的抗體如IgM，其抗體的總結合力要比二價的抗體IgG來得高（圖2-3）。

　　雖然抗原和抗體間的專一性非常高，不過，當不同的抗原具有相同的抗原決定位時，會導致這兩種抗原能被同一種抗體所辨識，而發生抗原－抗體反應，這種現象被稱為交叉反應(cross reaction)；例如許多種的細菌具有相似的抗原，即可作為分類的依據。

　　抗原和抗體間的作用會受到下列四種要素的影響：

1. 親和力：若抗原－抗體間存在較高的親和力，則其反應強度越強。

2. 總結合力：多價的抗原或多價的抗體其反應越穩定，總結合力越高，便越容易偵測到。

3. 抗原與抗體的比例：最適合的抗原抗體反應有其固定的抗原／抗體比例，達到當量區時會有最大的反應，而過多的抗原或過多的抗體都有可能阻礙反應的形成（圖2-4）。

4. 抗原的物理型態：抗原的物理型態會影響反應的結果。通常顆粒型式的抗原與抗體反應後，會引起凝集反應(agglutination)；而水溶性的抗原與抗體反應後，多引起沉澱反應(precipitation)。

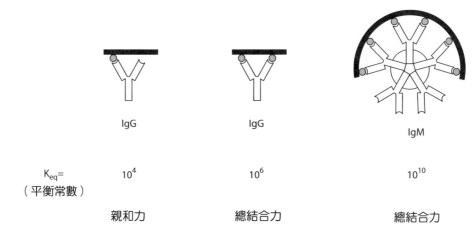

● 圖2-3　抗體及抗原間之親和力與總結合力（K_{eq}代表抗原抗體反應的平衡常數）。

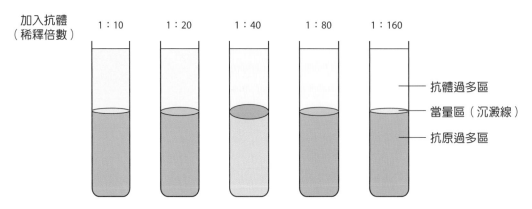

加入抗體
（稀釋倍數）　　1：10　　　1：20　　　1：40　　　1：80　　　1：160

抗體過多區
當量區（沉澱線）
抗原過多區

 圖2-4　抗原－抗體沉澱反應。過多的抗原或抗體都會降低沉澱物的產生，因此，當抗原與抗體的比例達到最適當的狀態時，才會有最大的沉澱量出現，我們稱之為抗原抗體反應的當量區(equivalence zone)。而反應抗體濃度過高的部分稱為抗體過多區，反之則稱為抗原過多區。

免疫沉澱 (Immunoprecipitation)

　　如果抗原為水溶性分子，其與抗體分子結合所形成的抗原－抗體複合物會在水溶液中沉澱，因而被稱為沉澱反應。早期的沉澱反應是在玻璃管中進行；試管底部先加入抗原，隨後在上方緩緩加入抗體溶液，在兩溶液介面處便會出現環狀的沉澱線。定量的反應是利用系列稀釋出不同濃度的抗體血清，以進行特定抗原的定量（圖2-5）。以往免疫沉澱常做為精確的定量工具，目前則已被其他方法所取代。

　　另一種分析方法是在凝膠(agarose)內進行沉澱反應，其原理主要是利用凝膠的半固態特性作為抗原－抗體反應進行的媒介。此方法可改進液態抗原－抗體沉澱反應中無法確定反應係為幾種抗原－抗體反應的缺失，而可依沉澱線的多寡來測定反應的數目。

1. 放射狀免疫擴散法 (Radial Immunodiffusion)

　　放射狀免疫擴散法又稱為單向免疫擴散法，是將已知不同濃度的抗原置入含有抗體的瓊脂膠體中，隨著擴散作用的進行，會以置入的抗原為中心而出現沉澱環。沉澱環的面積大小會和抗原濃度成正比，依此原理可做出標準抗原濃度的曲線，而待測抗原的濃度便可以此標準曲線測得（圖2-6）。

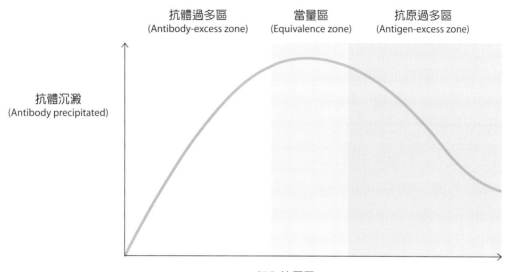

● **圖2-5** 免疫沉澱分析法。

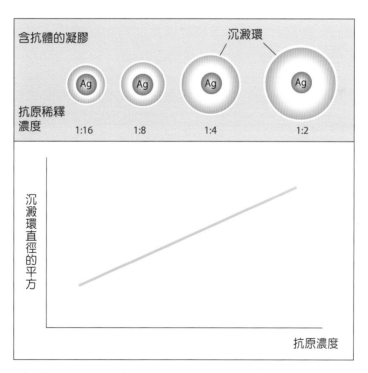

● **圖2-6** 單向免疫擴散法的定量標準曲線。

2. 雙向免疫擴散法 (Double Immunodiffusion)

雙向免疫擴散法又稱為奧氏法(Ouchterlony method)。方法是將抗原和抗體分別置入瓊脂培養盤上相鄰的孔洞中，當其向四周擴散時，在抗原和抗體比例適當的區域便會形成沉澱線。此法多用於分析不同抗原間與某一特定抗體的相關性；如果兩抗原存在完全相同的抗原決定位，則抗血清和兩抗原分別形成的沉澱線會沉澱在一起，且相連接形成弧形，如圖2-7(a)所示；若兩抗原間無相同抗原決定位，則與抗體所形成的沉澱線會相互的交叉，如圖2-7(b)；若兩抗原僅有部分相同的抗原決定位，則會形成一條平滑彎曲而另一條凸出的沉澱線，如圖2-7(c)。

3. 免疫電泳法 (Immunoelectrophoresis)

由於抗原在pH8.6時會帶有不同電荷量的負電，因此可利用電場將不同抗原加以分離。免疫電泳法就是利用這個原理，先將含有抗原混合物的瓊脂凝膠置於電場中進行電泳，使抗原先行分離；隨後移除電場，再將含抗原膠體貼附於含抗體之凝膠，進行雙向免疫擴散；當特定抗原與抗體發生反應時，便會在膠體上形成沉澱弧。此法通常用於鑑定血清蛋白的種類與濃度。

免疫電泳法還有數種改良的方法，包括火箭式免疫電泳法、雙向免疫電泳法及逆向免疫電泳法。

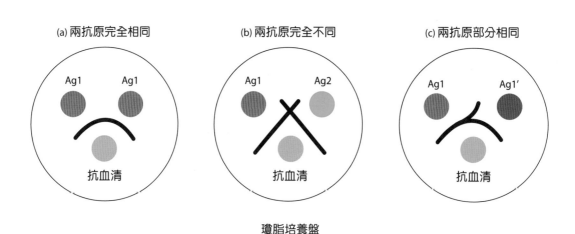

圖2-7 雙向免疫擴散法。

(1) 火箭式免疫電泳法(rocket immunoelectrophoresis)：為單向免疫擴散和免疫電泳兩法的結合。先製作含抗體的電泳凝膠，將抗原加入預先於凝膠體上所製作的孔洞中，以電泳分離，隨著抗原沿著電泳方向前進，會與抗體反應形成尖形的沉澱線，沉澱線的長度會與抗原量成正比，因此可用於血清蛋白濃度的定量（圖2-8）。

(2) 雙向免疫電泳法(two dimensional immunoelectrophoresis)：先以第一次電泳分離抗原混合液後，將凝膠切下並與含抗體的凝膠相連接，置於與第一次電泳方向垂直的電場，再進行第二次電泳，抗原抗體會形成連續弧狀的沉澱線（圖2-9），而弧狀沉澱線便可再利用電腦掃描來判讀抗原－抗體反應的濃度。

(3) 逆向免疫電泳法(countercurrent immunoelectrophoresis)：是將抗原與抗體分別置於電場中陰極和陽極的相對位置，通電後，抗原因帶負電荷會向陽極移動，而抗體帶正電荷則向陰極移動，於兩者中央即形成沉澱線。此法除了具有定量的特點外，也比其他免疫電泳法快速，並可提高靈敏度，用於臨床的血清學檢驗（圖2-10）。

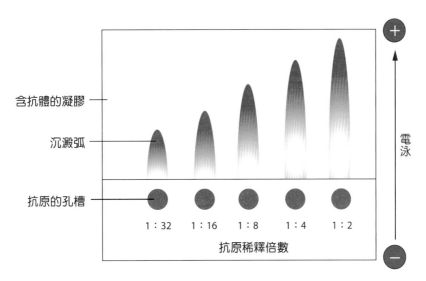

● **圖2-8**　火箭式免疫電泳法。

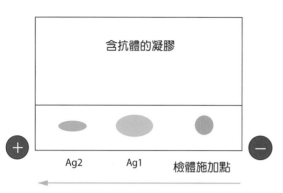

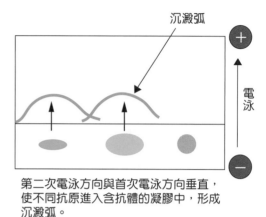

● 圖2-9　雙向免疫電泳法。

● 圖2-10　逆向免疫電泳法。

凝集反應 (Agglutination)

當抗原為顆粒性的粒子時，在溶液中會呈懸浮的狀態，且這類抗原通常較大，含有許多的抗原決定位，若與足夠量的抗體反應時，抗體會將懸浮的抗原粒子抓住，並使粒子聚集在一起，因此稱之為凝集反應（圖2-11(a)）。所有的抗體在理論上均能凝集抗原，但是由於IgM具有較高的抗體效價，因此是一種較好的凝集素。如果凝集的抗原為紅血球時，通常我們稱之為血球凝集反應(hemagglutination)。

1. 凝集反應的定性分析

　　凝集反應中最常見的就是辨識紅血球ABO血型的檢驗，這種反應在玻片上即可進行。如果待測的血球含有特定的血型抗原，與專一性抗體結合後，會形成肉眼可觀察到的絮狀顆粒凝集，便可鑑別血型（圖2-11(b)）。而凝集反應的定性分析也可用於感染性病原體的診斷，例如維達氏試驗(Widal's test)即為一種檢測沙門氏桿菌的血清凝集試驗，用以檢測病患是否含有傷寒(typhoid)或副傷寒(paratyphoid)的抗體。

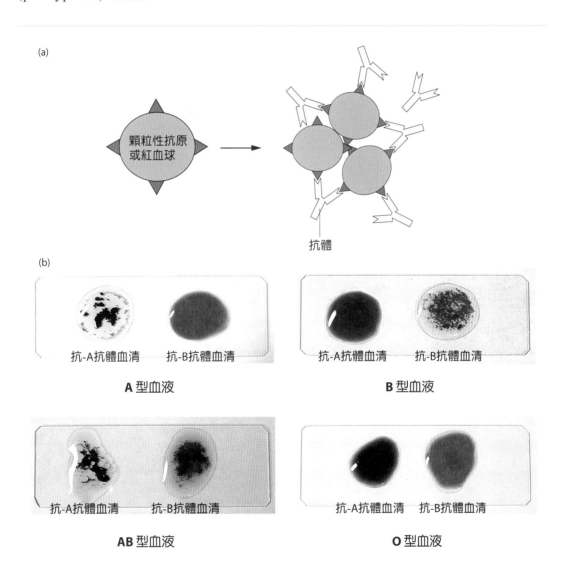

● 圖2-11　凝集反應。(a)懸浮於溶液中的顆粒性抗原或紅血球可被抗體凝集。(b)利用血球凝集反應辨識ABO血型。

2. 凝集反應的定量分析

凝集反應也可用於特定抗原的定量上。在此種試驗中，需先將特定的抗原作系列稀釋，加入混合的紅血球、菌液或顆粒性抗原，在96孔微量盤中進行凝集反應；造成凝集反應的血清最高稀釋量，即定義為效價(titer)（圖2-12）。

另外，血球凝集試驗也可用於病毒的診斷及定量。部分病毒會產生血球凝集素，使哺乳類動物的紅血球發生凝集，因此可藉由紅血球凝集抑制試驗予以定量。作法上是利用抗血球凝集素的抗體去抑制血球凝集素所引起的紅血球凝集，並由抑制的標準曲線推斷待測病毒量。

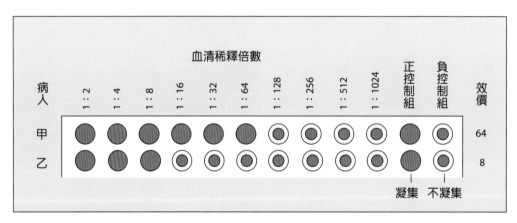

● **圖2-12** 凝集反應的定量分析。在96孔微量盤中觀察病人血清的凝集效價。病人甲的凝集效價為64，而病人乙則為8。

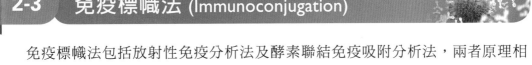

2-3　免疫標幟法 (Immunoconjugation)

　　免疫標幟法包括放射性免疫分析法及酵素聯結免疫吸附分析法,兩者原理相似,且都是相當靈敏而精確的定量方法。雖然放射性免疫分析法具有較高的靈敏度,但由於此法牽涉到放射性同位素的使用而受到限制因而漸漸被酵素聯結免疫吸附分析法所取代。

✅ 放射性免疫分析法 (Radioimmunoassay, RIA)

　　此方法是由S. A. Berson和Rosalyn Yalow兩位內分泌學者所發展出來,1960年代後廣泛應用於臨床與實驗室中。RIA可用於測量微量抗原,例如體內的激素、維生素或藥物等,其測量靈敏度可達$0.001\mu g/mL$。RIA的原理是利用經過放射性標定的抗體或抗原,直接進行抗原－抗體反應;常用的放射性同位素包括^{125}I、^{131}I、^{35}S及^{3}H。因為待測的抗原或抗體的含量很少,無法由肉眼觀察到,故可藉著放射性同位素持續輻射出放射線而放大反應的訊號,再經由偵測放射活性的量(cpm),便可得知反應的量,藉由此方式便能定量待測的抗原或抗體。

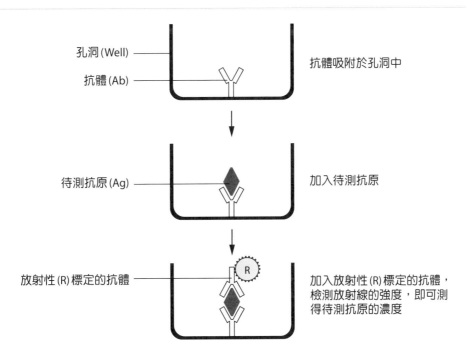

孔洞 (Well)　抗體吸附於孔洞中
抗體 (Ab)

待測抗原 (Ag)　加入待測抗原

放射性 (R) 標定的抗體　加入放射性 (R) 標定的抗體,檢測放射線的強度,即可測得待測抗原的濃度

● **圖2-13**　放射性免疫分析法(RIA)。

常用的RIA有兩種方式：直接型RIA及競爭型RIA。

1. 直接型 RIA

為先將已知的抗體吸附於固相上，加入欲測定的抗原，待抗原抗體作用後，洗去未專一結合的多餘抗原，再加入經放射性標定的抗體後，洗去多餘的放射性標定抗體，最後，檢測放射性活性即可得到待測抗原的濃度（圖2-13）。

2. 競爭型 RIA

是以已知標示的抗原與未知的待測抗原進行競爭，由測得的放射性減少的程度，來評估待測抗原的濃度。

酵素聯結免疫吸附分析法
(Enzyme-Linked Immunosorbent Assay, ELISA)

酵素聯結免疫吸附分析法的原理與RIA相似，不同處在於RIA的定量呈現模式為放射性的強度，而ELISA則是利用與抗體聯結的酵素催化無色的酵素受質，產生呈色反應，並以顏色的深淺作為濃度定量的依據。由於ELISA的靈敏度接近RIA，又較RIA安全，因此漸漸取代成為主要的免疫分析方式。在ELISA中，常用於與抗體聯結的酵素包括鹼性磷酸酶(alkaline phosphatase)、過氧化酶(peroxidase)及β-半乳糖酶(β-galactosidase)等。

目前，ELISA根據其反應模式可分為直接型和間接型兩種（圖2-14）。

1. 直接型 ELISA

可定量專一性的抗原，其方法是將抗體先吸附在96孔微量盤的孔洞底部，分別加入已知不同濃度的抗原（為製作標準曲線）及未知濃度的待測抗原，進行抗原－抗體的反應後，洗去未參與反應的抗原，加入含有酵素聯結的二次抗體，再次洗去未能反應的二次抗體；最後，加入受質並測量呈色反應，比較已知不同濃度的抗原呈色的標準曲線後，即可推斷得知待測抗原或抗體的濃度。由於反應完成後，一次及二次抗體上下夾著抗原，故此法又被稱為三明治法(sandwich ELISA)（圖2-14(a)）。

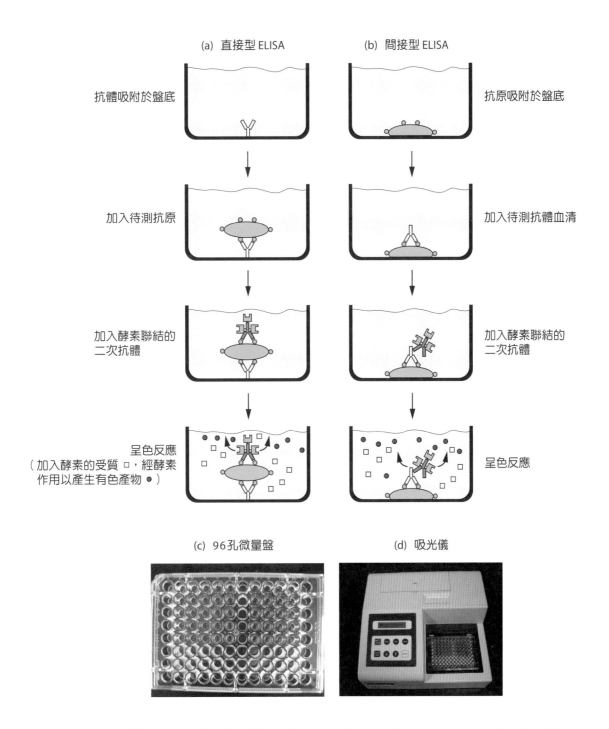

(a) 直接型 ELISA　　　　(b) 間接型 ELISA

抗體吸附於盤底　　　　　　　　　　　　　　　抗原吸附於盤底

加入待測抗原　　　　　　　　　　　　　　　　加入待測抗體血清

加入酵素聯結的
二次抗體　　　　　　　　　　　　　　　　　　加入酵素聯結的
　　　　　　　　　　　　　　　　　　　　　　二次抗體

呈色反應
（加入酵素的受質 □，經酵素
作用以產生有色產物 ●）　　　　　　　　　　　呈色反應

(c) 96孔微量盤　　　　　　　　(d) 吸光儀

● 圖2-14　直接型(a)和間接型(b)酵素聯結免疫吸附分析法的步驟，以及96孔微量盤(c)與吸光儀(d)。

2. 間接型 ELISA

此法是將抗原先行吸附於固相的微量盤內，加入待測的抗體血清並洗去未能反應的抗體後，再以二次抗體進行反應；此種二次抗體是以一次抗體為抗原製成，因此能與一次抗體產生專一性的結合，而且二次抗體含有酵素聯結，使得反應後得以再進行呈色定量。其定量待測抗原的方法與直接法相似，必須先以已知濃度的抗體製作濃度的標準曲線（圖2-14(b)）。

無論是直接型或間接型ELISA，其呈色後的量可用分光光度計平盤讀取器(spectrophotometer plate reader)測量，並藉由測量有色產物的量作為定量的依據。

✅ 親和性標記的免疫分析

ELISA所使用的含酵素聯結的二次抗體，可被高親和力的非抗體物質所取代，例如金黃色葡萄球菌的蛋白質A (protein A)，其對於不同種類生物的IgG之Fc (fragment crystallizable)片段都有很高的親和力，可取代多種免疫分析中二次抗體的角色而與一次抗體IgG的Fc片段結合，因此在蛋白質A上連結特定酵素便可取代二次抗體的功能。

另外，卵白素－生物素複合物系統(avidin-biotin complex)是另一常用的親和性標記。卵白素與生物素有很高的親和力，較抗原與抗體間的親和力強10^4倍。生物素是一種維生素，可輕易地標定於抗原－抗體的羥基及胺基上，且標定生物素的抗體不會影響生物素與卵白素間高結合能力；而卵白素則可與酵素聯結進行標記，因此卵白素與生物素複合物便可取代聯結酵素的二次抗體功能。而因為此法的成本較低廉，故亦已廣泛應用於免疫分析之中。

2-4　西方墨點法 (Western Blotting)

　　西方墨點法是實驗室中常用的蛋白質鑑別技術，用以偵測蛋白質混合液中是否含有特定的蛋白質。由於其在技術上相似於偵測特定DNA的南方墨點法(Southern blotting)及測定RNA的北方墨點法(Northern blotting)，因而得到此名稱。

　　西方墨點法是先將蛋白質的抽取物利用SDS-polyacrylamide膠體將之電泳分離後，再以垂直方向的電場將已分離之蛋白質轉移至硝化纖維膜(nitrocellulose membrane)上，利用可辨認特定蛋白質的抗體與轉移後的硝化纖維膜進行抗原抗體反應，即可得知待測蛋白質是否存在及其相對量（圖2-15）。

2-5　免疫定位分析

免疫螢光法 (Immunofluorescence)

　　螢光分子的特性是當其吸收某一特定波長的光線後，經由激發可放射出另一波長的光線。因此，如果螢光分子與抗體結合，則可發出螢光的抗體因仍然具有專一性的抗原結合能力，而可將肉眼所不能分辨的抗原加以區別。免疫螢光法常用於免疫細胞化學與免疫組織化學的檢測，幫助標示特定的組織或細胞，以方便在顯微鏡下觀察。常用於標示免疫螢光的染料，包括：螢光素(fluorescein isothiocyanate, FITC)可激發黃綠色螢光，羅丹明(tetramethylrhodamine, TMR)則可激發紅色螢光。

　　在免疫螢光定位中，可直接或間接以螢光抗體染色。將細胞檢體或組織切片以直接接有螢光素的抗體進行反應，稱為直接染色（圖2-16）。而間接染色是先以一次抗體與抗原進行反應，反應後再以接有螢光素之二抗體與一次抗體鍵結，間接呈現出所要標定的抗原區域。

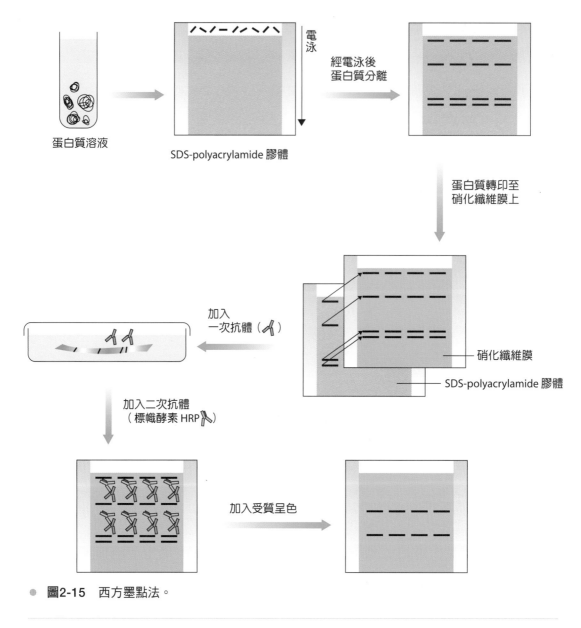

● **圖2-15** 西方墨點法。

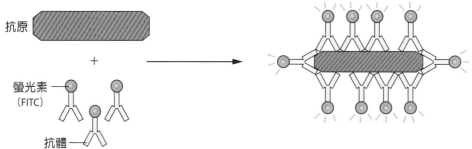

● **圖2-16** 直接免疫螢光染色。螢光素(FITC)分子在吸收波長490~495nm的光線後，可激發出波長517nm的黃綠色螢光。

流式細胞分析儀
(Flowcytometry; Fluorescence-Activated Cell Sorter, FACS)

流式細胞分析儀在臨床實驗室中是一種重要且常用的分析技術，其目的主要在確認並計數含有特定顆粒性抗原的細胞數目，尤其是應用於具有特定細胞分化的表面標記(cluster of differentiation, CD)的細胞分型或定量。

流式細胞分析儀主要是利用含有螢光標記的抗體與懸浮的細胞進行抗原－抗體反應後，它會自動分析和分類染有螢光抗體的細胞，因此又被稱為螢光活化細胞分類儀(fluorescence-activated cell sorter, FACS)。被螢光抗體標定的細胞，首先，會通過流式細胞分析儀的超音波震動噴嘴而形成微滴；接著，以雷射激發微滴顆粒的螢光，並經由與雷射相垂直的螢光偵測儀感應並記錄；記錄的同時，流式細胞分析儀會根據細胞的螢光強度不同，將訊息傳至下方的反射電極板；電極板再利用電場的改變，使微滴產生偏向，藉以分離不同螢光種類的細胞（圖2-17）。

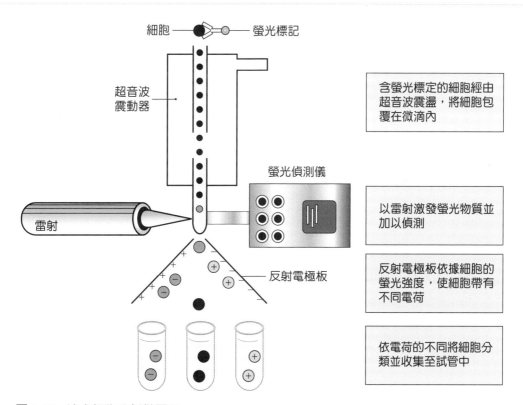

● **圖2-17**　流式細胞分析儀原理。

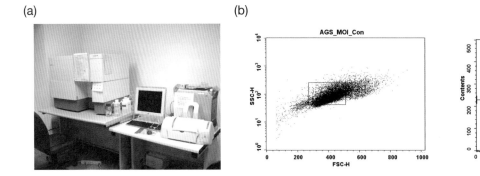

● **圖2-18**　(a)流式細胞分析儀主機（左）與控制的電腦（右）。(b)流式細胞分析儀分析細胞週期。經雷射分析之後可以框選欲研究的細胞群（左），再以電腦量化該區的細胞以分辨不同時期（右）；右圖的M1顯示細胞凋亡的階段，M2表示細胞位於G_1時期，M3表示細胞位於S時期，M4則為G_2~M時期。

流式細胞分析儀在臨床上除了可快速鑑別淋巴球的亞群之外，亦可分析細胞存活或死亡的情形（圖2-18），這對於臨床上的診斷和基礎醫學的研究都有很重要的助益。

✅ 免疫電子顯微鏡 (Immunoelectron Microscopy)

免疫電子顯微鏡為結合專一性免疫反應及電子顯微鏡兩種技術的一種新工具，此種技術可以提升電子顯微鏡在觀察目標物的區分能力，特別是當細胞內的胞器和組成成分兩者的形態和結構有部分相同時，在一般的電子顯微鏡下將難以區分，而利用具免疫專一性的抗體，則能讓欲觀察的目標物更為明顯；尤其對於胞器、病毒和胞膜可作有效的區分。

目前常用的免疫電子顯微鏡是利用標記抗體來進行抗原的定位。先以膠體金粒(colloidal gold)直接標定至抗體的Fc片段，待進行抗原－抗體反應後，這些顆粒在電子顯微鏡下便呈現高密度的黑點。這些黑點除可用以進行定位外，也可以根據黑點的多寡進行定量的評估。此外，運用不同的顆粒標記不同的抗原，對細胞內相似構造的區分有很大的幫助。

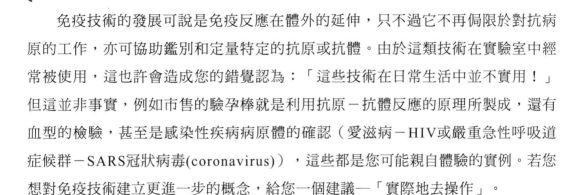

2-6　免疫分析法的應用

　　免疫技術的發展可說是免疫反應在體外的延伸，只不過它不再侷限於對抗病原的工作，亦可協助鑑別和定量特定的抗原或抗體。由於這類技術在實驗室中經常被使用，這也許會造成您的錯覺認為：「這些技術在日常生活中並不實用！」但這並非事實，例如市售的驗孕棒就是利用抗原－抗體反應的原理所製成，還有血型的檢驗，甚至是感染性疾病病原體的確認（愛滋病－HIV或嚴重急性呼吸道症候群－SARS冠狀病毒(coronavirus)），這些都是您可能親自體驗的實例。若您想對免疫技術建立更進一步的概念，給您一個建議—「實際地去操作」。

摘 要 SUMMARY

1. 融合瘤技術是由Georges Köhler及Cesar Milstein所發展出的單株抗體製備方法，其原理是利用骨髓瘤細胞在體外培養的不死特性及分裂快速的特徵，再選殖出可產生單株抗體的B細胞，讓此B細胞與骨髓瘤細胞加以融合，即可產生一種兼具分泌抗體，又能在體外培養生長的融合瘤細胞。

2. 抗體和抗原的結合是屬於非共價鍵的結合，其化學作用力包括氫鍵、厭水性、凡得瓦力及靜電力等。

3. 免疫分析法是利用抗原和抗體的專一性結合作用所發展出的診斷技術。

4. 沉澱反應是指水溶性的抗原分子與抗體分子結合後，所形成的抗原抗體複合物會在水溶液中沉澱，藉由沉澱量的測定即可得知抗原或抗體的濃度。

5. 凝集反應的抗原通常為顆粒性的粒子，在溶液中大多呈懸浮的狀態，且這類抗原通常較大，含有許多的抗原決定位，當與足夠量的抗體反應時，抗體會將懸浮的抗原粒子抓住而形成顆粒狀的凝集。

6. 抗體效價(titer)的定義：可與抗原反應的最高稀釋倍數。

7. 西方墨點法是先將蛋白質的抽取物利用SDS-polyacrylamide膠體將其分離，再將已分離的蛋白質轉移至硝化纖維膜上，利用可辨認特定蛋白質的抗體與轉移後的硝化纖維膜進行抗原－抗體反應，即可得知待測蛋白質是否存在及其相對濃度。

學後測驗 EXERCISE

1. 下列何者為目前實驗室中用於確定HIV感染之試驗？(A)聚合酶連鎖反應(PCR)　(B)西方墨點分析　(C)南方墨點分析　(D)北方墨點分析

2. 人類血型為B型，其血中抗體為：(A)抗A抗體　(B)抗B抗體　(C)無抗體　(D)抗A及抗B抗體

3. 單株抗體的製造過程中把相關細胞放入含有HAT培養液中，此HAT的作用是：(A)因其中含有亞黃嘌呤(hypoxanthine)為一抑制代謝路徑的毒素　(B)因其中含有胺基翼酸(aminopterin)為一抑制代謝路徑的毒素　(C)因其中含有胸腺嘧啶(thymidine)為一抑制代謝路徑的毒素　(D)可以加速細胞的生長速率

4. 下列何種方法可用來測定病人血清中IgG的含量？(A)免疫凝集反應　(B)酵素聯結免疫吸附分析法(ELISA)　(C)淋巴細胞刺激增生試驗　(D)聚合酶連鎖反應(PCR)

5. 抗原和抗體的結合力依靠下列何者？(A)凡得瓦力　(B)氫鍵　(C)靜電力　(D)以上皆是

6. 使用雙向免疫擴散法(double immunodiffusion)，若可觀察到弧形沉澱線(precipitin arch)，表示被測試之兩種抗原具有下列哪種特性？(A)含相同抗原決定位(epitope)　(B)含不同抗原決定位　(C)完全相同　(D)完全不同

7. 在血清中具有沉澱、凝集、中和等多重功能的蛋白分子是：(A)補體　(B)干擾素　(C)抗體　(D)水解酶

8. 下列哪一種方法能夠反映出B細胞的功能？(A)將細胞染上帶有螢光的anti-CD4抗體，以螢光活化細胞分類儀(FACS)分析　(B)以裂殖原(concanavalin A)刺激細胞，測定細胞增生的速度　(C)測定血清中抗體的含量　(D)細胞毒殺作用測試

9. 下列有關流式細胞分析儀(flow cytometry)應用之敘述，何者正確？(A)無法偵測位於細胞質的蛋白質　(B)可測細胞中DNA含量，分析細胞週期　(C)可以分離及純化位於細胞膜上的蛋白質　(D)常用於ABO血型鑑定

10. 下列何者不會影響凝集反應(agglutination)的測試品質？(A)反應時間　(B)反應溫度　(C)反應溶液的酸鹼度（pH值）　(D)二氧化碳濃度

11. 免疫沉澱法中，參與反應的抗原與抗體的性質為何？(A)抗原與抗體皆為不可溶性的 (B)抗原與抗體皆為可溶性的 (C)抗原是可溶性的，而抗體是不可溶性的 (D)抗原是不可溶性的，而抗體是可溶性的

12. 下列對於凝集反應與沉澱反應的敘述，何者不正確？(A)兩者的作用抗原均須要兩個抗原決定位(epitope) (B)兩者均有反應前區(prozone)和反應後區(postzone) (C)兩者均可做定性、半定量及定量的測定 (D)凝集反應通常比沉澱反應的作用時間短

掃描 QR code
或至 reurl.cc/OpRLG7 下載「學後測驗」解答

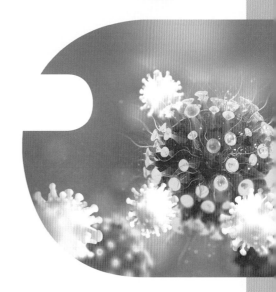

03
CHAPTER

淋巴系統

The Lymphoid System

　　淋巴系統由淋巴、淋巴管、淋巴結與淋巴組織等所組成，包括：扁桃腺、脾臟、胸腺和聚集的淋巴結等，其中淋巴管負責將周邊組織液回收並送至淋巴器官中進行過濾，而淋巴器官及位於全身各處的淋巴組織則依據所接觸的外來抗原再製造相對應抗體，或直接攻擊外來物，而達成免疫反應之功能。

3-1 淋巴系統的功能

　　哺乳類動物淋巴系統的主要功能包括：

1. 將組織間液中過多的水分與蛋白質送入淋巴管以形成淋巴液，再導流送回血液中，維持液體的平衡和血液中蛋白質的濃度。

2. 將消化後的脂肪運送至血液中。

3. 參與免疫反應，防禦微生物的感染，提供保護的防線。如：辨識入侵的微生物，活化淋巴球以分泌抗體或吞噬抗原，記憶攻擊過的微生物，使下次抗原入侵時能快速且大量地產生相對應的免疫反應。

淋巴液

　　淋巴液約占體重的1~3%，為澄清無色的液體，大多間接來自微血管中的血液。成分與血漿相似，內含有白血球、淋巴球與少數顆粒性白血球，但不含紅血球及血小板。淋巴液可凝固，但比血液更慢；其中亦含有酵素與抗體，但其蛋白質含量皆較血漿低。

　　血液成分的一部分從微血管滲入周遭的組織，即細胞與細胞間的空隙，而形成組織液；組織液中多餘的液體則會滲入微淋巴管的管壁，再形成淋巴液。淋巴液經由淋巴管匯集起來，最後回收至血液裡。通過淋巴管流回靜脈的淋巴液平均每天約3~4公升，約僅占心臟送出之血液量的二千分之一。

淋巴管

　　淋巴管起源於微淋巴管，微淋巴管的管壁為單層鱗狀上皮，其管壁內皮細胞重疊成皮狀小瓣膜，只允許液體流入而難以流出。微淋巴管通透性較微血管佳，且管徑較微血管稍大，並分布於全身。微淋巴管有一端為盲端，盲端藉由固定絲連接附著在周圍的細胞上，另一端則匯集成較大的淋巴管。

　　淋巴管之構造與靜脈相似，但管壁較薄；具有瓣膜，且瓣膜較靜脈更多，以幫助淋巴朝心臟方向回流。所有的淋巴管最後匯集成兩條主要的大淋巴管－胸管(thoracic duct)及右淋巴管，然後再注入靜脈而重新進入血液循環中。將淋巴引流至靜脈系統的壓力，來自骨骼肌的收縮與呼吸的壓力變化；分布於人體各處的微淋巴管受到骨骼肌收縮的影響，使淋巴液由微淋巴管流入較大的淋巴管，再加上吸氣時胸腔擴大所造成的吸力，使胸腔附近的淋巴液易於流向胸腔。而在淋巴管中特別膨大突出的部分為淋巴結，具有過濾淋巴液的功能。

　　淋巴管可分為兩種：

1. 淺層淋巴管：來自皮膚的皮下組織或內部器官的表面；通常與靜脈伴行。

2. 深層淋巴管：負責移送深層組織和內部器官的組織間液。較深層的內臟淋巴管通常與動脈伴行。

　　淋巴管的形態種類較微血管多，其功能亦較複雜；例如位於小腸壁的淋巴管稱之為乳糜管，不僅能引流組織間液的排出，且能吸收經腸道消化後的乳糜。

淋巴循環

　　組織間隙中的蛋白質和大分子物質無法進入微血管，這些物質需經由淋巴管攜帶回到血液中；淋巴經由微淋巴管流至淋巴管，再流向淋巴結。在肺基部、小腸周圍組織及肝臟的淋巴會流經至少一個淋巴結以進行過濾作用。相近的淋巴管會匯集成淋巴幹(lymph trunk)；主要的淋巴幹位於頸部、鎖骨下方、支氣管、縱隔部、腰部與腸部等處。而所有的淋巴管最後會流向胸腔，身體右上半部的淋巴液回流至右淋巴管，右淋巴管再注入右鎖骨下靜脈；身體其餘部分淋巴液則回流

至胸管，胸管為體內最大的淋巴管，起始於乳糜池(cisterna chyli)，最後注入左鎖骨下靜脈，使淋巴液回流至血液中。左、右鎖骨下靜脈再注入上腔靜脈，而後回流到心臟。

淋巴器官

參與免疫系統的組織和器官遍布於全身，許多形態與功能不同的組織在免疫反應過程會產生各種不同的作用。免疫系統的器官依其功能主要可分成兩大類：原發性淋巴器官和繼發性淋巴器官（圖3-1、表3-1）。原發性淋巴器官包括胸腺和骨髓，為淋巴球發育成熟的地方；繼發性淋巴器官則包括淋巴結、脾臟和黏膜相關淋巴組織等，可捕捉抗原，並提供成熟淋巴球與抗原反應的場所（圖3-2）。

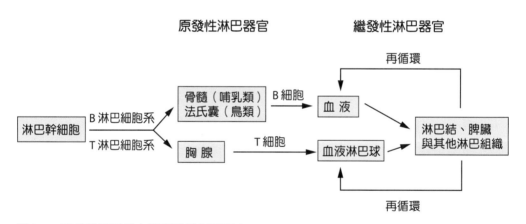

● 圖3-1　原發性淋巴器官與繼發性淋巴器官。

◉ 表 3-1　免疫系統的組織和器官

分類	分布	功能
原發性淋巴器官	胸腺與骨髓	淋巴幹細胞在此處分化成淋巴球，進而發育成熟為具有功能的作用細胞，如：T 細胞和 B 細胞。
繼發性淋巴器官	淋巴結、脾臟與黏膜相關淋巴組織	提供環境使淋巴球與抗原相互作用，而活化的免疫反應則需有繼發性淋巴組織內的巨噬細胞、抗原呈現細胞以及成熟 T 細胞和 B 細胞的共同參與。

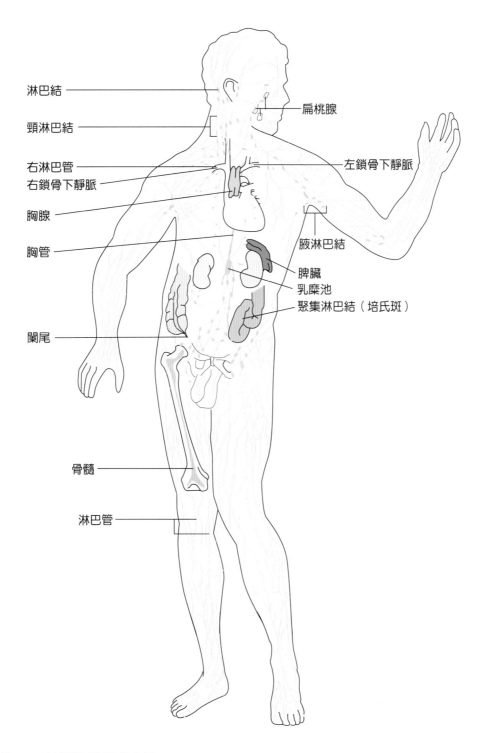

淋巴結

頸淋巴結

右淋巴管
右鎖骨下靜脈

胸腺

胸管

闌尾

骨髓

淋巴管

扁桃腺

左鎖骨下靜脈

腋淋巴結

脾臟
乳糜池
聚集淋巴結（培氏斑）

● **圖3-2** 人體淋巴組織分布圖。

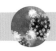

3-2　原發性淋巴器官

　　為製造淋巴球主要的場所，在此處淋巴幹細胞(lymphoid stem cell)受到不同細胞激素的刺激而分化為淋巴球，進而發育和增殖為成熟、活化且有功能的作用細胞。原發性淋巴器官包括胸腺及骨髓兩種組織。

胸腺 (Thymus)

◆ 胸腺的發育

　　在胚胎時期，胸腺源自於兩側第三咽囊的側腹翼外長的皮膜，其在中線處融合，形成一個兩葉的器官。這些皮膜發育成具有無數相連通空間的海綿構造，而此空間充滿了由胚胎其他地方造血組織而來的未成熟淋巴球。接近胸腺中間處的皮膜骨架較粗，其空間也較小，含有較少量的淋巴球。胸腺中的皮膜細胞不只作為胸腺的支持骨架，同時，在皮質中的皮膜細胞會包覆著淋巴球，具有負責促進T細胞的分化、增生與成熟等功能。

◆ 胸腺的結構

　　胸腺位於胸腔上縱隔腔內，胸骨後方，兩肺之間（見圖3-2）。胸腺外覆一層含血管、由緻密結締組織所構成的被膜；被膜的內表面和小葉間隔都被附於基底膜上的無數胸腺皮膜細胞所包圍。皮膜細胞也在血管周圍形成鞘膜，使抗原無法進入皮膜骨架的空隙內，因而稱為血液胸腺障壁(blood-thymus barrier)。而被膜有纖維伸入胸腺內部形成小樑(trabeculae)，並將胸腺分成許多小葉(lobule)，因此胸腺是一個高度分葉的器官。此外，小樑尚可作為支持之用（圖3-3）。

　　小葉由皮質(cortex)與髓質(medulla)所構成，在外側皮質中可發現正在分裂的細胞。細胞在皮質和髓質交界處進入血管和淋巴管中，而進入血液中的淋巴球隨後會進入其他的淋巴器官，並在這些地方完全成熟。

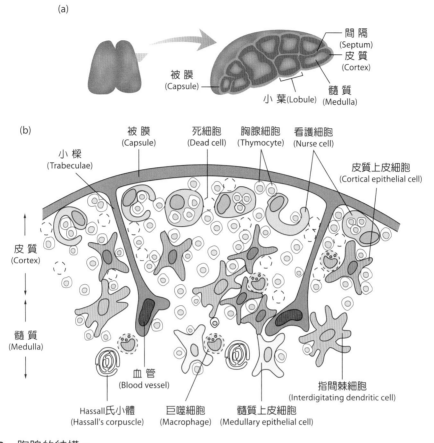

● 圖3-3　胸腺的結構。

1. 皮質 (Cortex)

　　位於胸腺外層，含有大量淋巴球聚集，為淋巴球教育、增殖之處。其他尚有網狀纖維及淡染、空泡狀的巨噬細胞。在幹細胞(stem cell)進入胸腺的皮層後，便開始進行快速反覆的分裂，但其中只有數百分之一的T淋巴球能成熟且產生作用。

　　成熟的T淋巴球會轉移到胸腺髓質繼續分化，但並不分裂，如此T細胞即可表現T細胞接受器，以對外來抗原做出反應並辨識自我組織相容的表面抗原。成熟後的T細胞可作為胸腺依賴型細胞(thymus-dependent cell)，出了胸腺後便進入周邊淋巴組織中循環。T細胞的功能為抵抗抗原侵入、破壞腫瘤細胞、參與專一性細胞免疫、參與第四型過敏反應及排斥異體組織等免疫反應。T細胞的生命週期為數週至數年，有的甚至可活數十年，但平均約為2~4年。

2. 髓質 (Medulla)

位於胸腺內層，在髓質中央有嗜伊紅性的層狀構造，即所謂的Hassall氏小體 (Hassall's corpuscle)，此乃退化的上皮細胞所構成，其在胎兒時期便出現，且隨著年紀增長此種細胞會越來越多且變大。髓質細胞密度較小，由上皮細胞與分布廣泛之淋巴細胞構成。這些細胞含有大而淡染的細胞核、嗜伊紅的細胞質以及明顯的基底膜。雖然胸腺被視為一個特化的T細胞器官，但有時也會出現少量成熟的B細胞、B細胞的生發中心，甚至會出現更少見的漿細胞，這種現象在小孩尤其常見，在成人則較少見。

◆ 胸腺的功能

胸腺具有以下功能：

1. 胸腺教育(Thymus education)：幫助T細胞的形成。T細胞的成熟是由皮質到髓質逐漸成熟，胸腺內T細胞可在皮質內被教育而篩選出可辨識自我(self)或非自我抗原(nonself-Ag)的作用細胞。

2. 由骨髓來的T細胞在此發育成熟為具有免疫功能的T細胞，包括兩類T細胞，即輔助性T細胞(T_H cell)及毒殺性T細胞(T_C cell)。

3. 成熟的天然T細胞(naive T cell)可行單株增殖，以供應循環中及周圍組織中的淋巴球。

4. 產生免疫耐受性(tolerance)。

5. 於幼兒時期參與造血功能。

◆ 胸腺的退化 (Involution of Thymus)

胸腺在嬰兒出生後，會以超過其他臟器的速度生長，約一歲時其生長速度已達極限；胸腺於兒童時期最發達，之後便逐漸停止生長。而到了青春期之後，則開始逐漸萎縮，皮質和髓質細胞都明顯減少，且大部分的胸腺組織會被脂肪組織與結締組織所取代。嬰兒時期胸腺約重70克，到了老年時僅剩下約3克重。因此，胸腺在嬰兒時期的作用很大，是個教育T細胞的組織。

胸腺的退化包括兩個獨立的過程，即脂肪的侵入及淋巴球數目的減少。此兩個過程互相獨立，且進行的速度也不一樣。

1. 脂肪的侵入：脂肪在出生時首度出現，隨著年紀增長其數目會緩慢增加，直到青春期的階段，脂肪的侵入速度才大幅增加。此過程主要影響血管周圍的支持組織，首先發生在小葉間隙，然後向外擴展至皮質，最後才影響到髓質。

2. 淋巴球數目的減少：此過程大約於一歲時開始，之後便以穩定的速度進行。淋巴球的減少會造成皮膜骨架的塌陷，但是皮膜細胞仍會持續存在，並終生釋放胸腺激素(thymic hormone)。

◆ **T細胞的成熟與選擇**

　　T細胞於胸腺中成熟後，其T細胞接受器(TCR)的抗原變異性經由一系列隨機的基因重組(gene recombination)而形成，發育後的胸腺細胞開始表現提供抗原結合的接受器，經過選擇，表現高量第二類MHC分子的基質細胞在此過程中占有重要角色，任何無法辨識自己的MHC分子，或對於自體抗原加上MHC分子親和力太高的發育中胸腺細胞(thymocyte)均被以細胞凋亡(apoptosis)的方式清除，因此唯有其TCR能辨識MHC分子加外來抗原的T細胞才能成熟。約95~98%的胸腺細胞在未成熟前便於胸腺內進行細胞的凋亡，此種機制的目的最主要是在消除那些無法辨識MHC分子所表現的外來抗原以及會辨識出MHC分子所表現的自體抗原的胸腺細胞。

　　T細胞於胸腺中成熟的過程與機制尚未完全清楚，造血作用中的先趨細胞進入胸腺後，在皮質中快速增殖，伴隨的是快速大量的死亡，一小群較成熟的T細胞則由皮質移到髓質逐漸成熟，最後經由微血管經小靜脈離開胸腺，成為有功能的作用細胞。

骨髓 (Bone Marrow)

　　所有血球細胞均源自於骨髓中的造血幹細胞(hematopoietic stem cell)，之後再分化為不同系列的細胞，其分化和成熟過程需受到不同的細胞激素的刺激，稱為細胞群落刺激因子(colony stimulatory factor, CSF)（如表3-2）。

在人類與老鼠的身上，骨髓是B細胞最早發育的起始處。骨髓的基質細胞(stromal cell)會分泌細胞激素直接與未成熟的B細胞作用，使B細胞成熟與增生。另一方面，正如胸腺篩選T細胞一樣，自體反應活化的B細胞在骨髓中亦會被清除掉。整個B細胞的發育成熟過程將會在第9章詳細說明。

◉ 表 3-2　骨髓中的細胞激素及其功能

細胞激素	功能
IL-3	刺激所有幹細胞的活化
IL-6	刺激漿細胞活化，分泌大量抗體
IL-7	刺激未成熟的 T 細胞和 B 細胞成熟
G-CSF (Granulocyte-CSF)	刺激顆粒性白血球活化
M-CSF (Macrophage-CSF)	刺激單核球系列的細胞活化
GM-CSF (Granulocyte-macrophage-CSF)	刺激顆粒性白血球和單核球的形成與活化

3-3　繼發性淋巴器官

淋巴球自原發性淋巴器官產生後，便轉移到繼發性淋巴器官，在繼發性淋巴組織內更進一步分化並且活化。此時，在繼發性淋巴組織內的巨噬細胞與抗原呈現細胞可以和成熟的T細胞及B細胞共同保衛人體（見表3-1）。

此類淋巴器官遍及全身各處，主要是指脾臟、淋巴結及黏膜相關淋巴組織；其中黏膜相關淋巴組織包括：扁桃腺及腸道的培氏斑(Peyer's patches)等。

🛡 扁桃腺 (Tonsils)

扁桃腺為由網狀細胞和纖維形成的網狀結構所構成，內含淋巴球、巨噬細胞、顆粒性白血球和肥大細胞，主要的功能在對抗由鼻腔和口腔進入的外來抗原，可分成三種：

1. 咽扁桃腺(pharyngeal tonsil)：單一個，位於鼻咽後壁。

2. 腭扁桃腺(palatine tonsils)：成對，位於軟腭二側。

3. 舌扁桃腺(lingual tonsils)：成對，位於舌頭基部。

扁桃腺不含輸入淋巴管，組織周圍的微淋巴管叢匯流至微血管，再間接流入扁桃腺內。扁桃腺可製造淋巴球及抗體，再由輸出淋巴管送出。

淋巴結 (Lymph Nodes)

人體的淋巴結呈卵圓形或腎形，直徑約2~10mm，大小不一，分布於全身各處的淋巴通道上。大淋巴結主要密布在頸部、腋下、腹股溝與腸繫膜等處。內臟的淋巴結多沿血管排列或位於器官門脈附近。全身淋巴結的數量十分可觀，約有500~600個，嚴密監視淋巴管道及過濾淋巴液，清除異物或參與免疫反應。

1. 淋巴結的結構

淋巴結略凹陷處稱為門，為血管出入淋巴結與輸出淋巴管流出的位置。每一個淋巴結外覆一層緻密結締組織所構成的囊，囊向內延伸形成小樑。淋巴結的實質可分成皮質和髓質，外層的皮質含有淋巴球聚集排列成團的淋巴濾泡，其中央部位為製造淋巴球的地方，稱為生發中心(germinal center)；內層的髓質淋巴呈索狀排列，稱為髓索(medullary cord)，其間可見到巨噬細胞和漿細胞。髓索竇由皮質分布至髓質，圍繞著淋巴濾泡和髓索；輸入淋巴管分別從淋巴結表面的被膜進入，淋巴液流經髓索竇，經由網狀纖維捕捉隨淋巴液來的外來物質，吞噬分解後經輸出淋巴管由淋巴結的門離開。當淋巴液從淋巴結過濾，特殊的抗原會被吞噬性的細胞和樹突狀細胞所構成的細胞網捕獲。

淋巴結可過濾從周邊到胸管的淋巴液，其實質構造可區分成三個同心圓區，包括：皮質區（B細胞區）、副皮質區（T細胞區）及中央髓質區（T細胞、B細胞與漿細胞聚集），每一部位皆為不同的微環境（如圖3-4）。

(1) 皮質區(cortex)：位於淋巴結的外層，此區含有淋巴球（大部分為B細胞）、巨噬細胞和濾泡樹突狀細胞排列成初級濾泡，經抗原刺激後會轉變成較大的次級濾泡，每一個濾泡皆含有一個生發中心。

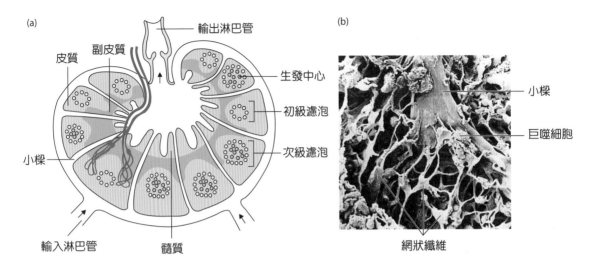

● **圖3-4** 淋巴結的結構。(a)由外而內區分為皮質、副皮質與髓質；(b)顯微構造可以發現許多巨噬細胞附著在網狀纖維上，以吞噬抗原。

(2) 副皮質區(paracortex)：在皮質的下方，大部分為T淋巴球，也有從組織移至淋巴結的樹突狀細胞。這些樹突狀細胞表現大量的第二類主要組織相容性複合物(MHC II)，其功能是將抗原呈現給T_H細胞。

(3) 髓質區(medulla)：為淋巴結最內層，散布著淋巴系統的細胞，大多是正在分泌抗體的漿細胞。當抗原被帶到淋巴結時，抗原會被捕捉處理，然後和副皮質區中樹突狀細胞上的MHC II 結合，並呈現出來活化T_H細胞。

2. 淋巴結的功能

淋巴結的功能除了可活化淋巴球、製造抗體外，其內的網狀纖維亦可捕捉經由淋巴液運來的外來抗原，然後再經巨噬細胞將其吞噬分解。淋巴結內以T細胞居多，約占70~75%，B細胞約占25~30%，此外，還充滿巨噬細胞與網狀組織。因此，當抗原、微生物或腫瘤細胞隨淋巴液進入淋巴結的腔竇中，便會被攔阻、吞噬及過濾。此外，巨噬細胞與樹突狀細胞會捕捉隨淋巴液進入淋巴結的抗原，經處理再呈現給T細胞。當T與B細胞接受抗原刺激後，便開始進行分化，T細胞活化成作用的淋巴細胞，可執行細胞媒介免疫反應；而B細胞則分化為漿細胞，分泌大量抗體，以執行體液性免疫反應。

脾臟 (Spleen)

脾臟為身體最大的淋巴器官，位於腹腔左季肋區。脾臟有一個緻密、纖維彈性化的外囊，其在脾門處特別厚，並延伸出許多小樑，它們可將較大的血管傳送到整個脾臟。某些哺乳動物的此類支持組織含有平滑肌，可產生規律的幫浦運動，將脾臟中的血液打出來，所以可作為血液的儲存處；但人類則只含有少量的平滑肌。

1. 脾臟的結構

脾臟的實質(parenchyma)主要是由紅髓與白髓共同組成（圖3-5），其中紅髓占大部分，是高度血管化的組織；白髓則是淋巴組織聚集之構造。

(1) 白髓(white pulp)：此部位為T細胞與B細胞最初聚集活化處。白髓的淋巴細胞及組織環繞於小動脈周圍，形成所謂的小動脈周圍淋巴鞘(periarteriolar lymphoid sheath, PALS)，T淋巴球主要分布於此，而淋巴鞘旁的邊緣區則由含有B細胞的濾泡所組成，某些濾泡中央會出現生發中心，此處便是B細胞產生抗體的主要場所。

(2) 紅髓(red pulp)：為由網狀纖維所支持的高度血管化組織，由充滿血液的靜脈竇及脾索(splenic cord)所構成。脾索中則含有紅血球、顆粒性白血球、淋巴球、漿細胞和巨噬細胞等各種血球，其中，巨噬細胞負責吞噬大量被破壞的紅血球和血小板；此處亦為老化或有缺陷的紅血球被破壞和移除的地方。

(3) 濾泡旁區(perifollicular zone)：紅髓外圍受白髓的B淋巴球濾泡所圍繞處，稱為濾泡旁區，此區與紅髓的主要構造不同之處為缺乏靜脈竇；內含大量的紅血球和白血球以及稀少的網狀物。此區的功能尚不清楚，但其緩慢的血流流速可能與加強白血球和抗體與抗原間的交互作用有關。

2. 脾臟的功能

脾臟主要的功能既是淋巴器官，又是血液循環的過濾器，有過濾血液、破壞老化的血球和儲存血液等作用，在胚胎時期還有造血的功能。其他功能尚包括有：

(a)

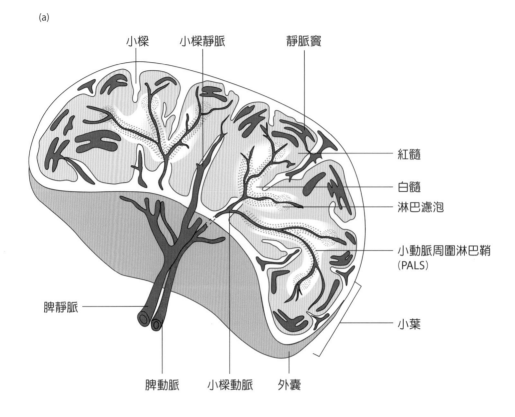

小樑　小樑靜脈　　靜脈竇

紅髓

白髓

淋巴濾泡

小動脈周圍淋巴鞘
（PALS）

小葉

脾靜脈

脾動脈　小樑動脈　外囊

(b)

巨噬細胞　白血球

血小板

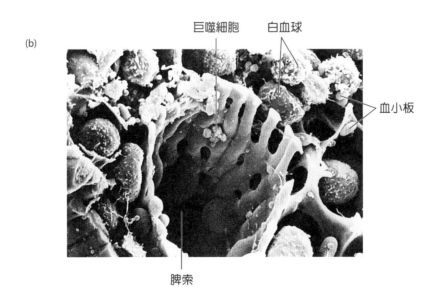

脾索

● **圖3-5**　脾臟的結構。(a)脾臟的實質組織包括紅髓與白髓；(b)脾索內含有許多血球細胞。

(1) 活化B細胞，以產生抗體。

(2) 靜脈竇儲存大量血液，當身體急需時，可受到交感神經興奮影響，使脾臟外囊平滑肌收縮，便可將血液打出去。

(3) 可吞噬細菌及老化的紅血球與血小板，亦可從血液中移除衰老或有缺陷的血球細胞，尤其是紅血球。

(4) 在人類胚胎發育早期為一重要之造血器官。

🛡 黏膜相關淋巴組織
(Mucosa-Associated Lymphoid Tissue, MALT)

呼吸道、消化道或生殖泌尿道的黏膜層為許多致病原侵入的部位，因此散布著許多淋巴組織來進行防禦，這些淋巴組織稱為黏膜相關淋巴組織，包括位於扁桃腺、小腸與闌尾等處的聚集淋巴結。位於小腸和闌尾的聚集淋巴結稱為培氏斑(Peyer's patches)，位在腸道的黏膜下層(submucosal area)，又稱為腸道相關淋巴組織(gut-associated lymphoid tissue, GALT)，當外來抗原侵入時，腸道聚集淋巴結中的B細胞受到刺激而活化，並成熟變成漿細胞，而產生大量抗體以進行體液性免疫反應。

🛡 皮膚相關淋巴組織
(Cutaneous-Associated Lymphoid Tissue)

皮膚具有巨大的表面積，為身體的一道重要防線。皮膚的表皮層含有大的特化角質細胞，可分泌大量的細胞激素，而引起發炎反應；角質細胞亦可被誘導表現MHC II 分子以作為抗原呈現細胞。另外蘭氏細胞(Langerhans' cell)是屬於樹突狀細胞的一種，主要位於表皮層的上皮細胞間質，可利用胞噬方式將抗原吞噬，而後從表皮移到淋巴結並分化成樹突狀細胞。這些細胞表面表現大量的MHC II 分子，可活化未成熟的T_H細胞。

皮膚的表皮層還含有表皮內淋巴球(intraepidermal lymphocyte)，大部分是$CD8^+$ T細胞，這些細胞大多表現$\gamma\delta$ T細胞接受器。一般認為這些細胞特別存在此處可對抗經由皮膚而來的抗原。此外，在皮膚的真皮層散布著$CD4^+$, $CD8^+$ T細胞和巨噬細胞，而此處的T細胞大多都是被活化的細胞和記憶性細胞。

免疫學 Immunology

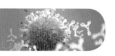

3-4　淋巴系統與免疫反應

　　皮膚及黏膜組織是免疫系統的第一道防禦系統，完整健康的皮膚及其所分布的汗腺和皮脂腺，可以保護身體不被外在的微生物侵犯及感染。此外，從呼吸道一直到泌尿道及消化道的出口都覆蓋著黏膜組織來保護人體，這些黏膜組織的細胞與細胞之間排列十分緊密，使微生物無法侵入。這道防線的堅固與否，可直接影響疾病發生的機率，尤其是所有從口腔進入的食物都得在腸道消化、吸收，因此接觸到微生物感染的機會也最多。

　　如果入侵的微生物超越了第一道防禦系統，體內吞噬性的細胞如單核球或巨噬細胞，會把入侵物吞噬，並與溶小體共同將之摧毀。若靠單核球或巨噬細胞仍無法將其消滅時，巨噬細胞會將抗原呈現給T_H細胞，然後活化的T_H細胞就會分泌細胞激素幫助B細胞產生抗體，抗體除了具專一性與抗原作用外，亦可活化補體而共同將入侵的抗原消滅。

　　或許免疫系統無法完全阻止病原及微生物的入侵，但此時免疫細胞仍在體內不斷運作，於繼發性淋巴器官中繼續反應。這也就是為何當發生感染時，淋巴結或脾臟會腫大；又或是當呼吸道感染，扁桃腺就會出現發炎腫大等生理反應。

　　第三道防禦機轉是指B細胞與T細胞所引發的免疫反應，為專一性防禦作用，其必要條件是淋巴球須具有辨識自我與非自我的能力。而人體對抗抗原的反應，如第1章所敘述，可分為細胞媒介免疫和體液性免疫反應兩大類。就因人體的防禦機制有多重的防線（表3-3），使得一個健康的個體有足夠且專一的免疫系統來抵抗外來微生物的入侵，並使宿主得以免於受到微生物的侵害。

◉ 表 3-3　人體內的多重防禦機制

分　類	順　序	防禦機制
非專一性	第一道防禦機制 第二道防禦機制	皮膚、黏膜與黏膜分泌物 吞噬作用、發炎反應及補體的活化
專一性	第三道防禦機制	細胞媒介免疫反應 體液性免疫反應

摘 要 SUMMARY

1. 原發性淋巴器官是指胸腺及骨髓，人體的淋巴幹細胞皆在此處分化為淋巴球，進而增殖成熟成為具有保衛人體功能的細胞。

2. 繼發性淋巴器官包括：脾臟、淋巴結及黏膜相關淋巴組織，如扁桃腺及腸道的培氏斑等，待淋巴球自原發性淋巴器官產生後，便轉移到繼發性淋巴器官，在繼發性淋巴組織內更進一步分化並且活化。

3. 胸腺的主要功能為教育T細胞，使T細胞活化為成熟的免疫細胞，以執行細胞媒介免疫反應。

4. 所有血球細胞均源自於骨髓中的造血幹細胞，再分化為不同系列的血球細胞。同時B細胞亦在骨髓內發育為成熟的B細胞，以執行體液性免疫反應。

5. 淋巴結為淋巴球活化及製造抗體的場所，其內的網狀纖維亦可捕捉經由淋巴液而來的外來抗原，然後再由巨噬細胞將其吞噬分解。

6. 脾臟既是淋巴器官，又是血液循環的過濾器，有過濾血液、處理老化的血球和儲存血液等作用，在胚胎時期還有造血作用。

學後測驗 EXERCISE

1. 下列何者具有過濾血液中病原體以及清除衰老的血球細胞和血小板的功能？(A)扁桃腺(tonsils)　(B)盲腸(appendix)　(C)脾臟(spleen)　(D)肝臟(liver)

2. 下列何種淋巴組織分布在呼吸道、消化道及泌尿道表皮層？(A)胸腺淋巴管　(B)黏膜相關淋巴組織　(C)副甲狀腺　(D)並無此種淋巴組織

3. 下列何者不是動物的次級淋巴器官(Secondary lymphoid organs)？(A)脾臟　(B)淋巴結　(C)骨髓　(D)扁桃腺

4. 有關免疫初級淋巴組織之敘述，下列何者正確？(A)製造免疫細胞的場所　(B)進行非專一性免疫反應的場所　(C)進行專一性免疫反應的場所　(D)補體活化的場所

5. 侵入血液之病原菌，最可能在下列何處引起專一性免疫反應？(A)血管壁　(B)骨髓　(C)脾臟　(D)胸腺

6. T淋巴細胞發育成熟之場所為：(A)骨髓　(B)胸腺　(C)脾臟　(D)淋巴結

7. 由呼吸道入侵的病原體所遭遇的第一道非專一性防禦系統是：(A)庫佛氏細胞　(B)肺泡巨噬細胞　(C)血液單核球　(D)蘭氏細胞

8. 在淋巴結的構造中，大部分的T細胞位於：(A)皮質區　(B)副皮質區　(C)髓質區　(D)副髓質區

9. 在培氏斑活化的淋巴細胞於進入血液循環後，主要分布於：(A)胸腺　(B)脾臟　(C)骨髓　(D)腸道或其他黏膜組織固有層

10. 下列有關淋巴系統的敘述，何者錯誤？(A)胸腺為T細胞發育之處　(B)骨髓為B細胞發育之處　(C)淋巴結內含有T細胞及B細胞　(D)淋巴結內含有幹細胞

11. 提供抗原、淋巴細胞與抗原呈現細胞相互作用的器官是在：(A)原發性(primary)淋巴器官　(B)繼發性(secondary)淋巴器官　(C)肝臟　(D)胰臟

12. 下列何者為人類B細胞的發育組織或器官？(A)淋巴結　(B)胸腺　(C)骨髓　(D)脾臟

13. 人類對微生物的防禦機制可分為專一性與非專一性，下列何者不屬於非專一性防禦？(A)嗜中性白血球　(B)補體系統　(C)巨噬細胞　(D)毒殺性T細胞

14. 下列何者「不是」淋巴器官？(A)胸腺　(B)甲狀腺　(C)淋巴結　(D)骨髓

15. 體內B細胞發育成熟過程中，如果B細胞變成自體活化的B細胞，則這類B細胞會被去除掉，這個過程主要發生在：(A)骨髓　(B)胸腺　(C)脾臟　(D)淋巴結

16. 下列哪項不是淋巴系統的功能？(A)輸送疾病致病原到處理中心　(B)產生淋巴球 (C)輸送氧氣給細胞　(D)將水分及血漿蛋白送回血液

17. 組織淋巴球受到外來抗原刺激時，會回流到哪裡分化增生？(A)淋巴結　(B)骨髓 (C)肝臟　(D)脾臟

掃描 QR code
或至 reurl.cc/OpRLG7 下載「學後測驗」解答

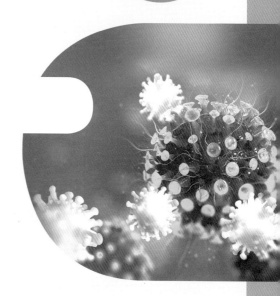

04
CHAPTER

參與免疫反應的細胞

Cells Involved in the Immune Response

　　血球形成的過程稱之為造血作用(hematopoiesis)，參與造血的器官從胚胎第一週開始為卵黃囊(yolk sac)，卵黃囊幹細胞可以分化成原始類紅血球細胞。胎兒第三個月開始，造血幹細胞(hematopoietic stem cell, HSC)會由卵黃囊移到肝臟，而後再移至脾臟。胎兒七個月至出生後，主要的造血器官為骨髓(bone marrow)，而成人則只剩下脊椎、肋骨、胸骨、恥骨、髖骨、肱骨及股骨頭等處的紅骨髓具有造血功能。

　　幹細胞依分化能力可分為全能性幹細胞(totipotent stem cell)和多能性幹細胞(pluripotent stem cell)。全能性幹細胞具有完全的分化能力，即每一個細胞均能發育成一個完整的生物個體；至於多能性幹細胞則不具有完全的分化能力，受部分限制而不能發育成為完整之生物個體，例如造血幹細胞。所有參與免疫反應的細胞均由造血幹細胞分化而來，包括單核球、顆粒性白血球、淋巴球、肥大細胞、樹突狀細胞與血小板等細胞（圖 4-1）。

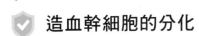

4-1　造血作用 (Hematopoiesis)

造血幹細胞的分化

　　造血幹細胞是屬於多功能性幹細胞，具有強大的增殖及分化能力，除了可以不斷分裂成相同之造血幹細胞外，亦可接受不同刺激而分化成為不同的細胞。在造血作用早期，多能性的造血幹細胞主要形成兩種分化路徑（圖4-1）：(1)淋巴先驅細胞(lymphoid progenitor cell)會形成T淋巴球、B淋巴球與自然殺手細胞等；(2)骨髓幹細胞(myeloid stem cell)則形成紅血球、白血球、血小板、巨噬細胞、顆粒細胞、肥大細胞等的先驅細胞。

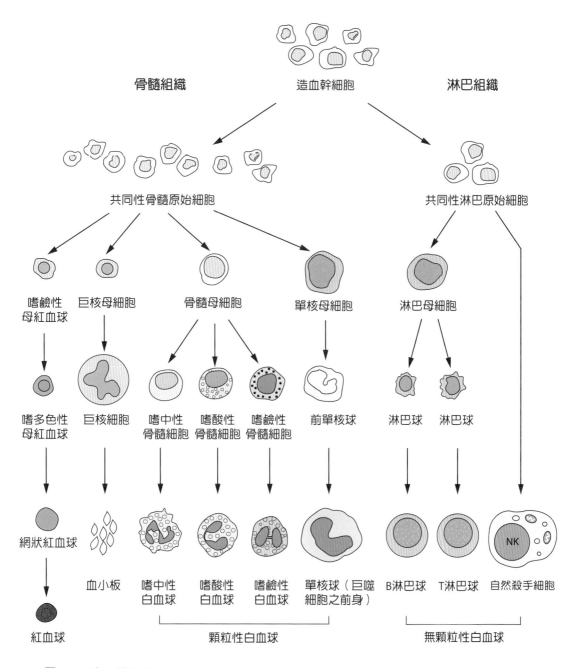

骨髓組織　　　　　造血幹細胞　　　　　淋巴組織

共同性骨髓原始細胞　　　　　　　共同性淋巴原始細胞

嗜鹼性
母紅血球

巨核母細胞　　　骨髓母細胞　　　　單核母細胞　　　淋巴母細胞

嗜多色性
母紅血球

巨核細胞　嗜中性　嗜酸性　嗜鹼性　前單核球　淋巴球　淋巴球
　　　　骨髓細胞　骨髓細胞　骨髓細胞

網狀紅血球

紅血球

血小板　嗜中性　嗜酸性　嗜鹼性　單核球（巨噬　B淋巴球　T淋巴球　自然殺手細胞
　　　　白血球　白血球　白血球　細胞之前身）

顆粒性白血球　　　　　　　　　　無顆粒性白血球

● **圖4-1**　造血幹細胞的兩種主要分化路徑。細胞的分化受到微環境中各種不同特定生長因子的
種類及含量的影響，幹細胞先分化成多功能性幹細胞，再形成特定先驅細胞，最後發展成各
種不同的血液細胞。

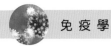

　　幹細胞的分化受到環境中各種不同的特定幹細胞或先驅細胞的生長因子其種類及含量所影響；幹細胞先分化成先驅細胞，先驅細胞再形成特定細胞系統，最後發展成具有自我更新能力的細胞。當微環境中某些特定的生長因子和細胞激素存在時，先驅細胞便會增殖分化而轉變成相對應的細胞，最後進入循環執行其血球的功能（表4-1）。

◉ 表 4-1　成人正常血球含量及功能

細　胞	數目 /mm³ 血液	占總量白血球 %	功　能
紅血球	450 萬 ~550 萬		運送氧氣及二氧化碳
白血球	5,000~10,000		
嗜中性白血球		60~70 %	吞噬作用
嗜酸性白血球		2~4 %	過敏反應及抗寄生蟲感染
嗜鹼性白血球		0.5~1.0 %	過敏反應中釋出組織胺及肝素
淋巴球		20~25 %	專一性的免疫反應
單核球		3~8 %	吞噬作用
血小板	25 萬 ~40 萬		凝血作用

✅ 造血的生長因子

　　經由細胞培養的實驗系統發現，參與造血的細胞需要特定的生長因子才能生長、增殖、分化及成熟，其中一類生長因子稱為細胞群落刺激因子(colony stimulating factor, CSF)，目前已被確認的群落刺激因子包括：巨噬細胞群落刺激因子(macrophage-colony stimulating factor, M-CSF)、顆粒細胞群落刺激因子(granulocyte-colony stimulating factor, G-CSF)、顆粒巨噬細胞群落刺激因子(granulocyte-macrophage colony stimulating factor, GM-CSF)，其命名方式是依照其所活化的特定造血細胞而定。另外還有一種細胞激素稱為紅血球生成素(erythropoietin, EPO)，為腎臟所分泌，可誘發調節紅血球生成與成熟。造血幹細胞的不同分化路徑與先驅細胞膜上的接受器有關，其接受器具有專一性，只能與某些特定的細胞激素結合而分化成各種不同的細胞（表4-2）。

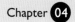

◉ 表 4-2　血球的結構及特徵

血球細胞的種類及名稱		直徑大小 (μm)	細胞核型態	吞噬能力
紅血球		7.5	無	無
白血球	無顆粒性白血球 (agranulocyte)			
	淋巴球	7~10	大且呈圓球形，核幾乎占滿整個細胞	無
	單核球	12~15	大的略彎曲成馬蹄形	一些情況下具有高度吞噬作用
	顆粒性白血球 (granulocyte)			
	嗜中性白血球	9~12	多葉狀，常見 2~5 葉，核中間以細絲相連	具高度吞噬能力
	嗜酸性白血球	10~14	雙葉狀，以染色絲質相連	較少
	嗜鹼性白血球	8~10	單葉狀，常捲曲成 S 形	較少
血小板		2~4	無	無

4-2　單核球 (Monocytes)

🛡 單核球的分化與分布

　　單核吞噬系統包括了血液循環中的單核球和組織中的巨噬細胞，單核球成熟後會變成巨噬細胞。單核球直徑為12~15μm，僅具一個細胞核，核呈馬蹄形。單核球是由骨髓中的顆粒單核球先驅細胞先分化為前單核球(promonocyte)，前單核球進入血液中後再進一步分化為單核球；而當單核球進入組織後則會分化出各種各樣的巨噬細胞。這些組織巨噬細胞遍布全身，有些為固定型的巨噬細胞，只出現於特定的組織（如肝、脾、骨髓等）中，有些為遊走型的巨噬細胞(wandering macrophage)，以阿米巴的運動方式四處遊走於組織中（表4-3）。

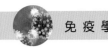

在前單核球的階段，平均世代約9.7小時，而釋放至血液中的單核球半衰期約20~22小時，平均輸送時間為32小時。進入組織的單核球便有較長的生命期，如肝臟中的庫佛氏細胞(Kupffer's cell)可存活約50~60天，腹膜巨噬細胞可活約30~40天不等。當有抗原存在時，單核球及嗜中性球便會受趨化作用而靠近抗原，並進行吞噬作用以消滅抗原（表4-4）。

◉ **表 4-3　單核吞噬細胞於不同器官之名稱**

器　官	名　稱
血液	單核球 (monocyte)
肝臟	庫佛氏細胞 (Kupffer's cell)
肺臟	肺泡巨噬細胞 (alveolar macrophage) 或塵細胞
中樞神經	微小膠細胞 (microglial cell)
腎臟	間質細胞 (mesangial cell)
結締組織	組織細胞 (histocyte)
骨	蝕骨細胞 (osteoclast)
淋巴結、脾臟	巨噬細胞 (macrophage)

◉ **表 4-4　參與免疫反應的細胞及其功能**

參與免疫反應的細胞	功　能
T 細胞 　T_H 細胞 (CD4$^+$) 　T_C 細胞 (CD8$^+$)	分泌細胞激素，調節細胞媒介免疫反應 毒殺受病毒感染的細胞或腫瘤細胞
B 細胞	製造抗體，執行體液性免疫反應
自然殺手細胞	非專一性毒殺受病毒感染的細胞或腫瘤細胞
單核球	吞噬作用與呈現抗原
巨噬細胞	吞噬作用與呈現抗原，活化發炎反應
嗜中性白血球	執行吞噬作用
嗜酸性白血球	抗寄生蟲與過敏反應
嗜鹼性白血球	分泌組織胺等因子參與過敏反應
肥大細胞	參與過敏反應

巨噬細胞的功能

巨噬細胞(macrophage)比單核球大5~10倍，胞器較多，尤其是溶小體的數量更多。巨噬細胞可以被免疫反應中的各種刺激所活化，活化的第一步為抗原的吞噬作用。巨噬細胞的吞噬功能可被活化的T_H細胞分泌的細胞激素（如IFN-γ）與細菌細胞壁上的組成進一步活化，而活化的巨噬細胞具有以下的功能。

1. 吞噬作用

巨噬細胞能吞噬並消化微生物及外來的抗原。吞噬作用(phagocytosis)的第一個步驟為趨化作用(chemotaxis)，亦即產生免疫反應的物質會吸引巨噬細胞趨化前往發炎處。第二步驟為巨噬細胞的細胞膜會突出形成偽足，並將微生物吞入而形成吞噬小體(phagosome)，吞噬小體再和溶小體(lysosome)融合在一起稱為吞噬溶小體(phagolysosome)；吞噬溶小體內含有許多的溶解酶和水解酶，可進行消化作用。第三步驟為調理作用，經由特定的抗體或補體與外來的抗原結合，可促進巨噬細胞的吞噬功能，此特定的抗體或補體稱之為調理素。

2. 抗原的處理與呈現

巨噬細胞可將吞噬進入的抗原消化處理後，與MHC II 分子結合，再呈現給T細胞接受器加以辨識，以活化T細胞。

3. 細胞毒殺作用

巨噬細胞可藉由氧依賴性毒殺機制(oxygen-dependent killing mechanism)和非氧依賴性毒殺機制(oxygen-independent killing mechanism)（表4-5），將噬入的微生物消滅，此兩種機制將分述於後。

◉ **表 4-5　巨噬細胞與嗜中性白血球的毒殺機制**

作用方式	毒殺物質
氧依賴性毒殺機制	
活性氧中間產物	$O_2^{\cdot-}$、$OH^{\cdot}$與 H_2O_2
活性氮中間產物	NO 與 NO_2
非氧依賴性毒殺機制	溶菌酶、水解酶與防禦素

(1) 氧依賴性毒殺機制 (Oxygen-Dependent Killing Mechanism)

　　活化的巨噬細胞可以產生活性氧中間產物及活性氮中間產物，具有強力之殺菌作用。活化的巨噬細胞在吞噬的過程會出現一個突發性的呼吸爆裂(respiratory burst)，導致其細胞膜上的氧化酶催化氧(O_2)成為過氧化陰離子($O_2^{\cdot-}$)，而此活性氧中間產物對吞入的微生物具有很強的毒性；過氧化陰離子尚會產生其他強力氧化劑如氫基$OH^{\cdot}$和H_2O_2，當溶小體與吞噬小體融合，過氧化酶的活性能促進H_2O_2與氯離子合成過氯化氫，能對吞入的微生物產生毒性，而對細菌的危害主要可分為三方面：打斷DNA長鏈、破壞細胞膜與蛋白質的變性等。

(2) 非氧依賴性毒殺機制 (Oxygen-Independent Killing Mechanism)

　　活化的巨噬細胞也能產生不需氧且具有破壞力的溶解酶、水解酶和防禦素等分解微生物的物質，活化的防禦素可在細胞壁做出離子孔道，而殺死許多的細菌。

4. 分泌細胞激素

　　活化的巨噬細胞可分泌細胞激素，如IL-1、TNF-α、IFN-α、G-CSF與M-CSF等因子，以協助免疫反應（表4-6）。

◎ 表 4-6　活化的巨噬細胞所分泌的細胞激素及其功能

細胞激素	功　能
IL-1	活化淋巴球並促進發炎反應
IL-6、TNF-α	影響下視丘的體溫調節中樞引起發燒
TNF-α	殺死腫瘤細胞
IFN-α	抗病毒反應
GM-CSF、G-CSF、M-CSF	促進造血作用

註：IL＝介白素 (interleukin)；TNF＝腫瘤壞死因子 (tumor necrosis factor)；IFN＝干擾素 (interferon)。

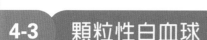

4-3　顆粒性白血球

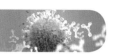

　　顆粒性白血球包括嗜中性白血球、嗜酸性白血球與嗜鹼性白血球，屬於先天性免疫系統的成員，主要能為執行吞噬作用。

 嗜中性白血球 (Neutrophils)

1. 特 性

　　嗜中性白血球亦可稱為多形核白血球(polymorphonuclear cell, PMN)（圖4-2），直徑約為$9\sim12\mu m$，細胞核呈多葉狀，顆粒性細胞質可同時被酸性和鹼性染劑染色；占顆粒性白血球的90%以上，占所有白血球的55~60%左右。其產生是由幹細胞於骨髓中成熟後，經由血液輸送，開始為時兩天的吞噬任務。而釋放至血液中的嗜中性白血球半衰期約6~7小時；因為其壽命較短，故製造量特別多。

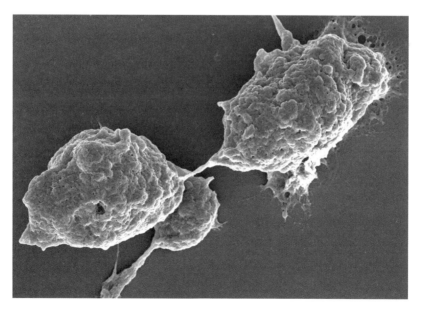

● 圖4-2　電子顯微鏡放大的嗜中性白血球(8,000X)。

2. 吞噬作用

　　嗜中性白血球可從血液外滲至組織，通常為最先到達發炎部位的白血球。許多能產生免疫反應的物質，經由趨化因子(chemotaxis factor)的作用，皆會吸引嗜中性白血球進行趨化作用而從血管移出並聚集於發炎處，以利吞噬作用的進行。嗜中性白血球的趨化因子包括補體、IL-1與IL-8等細胞激素。

　　嗜中性白血球的吞噬作用可分為三步驟：

(1) 黏附期：此時期受調理作用影響，微生物或抗原表面附著IgG及C3b，使嗜中性白血球將之黏附而吞噬。

(2) 吞入期：將抗原包於吞噬小體中，此期pH值會下降而使吞噬小體內的抗原被分解。

(3) 去顆粒作用：釋出毒素及酵素，若消化不掉便排出細胞外。

　　嗜中性白血球內含有兩種顆粒，可利用這些顆粒將抗原分解。

(1) 初級顆粒(primary granule)：此顆粒較大而緻密，屬於溶小體的一種，內含溶解酶、過氧化酶及各種水解酶。

(2) 次級顆粒(secondary granule)：顆粒較小，內含膠原酶(collagenase)、乳鐵蛋白及溶解酵素等。

　　初級顆粒與次級顆粒會與吞噬小體融合，並將吞噬小體中的物質消化掉，而嗜中性白血球與巨噬細胞類似，會利用氧依賴性和非氧依賴性毒殺機制及活性氮中間物的作用來對抗微生物。

◉ 表 4-7　顆粒性白血球的比較

比較項目	嗜中性白血球 (Neutrophils)	嗜酸性白血球 (Eosinophils)	嗜鹼性白血球 (Basophils)
特 徵	• 多葉狀細胞核 (polymorphonuclear leukocyte, PMN) • 占所有的顆粒球 > 90% • 占所有白血球的 50~60%	• 雙葉狀細胞核 • 占白血球 1~3%	• 單葉狀細胞核 • 占白血球 < 1%
趨化物質 (chemotaxis)	• NCF • C5a、C3a • IL-8	• ECF-A • C5a • IL-5	• C5a、C3a • IL-4
表面 Ig 接受器	IgG (FCγR II) 等	IgG (FCγR II) IgE (FCεR II)	IgE (FCεR I)
顆粒物質	• 初級顆粒 (azurophilic granules)：骨髓去氧化酶 (myeloperoxidase)、溶菌酶及其他水解酶 • 次級顆粒：乳鐵蛋白、膠原酶、陽離子殺菌蛋白及溶菌酶等	• 鹼性蛋白質 (basic protein, MBP) • 嗜伊紅性球過氧化酶 (eosinophil peroxidase) • 嗜伊紅性球陽離子蛋白 (eosinophil cationic protein, ECP) • 芳香基硫酸酶 B (arylsulphatase B) 和酸性磷酸酶 (acid phosphatase) phospholipase D 可毒殺微生物 • Histaminase 可中和組織胺的作用	• 先形成 (performed)：組織胺 (histamine)、血清胺 (serotonin)、kinins、ECF-A • 新合成：白三烯素 (leukotriene)、前列腺素 (prostaglandins)
功 能	• 吞噬細胞 • 急性感染的指標	• 可排出顆粒，殺死較大而不被吞噬的的微生物（如寄生蟲） • 可中和過敏反應時組織胺的作用	• 活化後釋放的產物能使小血管擴張，促使血漿蛋白滲出及嗜中性白血球前來參與發炎反應

嗜酸性白血球 (Eosinophils)

嗜酸性白血球約占所有白血球的1~3%，細胞核呈雙葉狀，細胞質內的顆粒可被酸性染劑－伊紅(eosin)－染色，故稱為嗜酸性白血球，主要功能為對抗寄生蟲的感染及進行第一型過敏反應，而非吞噬作用。

通常嗜酸性白血球會聚集在寄生蟲侵犯的組織或過敏反應作用處，肥大細胞會釋出對嗜酸性白血球有趨化作用的物質。嗜酸性白血球內含大量蛋白質及骨髓過氧化酶(myeloperoxidase)，當其進行去顆粒作用(degranulation)時會被釋出，這些物質對寄生蟲之幼蟲期組織具有破壞的作用，因此嗜酸白血球具有抗寄生蟲的功能。

嗜鹼性白血球 (Basophils)

嗜鹼性白血球約占所有白血球的0.5~1%，細胞核呈單葉狀，其細胞質內的顆粒可被鹼性的甲基藍染色。主要功能為製造肝素及參與過敏反應；當過敏原與IgE作用時，會刺激嗜鹼性白血球釋出組織胺，引起局部血管擴張及組織反應，而引發第一型（立即性）過敏反應。

當過敏原與IgE作用時，因細胞表面具有與IgE結合的接受器(FcεR)，使IgE活化嗜鹼性白血球進行去顆粒作用，這些顆粒內含前列腺素D_2 (prostaglandin D_2)、組織胺(histamine)、肝素(heparin)與白三烯素(leukotriene)，以及一些會產生過敏反應的細胞介質包括IL-4、IL-5（請閱第13章－過敏反應）。

4-4　肥大細胞 (Mast Cells)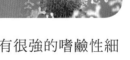

肥大細胞的功能類似嗜鹼性白血球，但外觀形狀略小且帶有很強的嗜鹼性細胞質顆粒，顆粒中含組織胺、肝素和血清胺(serotonin)等。肥大細胞在過敏原的存在與作用之下，會導致細胞釋出顆粒中的物質而引發過敏反應。

　　肥大細胞亦可分化成一種特殊細胞，專門對付寄生蟲及黴菌，這些生物的抗原常刺激IgE之生成，而肥大細胞有IgE的接受器(FcεR)，這機制使肥大細胞活化再進行去顆粒作用，釋放的物質可使嗜酸性白血球趨化、破壞入侵微生物或分泌嗜鹼性白血球功能類似的過敏物質。

4-5　血小板 (Platelets)

　　血小板呈圓形或卵圓形，直徑約2~4μm，不具有細胞核；生命期約只有5~9天，成人每天可製造約10^{11}個血小板。而血小板除了具有凝血的功能外，亦參與免疫反應，尤其是發炎作用。

　　血小板上會表現MHC I分子，並可同時藉由血小板上的IgG接受器與IgE接受器來參與免疫反應，當內皮細胞受傷後，血小板會進行黏著並聚集到受傷血管的內皮表面，再釋出血清胺和纖維蛋白原(fibrinogen)，可增加通透性物質及活化補體因子，進而引白血球共同參與過敏反應。

4-6　樹突狀細胞 (Dendritic Cell, DC)

1. 樹突狀細胞的特徵

　　樹突狀細胞首先發現在淋巴器官的T細胞區，表面具有樹突狀或分支狀的突起。大多數組織內的樹突狀細胞都是未成熟的細胞，經免疫反應分泌趨化物質的作用後，會分泌細胞激素而刺激活化巨噬細胞、顆粒性白血球及自然殺手細胞至發炎區。一旦樹突狀細胞被活化後，會進一步分化成熟並移行至淋巴結中尋找可被活化的抗原專一性T細胞；在移行過程中，樹突狀細胞會於組織中捕捉抗原，表現輔助刺激分子（如：B7），同時活化大量的T細胞。

2. 樹突狀細胞的功能

樹突狀細胞在捕捉抗原進行處理和抗原呈現上都具有重要的功能。其細胞表面具有許多MHC II與B7等分子（表4-8），而細胞質中含有一種稱為胞外體(exosome)的顆粒；胞外體可分泌到胞外，有呈現抗原的功能。在所有抗原呈現細胞中，最具功效的非樹突狀細胞莫屬了，其將抗原捕捉並處理後，即可呈現給T_H細胞以啟動一連串的免疫反應。

此外，樹突狀細胞可以移行到全身不同的組織中，依其分化的程度不同，對生長因子與細胞激素的反應也不同，所以具有多樣化的特性，無法以單一細胞標記抗體來辨識所有的樹突狀細胞。樹突狀細胞亞群相當多，依其所在部位可分類為淋巴器官內連接性樹突狀細胞、循環性樹突狀細胞、蘭氏細胞(Langerhans' cell)及間質樹突狀細胞等，也可在非淋巴器官如心臟、肺臟、腸道及滑膜等處發現。少部分的樹突狀細胞，如濾泡樹突狀細胞(follicular dendritic cell)，不會表現MHC II，不能當作抗原呈現細胞，只能聚集在淋巴結中的B細胞區，促進淋巴結中的細胞活化（表4-9）。

◉ 表 4-8 樹突狀細胞的分類及功能

功　能	未成熟的樹突狀細胞	成熟的樹突狀細胞
吞噬作用	4+	±
抗原呈現	±	4+
表現 CD40、B7.1、B7.2 的能力	低	高

◉ 表 4-9 樹突狀細胞依其所在部位的分類

樹突狀細胞	分布位置
蘭氏細胞	位於皮膚表皮及黏膜，為很好的抗原呈現細胞
間質樹突狀細胞	分布於各器官中，如：心、肝、肺、腎臟及消化道
連接性樹突狀細胞	分布於繼發性淋巴器官和胸腺髓質的 T 細胞區
循環性樹突狀細胞	約占白血球的 0.1 %
濾泡樹突狀細胞	聚集在淋巴結中的 B 細胞區，活化 B 細胞

4-7　淋巴球 (Lymphocyte)

　　淋巴球約占循環中白血球的20~40%，當遇到病毒感染時會大量增加。大部分循環中的淋巴球直徑為7~10μm，稱之為小淋巴球(small lymphocyte)；而有3%直徑約為10~15μm，稱之為大淋巴球(large lymphocyte)。淋巴球具有卵形或腎形且染色質密集的細胞核，而在小淋巴球中，其細胞核占了整個細胞體積的90%，位於細胞核周圍的細胞質相對地小了許多；細胞質因含大量的核醣體而呈現弱嗜鹼性，可被染成淡藍色。大淋巴球有較多的細胞質，在血液中主要的大淋巴球是活化的B細胞，到了淋巴組織後會轉變成漿細胞而分泌抗體。有些循環中的大淋巴球是自然殺手細胞(natural killer cell, NK cell)，NK細胞可以殺死受病毒感染的細胞，目前發現其為天然的免疫反應，因此不歸類於淋巴細胞。

　　淋巴球依照其功能及細胞表面的標記不同，主要分成兩類：T細胞與B細胞。

T 細胞 (T-lymphocytes)

　　T細胞（T淋巴球）因其在胸腺(thymus)發育成熟而得名。在周邊血液中，T細胞約占淋巴細胞的70~80%（如表4-10）；主要功能在進行細胞媒介免疫反應。每個T細胞的表面都具有抗原接受器，當外來抗原遇到T細胞時便會與其抗原接受器結合，使T細胞活化並釋出淋巴激素(lymphokine)，接著淋巴激素會活化巨噬細胞，使巨噬細胞前往發炎區域進行吞噬作用。

◉ 表 4-10　淋巴細胞在不同組織中的含量

組織 \ 細胞	各種細胞百分比 (%)		
	T 細胞	B 細胞	NK 細胞
周邊血液	80	15	15
骨髓	10	90	10
胸腺	99	<1	<1
淋巴結	80	20	<1

◉ 表 4-11　T 細胞的表面標記

表面標記	功　能
TCR/CD3 複合物	TCR 負責辨識 MHC 呈現的抗原，CD3 負責訊息的傳遞，TCR/CD3 為 T 細胞特有的標記
CD2	可與綿羊紅血球形成玫瑰花瓣狀的凝集 (E-rossette)
CD4	(1) 為 T_H 細胞的特異標記 (2) 與 MHC II 作用 (3) 擔任輔助接受器 (co-receptor) 的角色，對於 T_H 細胞活化十分重要
CD8	(1) 為 T_C 細胞的特異標記 (2) 與 MHC I 作用 (3) 擔任輔助接受器的角色，對於 T_C 細胞活化十分重要
CD28	(1) B7 結合 (2) 擔任輔助刺激活化 T 細胞的功能
CTLA-4	(1) 與 B7 結合 (2) 訊息傳遞（抑制 T 細胞）
LFA-1	與 ICAM-1 結合

註：ICAM-1 又稱 CD54，為鼻病毒 (Rhinovirus) 之附著接受器。

1. T 細胞的表面標記

　　T細胞只能辨識結合在特定MHC上所呈現的抗原，所有的T細胞均可表現T細胞接受器(TCR)，成熟的T細胞表面大部分可以表現CD2、CD3、CD4或CD8及CD28等標記（表4-11），而CD4、CD8不會同時表現於成熟的T細胞表面，故可將成熟的T細胞分為CD4$^+$和CD8$^+$二種T細胞亞群。表現CD4的T細胞只能辨識與MHC II結合的抗原，而表現CD8的T細胞只能辨識與MHC I結合的抗原。MHC I-胜肽複合物表現於受病毒感染的細胞上，可被CD8$^+$T細胞的TCR辨識而活化毒殺性T細胞(T_C cell)；而MHC II-胜肽複合物則表現於抗原呈現細胞上，可被CD4$^+$T細胞的TCR辨識而活化輔助性T細胞(T_H cell)。這些辨識工作的完成則有賴於其他可啟動共同刺激訊號或是輔助訊號的分子參與，當然CD4與CD8分子的參與是最重要的，因為CD4分子幫助辨識MHC II-胜肽複合物，而CD8分子則協助辨識MHC I-胜肽。

2. T細胞的種類

　　T細胞和B細胞都是由造血幹細胞分化而來的，未成熟的T細胞從骨髓移到胸腺後成熟，成熟的過程包括細胞增殖、TCR基因重組及表現特定的T細胞表面標記。而T細胞依照其功能與表面標記的不同，主要分成以下幾類：

(1) 毒殺性T細胞(cytotoxic T cell, T_C cell)：T_C細胞表面可表現CD2、CD3、CD8、CD28與TCR，可直接毒殺受病毒感染的細胞或腫瘤細胞；當內源性抗原與人類白血球抗原(human leukocyte antigen, HLA)-A、B、C（即MHC I）結合時，T_C細胞才能辨識內源性抗原，將受病毒感染的細胞或是腫瘤細胞溶解。

(2) 輔助性T細胞(helper T cell, T_H cell)：T_H細胞表面具有CD2、CD3、CD4、CD28與TCR，當抗原呈現細胞藉由MHC II呈現外來抗原時，便可活化T_H細胞，而T_H細胞即可藉由分泌細胞激素來調節免疫反應。

(3) 延遲性T細胞(delayed-type hypersensitivity T cell, T_{DTH} cell)：能分泌各種淋巴激素，吸引並活化巨噬細胞及其他T細胞，增強免疫反應，T_{DTH}細胞主要參與延遲性過敏反應。

(4) 記憶性T細胞(memory T cell)：根據株落選擇學說，已活化的淋巴球停留在淋巴組織中，即使在感染數年後，仍可辨識原來入侵的外來抗原。因此，再次遇到相同的抗原時，便會使這些記憶性T細胞產生既快速又強烈的免疫反應。

✓ B 細胞 (B-lymphocytes)

　　B細胞（B淋巴球）的命名源自於鳥類的B細胞是在法氏囊(bursa of Fabricius)內成熟。法氏囊是根據義大利胚胎學和解剖學家Hieronymus Fabricius ab Aquapendente的名字而來，為鳥類特有的器官。而人類和其他的哺乳類動物不具有法氏囊，其B細胞是在骨髓(bone marrow)內成熟的，約占淋巴細胞的10~15%，主要功能在進行體液性免疫反應(humoral immunity)（圖4-3）。

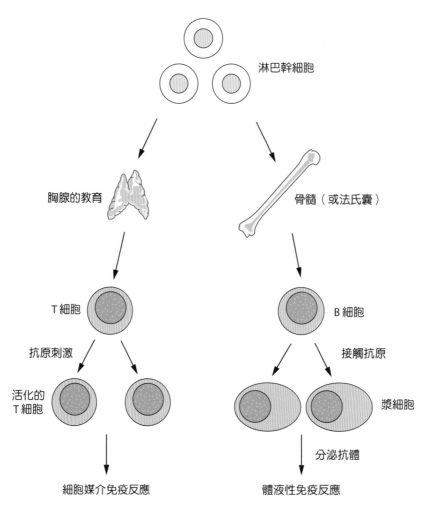

淋巴幹細胞

胸腺的教育

骨髓（或法氏囊）

T 細胞

B 細胞

抗原刺激

接觸抗原

活化的
T 細胞

漿細胞

分泌抗體

細胞媒介免疫反應

體液性免疫反應

● **圖4-3** 淋巴幹細胞分化為T淋巴球及B淋巴球之過程。

1. B 細胞的發育

　　B細胞的發育分成兩個階段（詳見第9章），第一階段的發育在出生數個月時完成，此時的B細胞稱為未成熟B細胞(immature B cell)。少數未成熟B細胞可製造抗體，使抗體嵌於細胞膜上。第二階段的發育發生在淋巴結和脾臟，由天然B細胞(naive B cell)表面的抗體與特異性的抗原結合而引發。抗原經由巨噬細胞先處理後，再送至B細胞表面與其表面抗體結合，進而活化B細胞。其中有些細胞會分化成漿細胞而製造並分泌大量的抗體；其他不分化的細胞會停留在淋巴組織中，形成記憶性B細胞(memory B cell)，當再次遇到相同抗原時，會快速轉變成漿細胞而分泌大量抗體。

2. B 細胞的功能

B細胞主要的功能是產生抗體(antibody, Ab)。B細胞在抗原出現後即被活化，再加上T_H細胞分泌之細胞激素的刺激，亦會使B細胞開始活化，由活化的B細胞所分化而來的漿細胞能分泌大量抗體，以進行體液性免疫反應。從抗原最初進入宿主體內到免疫系統產生大量的抗體，約需7~10天的時間；而當B細胞再次遇到相同抗原時，即可在短時間內製造大量相同抗體。

由B細胞所分化而來，可分泌大量抗體的細胞稱之為漿細胞。當一個抗原是第一次被抗體作用形成的反應稱為初次免疫反應(primary immune response)；少量的漿細胞會轉變成具有記憶的免疫細胞，長期在體內循環，可快速地對同一種抗原產生反應。抗體的產生於再次免疫反應(secondary immune response)時會更快速，而且會產生更多的IgG，而較少產生IgM。

3. B 細胞的表面標記與辨識作用

與T細胞不同的是，B細胞表面上的抗體(membrane immunoglobulin, mIg)可以辨識游離的抗原，並且可經由細胞膜表面抗體與外來抗原的結合，或經由細胞激素的刺激而活化形成漿細胞，進而製造抗體。B細胞表面尚可表現CD19、CD20、CD21、CD22與B7等表面標記（表4-12）。

◉ 表 4-12　B 細胞的表面標記

表面標記	功　　能
mIg:Ig-α/Ig-β 複合物 (BCR)	表面抗體 (mIg) 負責抗原的辨識，Ig-α/Ig-β 則負責訊息的傳遞，mIg:Ig-α/Ig-β 為 B 細胞上特有的標記
MHC II	固定表現
B7	為活化 B 細胞的特異性標記，可與 T 細胞上的 CD28 結合，擔任輔助刺激分子，與 T 細胞的活化有關
CD19, CD20, CD21, CD22	為 B 細胞上特有的標記
CD21	又稱 CR2，為補體 C3d 的接受器，亦是 EB 病毒的接受器
CD40	與 B 細胞的類別轉換有關

4-8 自然殺手細胞 (Natural Killer Cells)

　　自然殺手細胞約占淋巴細胞的5~10%，其表面並不具有像T細胞或B細胞上的特定細胞標記。目前發現大多數的自然殺手細胞內有較大的顆粒，因此又稱為大顆粒淋巴球(large granular lymphoyte, LGL)。

　　NK細胞最早在1976年被發現，當時發現此種細胞不需經由免疫即可非專一地對腫瘤細胞具有毒殺作用。NK細胞亦可藉由其細胞表面的IgG Fc接受器(FcγR III; CD16)（表4-13）進行抗體依賴性細胞毒殺作用(antibody-dependent cell-mediated cytotoxicity, ADCC)，藉此毒殺目標細胞。此外，NK細胞亦可利用另一個毒殺作用機制來毒殺細胞─藉由分泌孔洞蛋白(perforin)，當T細胞與目標細胞接觸並在Ca^{2+}參與下，會誘導使分子型態和結構改變，孔洞蛋白隨即插入細胞膜，使腫瘤或受病毒感染的細胞表面形成孔洞，最後使細胞溶解而死亡（圖4-4）。

◉ **表 4-13　其他重要細胞的表面標記**

表面標記	功　能
CD14	單核球上特有標記
CD16	又稱 FcγR III，為 NK 細胞上的標記
CD34	造血幹細胞的表面標記
CD45	所有白血球都會表現
CD54	又稱 ICAM-1，為鼻病毒 (Rhinovirus) 的接受器
CD56	NK 細胞的特殊標記
CD4	為 HIV 的接受器
CD21	為 EBV 的接受器，亦為補體 C3d 的接受器
CD35	為補體 C3b、C4b 的接受器

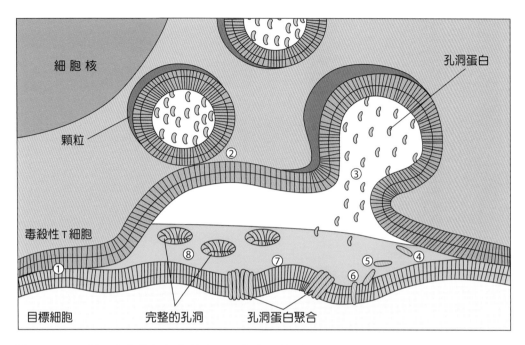

● **圖4-4** 孔洞蛋白毒殺目標細胞的步驟：①毒殺性T細胞與目標細胞接觸；②誘導顆粒外噬作用；③將孔洞蛋白釋出；④在Ca^{2+}的誘導下使分子形態及結構改變；⑤孔洞蛋白結合到目標細胞的細胞膜；⑥孔洞蛋白插入細胞膜；⑦再由Ca^{2+}誘導下使孔洞蛋白聚合；⑧形成完整柱狀的孔洞。

摘要 SUMMARY

1. 造血幹細胞具有強大的增殖及分化能力，除了可以不斷分裂成為相同之血液幹細胞外，亦可接受不同刺激而分化成為不同的細胞。

2. 活化的巨噬細胞具有下列功能：(1)吞噬作用；(2)抗原的處理與呈現；(3)細胞毒殺作用及(4)分泌細胞激素調節免疫反應。

3. 嗜中性白血球細胞核呈多葉狀，因此亦稱為多形核白血球，通常為最先到達發炎部位的白血球，主要受到趨化因子的作用而由血管到發炎部位以進行吞噬作用。

4. 嗜酸性白血球主要功能為抗寄生蟲及進行第一型過敏反應。

5. 嗜鹼性白血球與肥大細胞在某些性質上很相似，其細胞表面都具有與IgE結合的接受器(FcεRI)，可執行第一型過敏反應。

6. 大多數的樹突狀細胞表面都可以表現MHC II及B7分子，可當作一個很好的抗原呈現細胞，當細胞吞噬抗原後，樹突狀細胞會移至血液或淋巴液中，並將抗原呈現給T細胞，而大量活化T細胞。

7. T細胞的命名源於它們是在胸腺中成熟的，T細胞占淋巴細胞的70~80％，主要進行細胞媒介免疫反應。

8. 所有的T細胞均可表現TCR，成熟的T細胞表面大部分可以表現CD2、CD3、CD4或CD8及CD28等標記，而CD4、CD8不能同時表現於成熟的T細胞表面，故可將成熟的T細胞分為CD4$^+$T細胞(T$_H$ cell)和CD8$^+$T細胞(T$_C$ cell)二個亞群。

9. B細胞是在骨髓成熟的，占淋巴細胞的10~15％，其表面可表現CD19、CD20、CD21、CD22與B7等標記，主要進行體液性免疫反應。

10. 漿細胞為B細胞所分化而來，可分泌抗體並結合至特定抗原。

11. 自然殺手細胞(NK cell)其表面可表現CD16與CD56，不需經由免疫即可非專一性對腫瘤細胞具有毒殺作用。

12. NK細胞的毒殺機制有下列兩種：藉由細胞表面的IgG Fc接受器進行抗體依賴性細胞毒殺作用，或分泌孔洞蛋白插入目標細胞的細胞膜，使腫瘤細胞或受病毒感染的細胞表面形成穿孔，最後使細胞溶解而死亡。

學後測驗 EXERCISE

1. 下列何種細胞可以對病原菌製造特異性抗體的免疫反應？(A)嗜中性白血球　(B)淋巴細胞　(C)抗原呈獻細胞　(D)樹突細胞

2. 下列何者與CD8 T細胞的作用較無相關？(A)清除腫瘤細胞　(B)清除受病毒感染的細胞　(C)分泌多種細胞激素幫助產生抗體　(D)誘發標的細胞(target cells)的細胞凋亡

3. 個體受到細菌感染時，下列何種細胞最早聚集在感染部位？(A)自然殺手細胞(natural killer cell)　(B)淋巴細胞(lymphocyte)　(C)巨噬細胞(macrophage)　(D)多型核白血球(polymorphonuclear leukocyte)

4. 血液循環中的單核球(monocyte)，可進入不同器官中分化並扮演巨噬細胞的角色，在肝臟中這類細胞又稱為：(A)微小神經膠質細胞(microglial cell)　(B)庫氏細胞(Kupffer cell)　(C)肺泡巨噬細胞(alveolar macrophage)　(D)滑液A細胞(synovial A cell)

5. 下列哪一種人類白血球抗原(human leukocyte antigen, HLA)專屬於抗原呈現細胞(antigen presenting cell)，允許CD4輔助性T細胞辨識外來抗原，產生免疫反應？(A) HLA-A　(B) HLA-B　(C) HLA-C　(D) HLA-D

6. 以下何者不是參與先天性免疫作用的細胞？(A)自然殺手細胞(natural killer cell)　(B)巨噬細胞(macrophage)　(C)肥大細胞(mast cell)　(D)毒殺性T細胞(cytotoxic T cell)

7. 有關後天性免疫(adaptive immunity)，下列敘述何者錯誤？(A) T淋巴細胞之完整活化需要仰賴抗原呈現細胞(antigen presenting cell)提供黏著因子(adhesion molecules)、MHC＋抗原片段、協同刺激分子(co-stimulation molecules)及細胞激素(cytokines)　(B)巨噬細胞(macrophage)、B細胞(B lymphocyte)及樹突細胞(dendritic cell)都可以是抗原呈現細胞(antigen presenting cell)　(C) B細胞受體及T細胞受體均可與抗原直接結合，啟動受體之活化　(D)後天性免疫細胞的初始活化位置在二級淋巴器官（淋巴結或脾臟等）

8. 巨噬細胞(Macrophages)殺死外來病原的過程機制中，不包括下列哪一種？(A)利用抗體來加速吞噬作用(phagocytosis)　(B)形成補體膜攻擊複合體(membrane attack complex)來溶解病原　(C)會產生一氧化氮(NO)　(D)會分泌腫瘤壞死因子(tumor necrosis factor)

9. 下列哪一個人類白血球組織抗原(human leukocyte antigen, HLA)可避免NK細胞之攻擊？(A) HLA-A　(B) HLA-B　(C) HLA-C　(D)以上均可

10. 在正常血液中，何種白血球所占的比率最低？(A)嗜中性白血球　(B)嗜酸性白血球　(C)嗜鹼性白血球　(D)單核球

11. 透過下列哪種細胞來呈現抗原，可以誘發最強的後天性免疫反應？(A)嗜鹼性白血球(basophil)　(B)表皮細胞(epithelial cell)　(C) CD4 T細胞　(D)樹狀突細胞(dendritic cell)

12. 血液中下列哪一類白血球數目最多？(A)嗜中性球(neutrophil)　(B)嗜酸性球(eosinophil)　(C)嗜鹼性球(basophil)　(D)單核球(monocyte)

13. 下列何者是鑑別B淋巴細胞的重要分子？(A) CD3　(B) CD8　(C) CD19　(D) CD59

14. 下列何者細胞無法呈現抗原？(A)樹突狀細胞　(B) B淋巴細胞　(C)紅血球細胞　(D)血管內皮細胞

15. 下列哪一種細胞為最佳之抗原呈現細胞，可活化輔助性T細胞？(A)表皮細胞　(B)樹突狀細胞　(C)單核球　(D)漿細胞

16. NK細胞之毒殺作用主要是因：(A)可釋放水解酶造成目標細胞死亡　(B)可釋放孔洞蛋白(perforin)引發目標細胞死亡　(C)可吞噬並殺死目標細胞　(D)可釋放一氧化氮(nitric oxide)毒殺目標細胞

17. 在免疫反應中，下列哪一項細胞居樞紐位置，擔任運籌帷幄的角色？(A)輔助性T細胞(T_H cell)　(B)毒殺T細胞(T_C cell)　(C) B細胞　(D)巨噬細胞

18. 直接殺死病毒感染細胞的主要作用細胞是：(A)毒殺性T細胞　(B)輔助性T細胞　(C)吞噬細胞　(D) B細胞

19. 由感染引起的急性發炎，下列何種細胞最先進入發炎的地方？(A) B細胞　(B) T細胞　(C) NK細胞　(D)嗜中性白血球

20. 毒殺型T細胞殺死靶細胞之機制是什麼？(A)活化補體　(B) C反應蛋白(CRP)　(C)溶菌酶(lysozyme)　(D) Fas ligand

掃描 QR code
或至 reurl.cc/OpRLG7 下載「學後測驗」解答

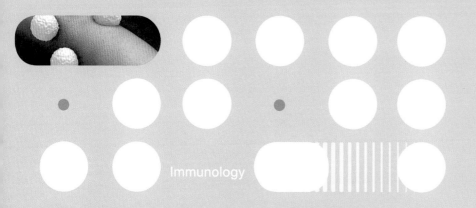

Immunology

II
PART

參與辨識抗原的分子

IMMUNOLOGY

抗　原

Antigens

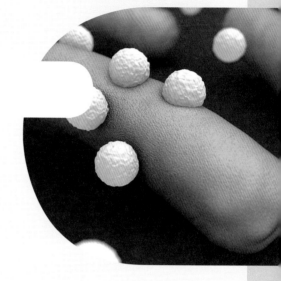

一般而言，凡能誘發免疫反應的物質皆可稱為抗原 (antigen)，這些外來分子會經過 B 細胞上免疫球蛋白的辨識，或經抗原呈現細胞的處理並與 MHC 結合成複合物，再活化 T 細胞，而引發連續的免疫反應。本章將介紹抗原如何誘發免疫反應、抗原的特性，以及 B 細胞和 T 細胞如何辨識抗原，同時將比較 B 細胞和 T 細胞對抗原所產生之作用的差異。

5-1　免疫性與抗原性 (Immunogenicity and Antigenicity)

定義

免疫性(immunogenicity)與抗原性(antigenicity)在某些層面是具有相關性的，但是在本質上仍有相當大的差異。免疫性通常能誘導體液性與細胞性媒介免疫反應的發生，例如：B細胞與抗原結合後，會轉變成作用B細胞，並進一步分化成為漿細胞；T細胞與MHC呈現的抗原結合後也具類似的效果，它在形成作用T細胞後，能活化毒殺性T細胞或輔助性T細胞。雖然這些引發專一性（或特異性）免疫作用的物質皆可稱為抗原，但是把它們稱為免疫原(immunogen)是更為恰當的。抗原性是指能與抗體或細胞表面接受器等特定分子結合，而激發免疫反應。任何具有免疫性的物質也會具有抗原性的特質；而具抗原性能力的物質，則不一定會有免疫性特性；例如青黴素雖然具明顯的抗原性，但是無法刺激產生免疫反應，也就是說青黴素缺乏免疫性。

免疫原 (Immunogen)

免疫系統具有能區別外來物質與自身組織的能力，這些外來物質諸如：細菌、黴菌、病毒、花粉、藥物或食物等，以避免感染症狀的產生。一般而言，我們身體免疫系統能辨識大分子的致病原，這些致病原通常為蛋白質或多醣類，尤其以蛋白質為最強的免疫原，其次是多醣類；而脂質與核酸並不能成為免疫原，除非與蛋白質結合才能活化免疫反應。在細胞媒介免疫反應中，蛋白質及某些脂質和醣脂類(glycolipid)可以作為免疫原，但是這些分子並無法直接被免疫系統辨

識。因此，以蛋白質而言，必須經過特定的抗原呈現細胞處理後，形成小分子的
胜肽片段，再與細胞表面之主要組織相容性複合物(MHC)結合，才能被辨識而活
化免疫反應。

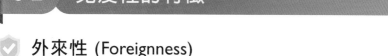

5-2　免疫性的特徵

外來性 (Foreignness)

　　能產生免疫作用的分子必須為非自體生物系統的物質，而免疫系統辨識非自
體分子的能力，主要與宿主免疫系統對自體分子的耐受性有關。在淋巴球發育期
間，未成熟的淋巴球與自體抗原的接觸可使免疫系統對自體抗原的耐受性提升。
若此時未成熟淋巴球未與自體抗原接觸，則將來自體抗原可能會被免疫系統辨識
為非自體的外來抗原。而抗原所引發的免疫作用嚴重程度與其外來性有絕對關
係，一般而言，生物物種間的血緣差異越大，其間的抗原差異即越大，所引發的
免疫反應也就越激烈。

分子大小

　　通常分子量越大的物質免疫性越強，一般活性免疫原的分子量約為10萬道爾
頓(100KDa)。分子量在5~10KDa是屬於較差的免疫原，但是少數分子量小於
1KDa的分子卻被發現仍具有免疫原的特性。

化學結構與異質性 (Heterogeneity)

　　分子大小和外來性並不能構成免疫性的完全條件，必須加上其他條件才能激
發免疫反應的產生。由單一胺基酸或醣類分子合成的同質聚合物，不論構成的聚
合物分子大小，均缺乏免疫性。而由不同的胺基酸或醣類所構成的異質分子聚合
物比單一分子組成的同質聚合物具有較好的免疫性。一般而言，聚合物中異質分
子種類越多，則越不需要大分子來刺激免疫性。例如，由麩胺酸(glutamic acid)和
離胺酸(lysine)構成的聚合物，分子量需達到30~40KDa才能具有免疫性；然而，

若聚合物中增加酪胺酸，則分子量僅需10KDa就能產生免疫性。而蛋白質中複雜的四級立體結構，對免疫性則具有更大的影響力。

脂質抗原

適當的脂質抗原能刺激B細胞和T細胞的活化。脂質可作為半抗原(hapten)，它能與適當的蛋白質結合產生免疫性，刺激B細胞的免疫反應而產生抗體，這些抗體可專一性的對這類脂質產生免疫作用。以這種技術所產生的抗體，在醫學臨床上能對許多脂質產生作用，如：固醇類、複合脂肪酸衍生物和維生素E等脂溶性維生素等。例如：白三烯素(leukotriene)為一種脂質的複合物，可利用脂質抗原－抗體技術來檢測氣喘病患體內白三烯素的濃度，並進行過敏反應診斷；另外皮質類固醇－Prednisone是一種具免疫抑制作用的類固醇，通常在進行器官移植時，如果使用脂質抗原－抗體技術，即可作為評估移植病患使用這類免疫抑制藥物的效果。

抗原蛋白必須經過抗原呈現細胞的處理以形成抗原胜肽，再與MHC分子結合，才能被T細胞辨識。某些脂質或醣脂類和一些磷脂類也可以結合到類似MHC的分子上，被T細胞接受器(TCR)辨識。這些類似MHC的分子為脂質呈現分子(lipid-presenting molecule)，屬於CD1族群，結構上和MHC很相近。經由CD1的呈現，這些脂質便能被TCR辨識。而脂質的辨識作用在某些對抗病原體的免疫反應上是十分重要的，例如T細胞能辨識結核分枝桿菌和麻瘋分枝桿菌細胞壁的脂質，進行細胞媒介免疫反應，進而防止受病原菌感染。

抗原處理與呈現的感受性

因為大分子較容易被吞噬和處理，所以不可溶的巨大分子通常比可溶性的小分子較具有免疫性；而無法被分解或被MHC呈現的大分子，則歸類為劣質免疫原，即不易引起T細胞的活化。例如許多抗原呈現細胞內的分解酵素僅能對L-胺基酸作用，所以由D-胺基酸構成的聚合物並無法被處理分解，而這些聚合物即為劣質免疫原。

5-3　免疫性的生化特性

除了免疫性的影響因子外，一些生化系統的特性也會控制免疫反應，這些特性包括：接受者基因型、免疫原施予的劑量與途徑以及佐劑(adjuvant)這類可增加免疫反應的物質使用。

 ### 基因型

個體的基因型會影響個體免疫反應的類型和強度。學者發現若對兩種不同血緣的老鼠施予合成的多胜肽免疫原，當老鼠接觸免疫原後，其中一隻體內產生高濃度抗體，另一隻則含有低濃度抗體；接著，將老鼠交叉配種後，第一世代則表現中間型免疫反應；再經由反交(backcross)試驗發現，控制免疫反應的基因主要是位於MHC基因的分區內。許多試驗都證實了大部分控制免疫反應的基因皆是位於MHC基因區內，這些結果顯示MHC基因產物主要具有處理抗原並呈現給予T細胞的功能，並在個體對免疫原所產生的免疫反應中扮演重要的角色。詳細MHC分子呈現抗原與T細胞的活化將在第7章討論。

 ### 免疫原的劑量與途徑

當免疫原劑量不足時，因為無法活化足夠的淋巴球，或是某種低劑量濃度只能引發無免疫反應性狀態或導致免疫耐受狀態，所以無法產生免疫反應。相對地，免疫原劑量過高也會產生免疫耐受狀態；實驗發現，將老鼠注射高濃度純化肺炎球菌的莢膜多醣體時，並沒有發生免疫反應，但是如果注射濃度為原來千分之一的抗原時，卻立即產生體液性免疫反應。通常在第一次注射免疫原時並不會產生免疫反應，但在連續注射一段時間之後，會刺激抗原專一性的T細胞或B細胞的單株抗體增生，因而增加免疫原專一性淋巴球的數量。

免疫原施予的途徑大多不經由腸道，而常見的途徑如表5-1。免疫原施予的途徑會影響免疫器官與免疫細胞族群的作用，例如靜脈注射的免疫原會先被送至脾臟，而皮下注射的免疫原則送達局部淋巴結；這些不同器官上的淋巴細胞均會影響後續的免疫反應。

◉ 表 5-1　常見施予免疫原的方法

名　稱	途　徑
靜脈注射	靜脈
皮內注射	皮膚層內
皮下注射	皮膚層下
肌肉注射	肌肉層中
腹腔注射	腹腔層中

✅ 佐劑 (Adjuvant)

　　當抗原與某種物質一起注射時，會加強免疫反應，這種物質稱為佐劑。在進行極少量抗原或低免疫性抗原注射時，佐劑可用來促進免疫反應。佐劑通常有延長抗原持續性、加強共同刺激訊號、增加局部發炎反應和刺激非專一性淋巴球增生的功能。常見的佐劑有鋁鉀硫酸鹽和Freund氏佐劑，其能刺激局部慢性發炎反應，進而引發巨噬細胞和淋巴細胞作用。

5-4　抗原決定位 (Antigenic Determinant)

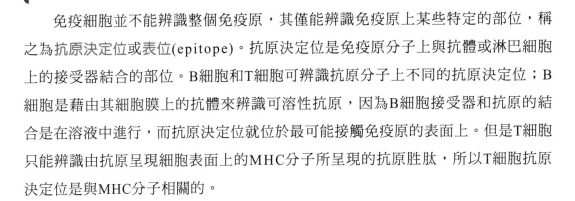

　　免疫細胞並不能辨識整個免疫原，其僅能辨識免疫原上某些特定的部位，稱之為抗原決定位或表位(epitope)。抗原決定位是免疫原分子上與抗體或淋巴細胞上的接受器結合的部位。B細胞和T細胞可辨識抗原分子上不同的抗原決定位；B細胞是藉由其細胞膜上的抗體來辨識可溶性抗原，因為B細胞接受器和抗原的結合是在溶液中進行，而抗原決定位就位於最可能接觸免疫原的表面上。但是T細胞只能辨識由抗原呈現細胞表面上的MHC分子所呈現的抗原胜肽，所以T細胞抗原決定位是與MHC分子相關的。

B 細胞抗原決定位

B細胞抗原決定位的作用能力，取決於表現在B細胞表面的抗體及其抗原結合位（亦稱為互補決定區(CDR)，詳見第6章）的特性。抗原－抗體的結合是以非共價鍵結的方式結合，所以只能在非常短的距離才具效用；而當形成鍵結時，抗體的結合點與抗原決定位必須形成互補的形狀來讓兩者的作用區相互接近。這些條件的限制造成抗原決定位必須具備某些特性，例如B細胞所辨識的抗原決定位的分子大小不可大於抗體結合處的分子。

1. 與抗體結合的模式

任何的抗原－抗體反應中，被抗體辨識的抗原決定位之形狀，是由結合點中胺基酸序列結構以及它們所產生的化學環境所決定。諸如碳水化合物、小寡核苷酸、胜肽和半抗原等小型鍵結體通常與抗體的深凹陷處(deep pocket of antibody)結合。例如：血管張力素II (angiotension II)是一個小型胜肽的激素，它可以與對此激素專一的單株抗體中的深窄溝槽處(750Å)結合。在這抗體溝槽中，血管張力素會折疊成兩個彎曲的緊密構造，其碳端和胺端會緊靠在一起，而使得此胜肽鏈中的所有胺基酸末端以凡得瓦力與抗體溝槽所形成的胺基酸殘基(residures)鍵結。

然而，科學家以X光晶體繞射分析(X-ray crystallographic analysis)檢測球蛋白抗原（如雞蛋白溶解酶(HEL)和流感病毒醣蛋白套膜的神經胺酸酶等）的抗原決定位與單株抗體的結構，則發現不同的結果。這些單株抗體以大平面與抗原接觸，抗體和抗原決定位的交互作用面是平坦或不彎曲的表面，且抗原和抗體的凹凸構造呈現互補的結構。這些研究顯示抗原決定位的形狀取決於蛋白質三級立體結構。因此，球蛋白抗原和小型胜肽抗原以不同的方式和抗體結合。基本上，大區域的蛋白質抗原是與抗體上的抗原結合位進行嵌合。相對地，如血管張力素II的小型胜肽則會折疊成緊密不占空間的結構，以便能納入抗原結合位的溝槽內；而這種結合模式不只適用於小型胜肽，也可對不同化學型態的小分子量抗原進行結合。

2. B 細胞抗原決定位的結構

一般而言，B細胞抗原決定位必須先接近抗體後才能與之結合，所以蛋白質表面的凸出部位最可能被辨認為抗原決定位。這些區域通常是由親水性胺基酸所組成，而隱藏在蛋白質內側的胺基酸序列通常是厭水性胺基酸，除非是蛋白質變性，否則這些內側胺基酸是無法作為抗原決定位的功能。

B細胞抗原決定位可以為連續性(sequential)或非連續性(nonsequential)胺基酸，因此，抗原決定位可以由胜肽鏈上的連續區段或由抗原胜肽折疊構造中的非連續區段所組成。大多數受球蛋白引發的抗體會結合到自然型態的抗原上，因為當抗原變性時，會改變抗原決定位的結構型態，因而導致抗體無法結合至變性蛋白質。

B細胞抗原決定位趨向位於免疫原的彈性區域，所以能機動地展示出來。科學家分析許多蛋白質抗原（包括胰島素、細胞色素C、肌球蛋白和紅血球蛋白）上的抗原決定位，並比較這些具相同區段機動性的抗原決定位之位置。他們發現在這些蛋白質上的主要抗原決定位一般都位於最具機動的區域，於是科學家們認為抗原決定位的機動位置可最大化抗體結合位的互補性，以容許抗體結合在抗原決定位上。

3. 免疫優勢性

而複雜蛋白質含有多重的B細胞抗原決定位，其中某些抗原決定位具有免疫優勢性(immunodominant)。多年以來，傳統上認為每個球蛋白只有少數的抗原決定位，而每個決定位也只侷限在某些區域，並受整體蛋白質結構型態所決定。但是近年來發現，球蛋白的絕大部分表面都具有潛在的抗原性。因此，在其他蛋白質表面上也應該存在有許多潛在的抗原性位置。所以在哺乳類動物體內，某些特定決定位上的抗原能被辨識成免疫原，但是其他的可能不會；這也就是在某些個體內會有特定的免疫優勢性之抗原決定位，比起其他抗原決定位能誘發更強的免疫反應。

T 細 胞 抗 原 決 定 位

　　當科學家們對原始和變性蛋白質所引發的體液性（B細胞）和細胞媒介（T細胞）免疫反應作比較時，發現只有原始蛋白質能產生初次免疫（表5-2）。相對地，原始蛋白質和變性蛋白質均能誘導再次細胞媒介免疫反應。經過更進一步的證實，變性的蛋白質抗原能誘發T細胞媒介的免疫反應主要是因為T細胞並非辨識可溶性原始抗原，而是辨識以MHC分子處理呈現的抗原，因此即使抗原變性，破壞蛋白質結構並不影響T細胞的抗原決定位。

　　由於T細胞接受器(TCR)無法與游離胜肽結合，所以在進行T細胞抗原決定位試驗時，必須包含抗原呈現細胞或是目標細胞，以便使MHC分子能結合抗原胜肽。T細胞上的TCR能辨識抗原胜肽和MHC的複合物型態，而且利用X光晶體繞射確認MHC-抗原胜肽-TCR的三分子複合物構造，發現抗原胜肽是結合在MHC分子的裂縫中（圖5-1）。如前段所述，B細胞抗原決定位完全取決於與抗體作用的能力而定，但是T細胞抗原決定位則是由MHC和TCR分子間的反應力所定（圖5-2）。

⊙ 表 5-2　T 細胞與 B 細胞抗原辨識之差異

初次免疫	再次免疫	再次免疫反應	
		抗體產生	細胞媒介免疫反應
原始蛋白質	原始蛋白質	＋	＋
原始蛋白質	變性蛋白質	－	＋

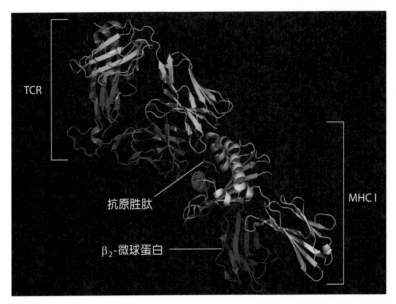

● 圖5-1　蛋白質晶體分析三維結構圖－MHC-抗原胜肽-TCR複合物。右下方是第一類MHC分子，桃紅色的部分為β₂-微球蛋白，黃色的部分為MHC的V區，呈現蛋白質胜肽（紅色）給TCR（左上方）（蛋白質鏡像PDB編碼1oga）。

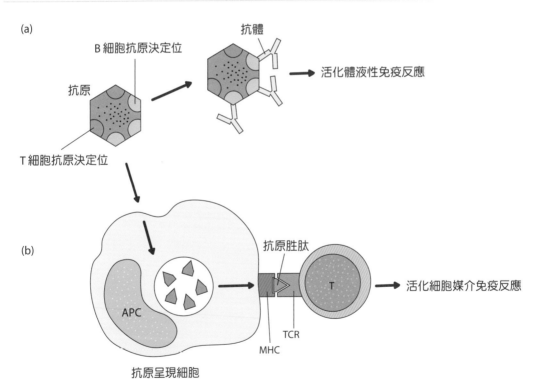

● 圖5-2　大多數的抗原皆具有多價的抗原決定位。(a)圖中B細胞的抗原決定位（綠色）可引起抗體的作用；而(b)圖表示T細胞的抗原決定位（橘色）需經抗原呈現細胞的處理，再呈現給T細胞，進而活化T細胞的細胞媒介免疫反應。

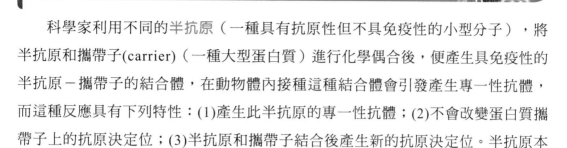

5-5　半抗原的抗原性

　　科學家利用不同的半抗原（一種具有抗原性但不具免疫性的小型分子），將半抗原和攜帶子(carrier)（一種大型蛋白質）進行化學偶合後，便產生具免疫性的半抗原－攜帶子的結合體，在動物體內接種這種結合體會引發產生專一性抗體，而這種反應具有下列特性：(1)產生此半抗原的專一性抗體；(2)不會改變蛋白質攜帶子上的抗原決定位；(3)半抗原和攜帶子結合後產生新的抗原決定位。半抗原本身無法作為免疫原抗原決定位的功能，但是當半抗原與蛋白質攜帶子結合時，則半抗原即變成能進入免疫系統並具有免疫原的功能。

　　許多生物性重要物質，包括藥物、胜肽激素和類固醇激素等，皆具有半抗原的功能。當這些半抗原與大分子蛋白質偶合後，便能刺激產生半抗原的專一性抗體，而這些抗體可用來檢測身體內某些特殊物質的存在。例如一些家用懷孕試劑就是利用半抗原的抗體來檢測婦女尿液中是否含有人類絨毛膜促性腺激素(human chorionic gonadotropin, hCG)，來判斷懷孕與否。

摘要 SUMMARY

1. 免疫原是能引發專一性或特異性免疫作用的物質，也可稱為抗原。抗原性是指能與抗體或細胞表面接受器等特定分子結合，而刺激免疫反應的能力。任何具有免疫性的物質也具有抗原性的特質；但是具抗原性能力的物質，則不一定會有免疫性的特性。

2. 免疫性的特性包括：

    (1) 外來性：能產生免疫作用的分子必須為非自體生物系統的物質。

    (2) 分子大小：分子量越大的物質免疫性越強。

    (3) 化學結構：由不同的胺基酸或醣類所構成的異質分子聚合物，比單一分子組成的同質聚合物更具有免疫性和抗原處理及呈現的感受性。而不可溶的巨大分子比可溶性小分子更具有免疫性，因為大分子容易被吞噬和處理。

3. 一些生化特性亦會影響免疫原的免疫性。

    (1) 基因型：個體的基因型會影響體內免疫反應的類型和強度，其中MHC基因扮演了重要的角色。

    (2) 免疫原劑量：當免疫原劑量不足時，因為無法活化足量的淋巴球或某種低劑量濃度只能引發無免疫反應性狀態或導致免疫耐受狀態，所以無法產生免疫反應。相對地，免疫原劑量過高也會產生免疫耐受狀態。

    (3) 佐劑：佐劑能延長抗原持續性、加強共同刺激訊號、增加局部發炎反應和刺激非專一性淋巴球增生。

4. T細胞與B細胞辨識抗原之比較如下：

特性	T 細胞	B 細胞
(1) 抗原決定位	被處理過的胜肽片段，並結合在 MHC 分子上	親水性，大多為型態上抗原決定位
(2) 抗原的成分	多為蛋白質、醣脂類	蛋白質、多醣類
(3) MHC 限制作用	是	否
(4) 與抗原作用的成員	TCR、MHC 分子	膜上的抗體或 BCR

5.　半抗原為一種具有抗原性的小型有機分子，但不具免疫性。

(1) 半抗原和稱為攜帶子的大型蛋白質進行化學偶合後，可產生具有免疫性的半抗原－攜帶子結合體。

(2) 在動物體內接種這種結合體會引發產生專一性抗體，而這反應具有下列特性：產生此半抗原的專一性抗體，不會改變蛋白質攜帶子上的抗原決定位，半抗原和攜帶子結合後產生新的抗原決定位。

(3) 許多生物性重要物質包括藥物、胜肽激素和類固醇激素等都具有半抗原的功能。

學後測驗 EXERCISE

1. 下列何者為最重要的抗原呈現細胞？(A) T細胞　(B) B細胞　(C)樹突細胞　(D) NK細胞

2. 臨床上，某些化學藥品本身無法引發抗體的形成，但若與蛋白質結合後便可誘發產生抗體，此物質稱為：(A)不完全抗原　(B)半抗原　(C)完全抗原　(D)自體抗原

3. 下列有關抗原的敘述何者不正確？(A)一定是身體外的物質　(B)通常分子量大於10 KDa　(C)通常是蛋白質　(D)可經由飲食進入人體

4. 一般而言，下列哪一種物質的抗原性最強？(A)多醣類　(B)核酸　(C)脂蛋白質　(D)蛋白質

5. 分子很小的物質（分子量小於1 KDa）無法刺激免疫系統產生免疫反應，但如附著在較大分子上時，即可刺激產生免疫反應，此小分子物質為：(A)半抗原(hapten)　(B) Forssman's抗原(Forssman's antigen)　(C)異質性抗原(heterophilic antigen)　(D)完全抗原(complete antigen)

6. 抗原進入淋巴結後，循環中的淋巴細胞流經該處時，這些淋巴細胞有何反應？(A)會全部被留滯及活化　(B)全部會加速通過　(C)只有少數幾群會被留滯及活化　(D)只有少數幾群會加速通過

7. 下列何者分子最具免疫性？(A)蛋白質　(B)核酸　(C)澱粉　(D)脂肪

8. T及B淋巴球細胞對於抗原的辨識時，何者正確？(A)B淋巴細胞可以辨識無窮盡的抗原，但是T淋巴細胞對於抗原的辨識有其限制　(B)B淋巴細胞辨識自然性抗原，而T淋巴細胞辨識與MHC相接合的抗原　(C)B淋巴細胞以細胞表面的免疫球蛋白，而T淋巴細胞以細胞表面之細胞激素接受體辨識抗原　(D)B淋巴細胞必須辨識與細胞MHC class I結合的抗原，而T淋巴細胞則為MHC class II

9. 下列何者影響抗原性最大？(A)結構重複性　(B)結構不穩定　(C)外來性　(D)小分子量

掃描 QR code
或至 reurl.cc/OpRLG7 下載「學後測驗」解答

免疫球蛋白的結構與功能

The Structure and Function of Immunoglobulins

　　免疫球蛋白最早發現於 1939 年，由 A. Tiselius 及 E. A. Kabat 兩位學者利用蛋白質之膠體電泳分析技術 (SDS-PAGE) 分析兔子之血紅素 (hemoglobin) 時，發現已接種雞卵白蛋白 (egg albumin) 之兔子血清若再次與此抗原作用後，其血漿蛋白量會明顯減少，因而確認血漿中免疫球蛋白之存在；而將血清蛋白電泳之後，則發現免疫球蛋白主要位於 γ 區，因此又稱為 γ 球蛋白 (γ-globulin)（圖 6-1）。

　　免疫球蛋白 (immunoglobulin, Ig) 又稱為抗體 (antibody, Ab)，有些是由漿細胞分泌，而有些則是位於 B 細胞細胞膜上之多胜肽碳水化合物。藉由 B 細胞膜表面的抗體與抗原 (antigen, Ag) 的結合，可活化體液性免疫 (humoral immunity) 反應，進而捕捉入侵的抗原並協助清除。

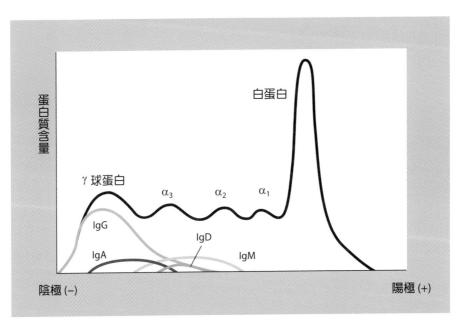

● **圖6-1**　血清中免疫球蛋白電泳圖。大部分的免疫球蛋白都位於γ區，因此又稱之為γ球蛋白。

6-1　免疫球蛋白的結構

1950~1960年間，Rodney Porter及Gerald Eldelman兩位科學家分別利用木瓜酶(papain)與胃泌素(pepsin)等酵素切割及還原免疫球蛋白分子的雙硫鍵之方式（圖6-2），推測出免疫球蛋白的分子模型結構，此發現對於生命科學之研究貢獻良多，因此，兩學者在1972年共同獲得了諾貝爾生理醫學獎之殊榮。

兩人的研究指出，所有的免疫球蛋白皆由相似之兩組多胜肽鏈(polypeptide chain)所構成（圖6-3），分別為兩條輕鏈(light chain, L chain)與兩條重鏈(heavy chain, H chain)，其組成可以H_2L_2或$(H_2L_2)n$表示。每條輕鏈約由220個胺基酸所構成，分子量約為25KDa；每條重鏈則由440或550個胺基酸所組成，分子量約為

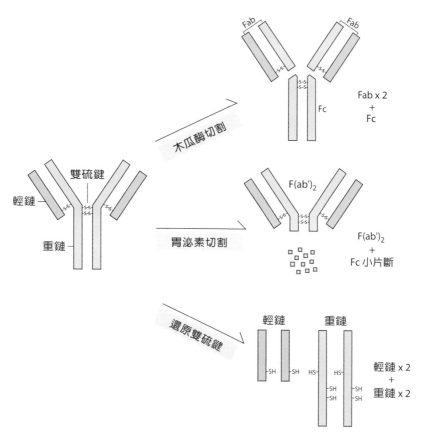

● **圖6-2**　酵素對免疫球蛋白的作用：(1)木瓜酶(papain)→2Fab+Fc；(2)胃泌素(pepsin)→F(ab')₂+Fc；(3)硫氫基乙醇(mercaptoethanol)→H+L chain。

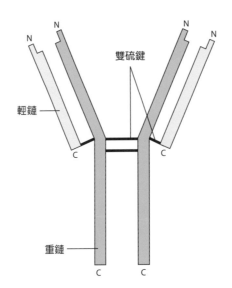

● **圖6-3** 抗體的基本結構是由兩條重鏈與兩條輕鏈藉由雙硫鍵所組成。

50KDa（見表6-1）。免疫球蛋白的兩條重鏈之間利用多個雙硫鍵(disulfide bond)
互相鍵結，兩條輕鏈則分別藉由一個雙硫鍵及其他非共價鍵，如：氫鍵、凡得瓦
力等，連接於兩條重鏈碳端之兩側。而不論是輕鏈或是重鏈，同一條胜肽鏈上之
每110個胺基酸可形成一個區域(domain)，每個區域上相距約60個胺基酸之兩個特
定胺基酸會互相形成雙硫鍵，使得相對應的區域上形成了具對稱性摺疊的胺基酸
環，而每個胺基酸環約由60個胺基酸環繞而成，形成所謂的免疫球蛋白超級家族
(immunoglobulin superfamily)。很多執行免疫功能的分子皆有類似的結構，如：
抗體IgM與IgG、MHC I、MHC II及TCR等，因此都歸屬於免疫球蛋白超家族一
員。

6-2 免疫球蛋白的基因序列

　　免疫球蛋白的基因序列一直是個神秘而有趣的課題，由於在正常的動物體中
無法取得足夠且特異性完全相同之免疫球蛋白，以致其輕鏈及重鏈的胺基酸定序
始終難以完成；直到臨床醫學上發現了單株性的多發性骨髓瘤(multiple myeloma)
之病患，免疫球蛋白的基因序列始得以揭開其神秘面紗。

⊙ 表 6-1　人類各種免疫球蛋白的特性及其生物活性

特性／活性	IgG				IgA		IgM	IgD	IgE
	IgG1	IgG2	IgG3	IgG4	IgA1	IgA2			
分子量 (KDa)	150	150	150	150	150~600	150~600	800	150	190
重鏈組成	$\gamma1$	$\gamma2$	$\gamma3$	$\gamma4$	$\alpha1$	$\alpha2$	μ	δ	ε
正常血清量 (mg/mL)	9	3	1	0.5	3	0.5	1.5	0.03	0.0003
在血清中的半衰期（天）	23	23	8	23	6	6	5	3	2.5
活化補體古典路徑	中	弱	高	—	—	—	極高	—	—
通過胎盤的能力	弱	—	弱	弱	—	—	—	—	—
存在成熟 B 細胞表面	—	—	—	—	—	—	+	+	—
誘發肥大細胞去顆粒作用	—	—	—	—	—	—	—	—	+
外分泌液 (J-chain)	—	—	—	—	高	高	弱	—	—
鍵結至吞噬細胞表面的 Fc 接受器（調理作用）	高	中	高	弱	—	—	弱	—	—

　　多發性骨髓瘤即漿細胞癌，患者體內之漿細胞不需抗原刺激即可自行分裂且增殖，同時亦不斷地分泌大量特定單株抗體，因而稱之為單株性蛋白(monoclonal protein)或骨髓瘤蛋白(myeloma protein)。在骨髓瘤患者血清中，骨髓瘤蛋白被大量製造且分泌，因而占血漿蛋白總量高達95%（正常人之免疫球蛋白僅占血漿蛋白約20%）。除了患者之血漿蛋白組成異於常人之外，其尿液中亦可發現過量製造之免疫球蛋白的輕鏈；為了紀念發現的學者，尿液中過量之輕鏈蛋白質皆稱為本－瓊氏蛋白(Bence-Jones protein)。

🛡 輕鏈基因序列

　　科學家藉由比較不同多發性骨髓瘤病患尿液中的本－瓊氏蛋白，分析免疫球蛋白之輕鏈基因序列，發現輕鏈的胺端(N-terminal)約有100~110個胺基酸序列會

隨著本－瓊氏蛋白來源之不同而有不同之排列，稱為變異區(variable region, V region)；而輕鏈的碳端(C-terminal)的胺基酸序列不會因本－瓊氏蛋白的來源不同而改變，因而稱為固定區(constant region, C region)。

由於輕鏈固定區之基因型有兩種，輕鏈分子因而可分為兩個次類別(subclass)：κ (kappa)及λ (lambda)，而同一個免疫球蛋白之輕鏈僅具其中一種基因型。在人類的免疫球蛋白輕鏈中，κ的比例略多於λ，分別占總數之60%及40%；而小鼠中，κ的比例則遠多於λ，分別占總數之95%及5%。此外，由於λ輕鏈中的胺基酸序列有少許不同，小鼠之λ輕鏈可進一步細分為λ1、λ2及λ3；而人類之λ輕鏈則可進一步區分為λ1、λ2、λ3及λ4。

重鏈基因序列

重鏈雖同樣源自於多發性骨髓瘤病患之骨髓瘤蛋白，卻須經由許多繁複之步驟方可從病患之血清蛋白中純化取得。研究者在分析免疫球蛋白重鏈之胺基酸序列後，發現重鏈與輕鏈同樣具有變異區(V region)及固定區(C region)。重鏈變異區位於胺端(N-terminal)，同樣約由100~110個胺基酸所構成；而碳端(C-terminal)之固定區則依其基因型之不同，區分為五種同質異體型(isotype)，分別為由330個胺基酸所構成的α、γ、δ以及由440個胺基酸所構成的ε、μ。

人體內免疫球蛋白可依上述重鏈固定區(C_H)之不同，而分為以下五種類別(class)，包含IgA (α)、IgG (γ)、IgD (δ)、IgE (ε)及IgM (μ)（表6-1）。其中α、γ與輕鏈λ類似，其胺基酸排列同樣具有些許變化，因此小鼠之IgG可再細分為IgG1(γ1)、IgG2a(γ2a)、IgG2b(γ2b)及IgG3(γ3)；而人類之IgA則可再細分為IgA1(α1)及IgA2(α2)，IgG可再細分為IgG1(γ1)、IgG2(γ2)、IgG3(γ3)及IgG4(γ4)。

免疫球蛋白的特異性

一個漿細胞最終僅產生一種特異性之免疫球蛋白，免疫球蛋白之特異性則決定於抗體分子與抗原結合區，由於抗體及抗原之結構彼此互補，故此區又稱為互補決定區(complementarity-determining region, CDR)，又稱為互補位(paratope)。

　　分析免疫球蛋白之輕、重鏈變異區（V_L及V_H）（即胺基酸胺端之110個胺基酸），發現其中有60個胺基酸其頭尾可藉由一個雙硫鍵環繞而形成胺基酸環，稱為一個區域。免疫球蛋白之輕鏈因此包含一個胺端的變異區(V_L)及一個碳端的固定區(C_L)，而重鏈則包含一個胺端的變異區(V_H)及碳端固定區的3~4個區域（C_H1、C_H2、C_H3或C_H4，有些免疫球蛋白無C_H4區），其中C_H1可增加變異區的多樣性；C_H2與活化補體有關(IgG)；C_H3除了與活化補體(IgM)有關外，亦為Fc接受器結合位(Fc receptor binding site)(IgG, IgA, IgD)（圖6-4）。

　　更進一步比較V_H及V_L的胺基酸序列，發現約有20%之胺基酸序列具有高度變異性，其集中於變異區之三個區段中，此三個區段稱為高度變異區(hypervariable region)，即互補決定區之CDR1、CDR2與CDR3，其中又以CDR3最具高度變異性。免疫球蛋白即藉由此三個互補決定區的特異性結構差異，可專一性的與特定結構之抗原結合（圖6-5）。

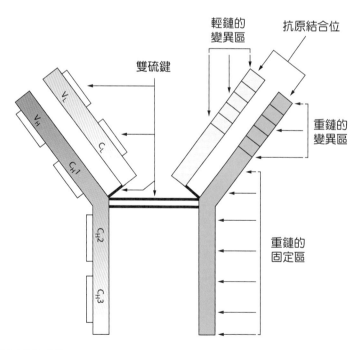

● **圖6-4**　抗體各區的功能。

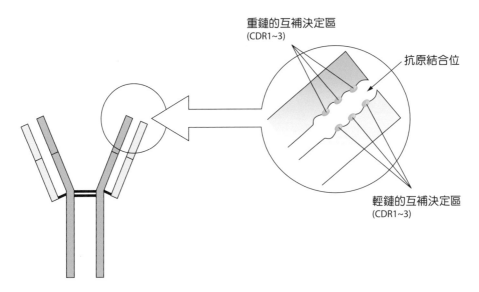

● **圖6-5** 重鏈與輕鏈V區的互補決定區可與抗原結合。

6-3 免疫球蛋白的異質性

　　免疫球蛋白之種類繁多，所以能對抗許多不同類別的抗原，由於免疫球蛋白本身即由醣蛋白所構成，因此在特殊狀況下免疫球蛋白本身也能成為抗原，引發其他抗體的產生。利用抗－免疫球蛋白抗體的技術，可以將免疫球蛋白的抗原決定位加以區分為：同質異體型(isotype)決定基、同種異體型(allotype)決定基及個體型(idiotyp)決定基（圖6-6）。

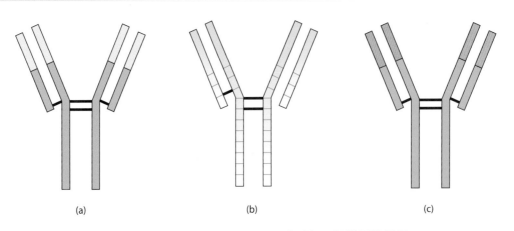

● **圖6-6** 抗體的異質性：(a)同質異體型、(b)同種異體型與(c)個體型的變異。

🛡 同質異體型決定基 (Isotypic Determinant)

指具有特殊抗原性的免疫球蛋白；在不同物種間因免疫球蛋白的所有輕鏈及重鏈之類別(class)及次類別(subclass)固定區域決定基的基因不同，故可表現出不同的同質異體型。例如：A品系的老鼠，其抗體固定區的類別與亞型有γ1、γ2、γ3、α、μ、δ、ε、κ及λ等均存在於同一個體內。所以，將A品系的抗體注入B品系中，則A抗體的同質異體型決定基會被B品系為外來物（抗原），因而產生抗體反應。

🛡 同種異體型決定基 (Allotypic Determinant)

指某種對偶基因的蛋白質產物，同種而不同基因型的生物體會將之視為抗原；同種異體型變異性可分辨個體之間的免疫球蛋白分子，由基因來決定或調節，主要發生在固定區。例如：在人類，IgG有四個同種異體型：IgG1、IgG2、IgG3與IgG4，而IgA亞型有二個同種異體型：IgA1與IgA2。但在A個體中的IgG1與B個體中的IgG，其抗體的重鏈與輕鏈的固定區有所差異。

🛡 個體型決定基 (Idiotypic Determinant)

係指位於同型抗體重鏈及輕鏈變異區的獨特胺基酸序列，或多發性骨髓瘤蛋白上的特異性抗原決定基，其可表現某一個抗原結合基之抗原性。而每一種個體型是由一個專一性抗體細胞株所產生，因此具獨特的異區可進行刺激或抑制B細胞的活化。

6-4　免疫球蛋白的生理特性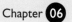

藉由分析免疫球蛋白重鏈組成之差異，可將免疫球蛋白區分為五種類別(class)不同的抗體，分別為IgA(α)、IgG(γ)、IgD(δ)、IgE(ε)及IgM(μ)；而由於重鏈胺基酸序列的細微差異變化，IgG及IgA分別可再細分為四個及兩個次類別(subclass)。上述五種免疫球蛋白之輕鏈又分別包含κ及λ兩個次類別，其中λ鏈亦因胺基酸排列之細微變化而再細分為四種亞型(subtype)。

免疫球蛋白占總血漿蛋白約20%，沉降係數約介於6S~19S之間；沉降係數值愈大時，代表著免疫球蛋白之分子量也愈大。免疫球蛋白藉由廣泛的存在於人體循環系統中以執行免疫防禦之功能，此外，消化道黏膜、鼻黏膜及女性之乳汁等分泌物中，亦存在許多抗體以保護上皮組織。因此，免疫球蛋白在人體之體液性免疫扮演著要角色，五種免疫球蛋白的功能分別介紹如下。

免疫球蛋白 G (IgG)

IgG是血清中含量最多的免疫球蛋白，占所有免疫球蛋白的80%。每個IgG分子是由兩條輕鏈及兩條重鏈所組成（圖6-7），其分子式為H_2L_2，大多以單體結構的形態存在於血清中並執行其生理功能。

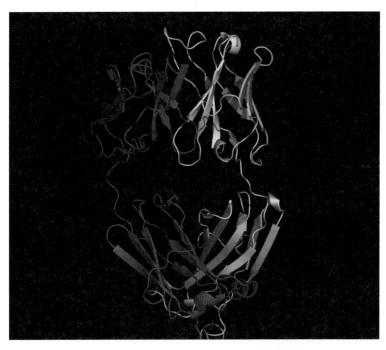

● 圖6-7　蛋白質晶體分析三維結構圖－IgG1。黃色部分是抗體的重鏈，桃紅色部分則為輕鏈（蛋白質鏡像PDB編碼2ig2）。

IgG之重鏈由γ所構成，具有三個固定區，分別為$C_\gamma 1$、$C_\gamma 2$及$C_\gamma 3$，儘管γ重鏈之固定區(C_H)的胺基酸序列具95%之相似度，但依據少數不同序列之胺基酸排列，IgG可再細分為四種次類別，依其所占比例由高而低依序命名為IgG1、IgG2、IgG3與IgG4，其中IgG1的比例高達65%。

由於胺基酸序列的些微差異，因此不同亞型之IgG分子亦具有不同之生理活性，如：

1. IgG1、IgG3及IgG4的Fc片段可與胎盤微血管內皮細胞之表面接受器結合，並通過胎盤的微血管而進入胎兒體內，藉此可保護胎兒及新生兒。

2. IgG具有活化補體之功能：不同之亞型具有不同的活化補體能力，四種亞型其活化補體之能力依次為IgG3＞IgG1＞IgG2＞IgG4，其中IgG4幾乎不具此生理特性。

3. IgG具調理作用：IgG1及IgG3極容易和巨噬細胞表面之Fc接受器結合，藉此可加速對於特定抗原的吞噬作用，IgG4與Fc接受器之結合能力較前兩次類別低，而IgG2幾乎不與Fc接受器結合。

4. 其他重要性：(1)為ADCC中主要的抗體；(2)其中和過敏反應最有關的是IgG4；(3)為腦脊髓液中主要的免疫球蛋白；(4)可和金黃色葡萄球菌(*Staphylococcus aureus*)的Protein A結合（IgG3除外）。

免疫球蛋白 A (IgA)

IgA占一般成人體內免疫球蛋白總量的5~10%，主要存在於乳汁、淚液、呼吸道黏膜、消化道黏膜及生殖泌尿道黏膜等外分泌腺體中。

1. IgA 的結構

每個IgA分子包含二個單體的H_2L_2，故分子式以$(H_2L_2)_2$表示，屬於二合體結構。兩單體之間則以一條J鏈（joining chain, J chain，由B細胞製造）相連接，J鏈兩端可與兩單體上α重鏈固定區($C_\alpha 3$)的胺基酸形成雙硫鍵，藉由J鏈的鍵結可加速IgA二合體之聚合；此外，唯有與J鏈結合之IgA二合體才能被分泌至外分泌腺體之管腔中。

2. IgA 的分泌

漿細胞所製造之IgA單體是以J鏈相連接後,才由漿細胞分泌至上皮細胞及黏膜下層與固有層之間。IgA二合體可與上皮細胞基部的poly-Ig接受器(poly-Ig receptor)相結合。poly-Ig接受器位於上皮細胞基部的細胞膜上,包含有跨膜區域及細胞外區域兩部分,其中細胞外區域是由5個類似免疫球蛋白區域(Ig-like domain)所構成。當IgA二合體與poly-Ig接受器的細胞外區域相結合後,便藉由胞噬作用(endocytosis)進入上皮細胞,並於上皮細胞中形成胞內小泡(vesicle),最後經由胞內小泡中的酵素,將poly-Ig接受器分解為跨膜單位及細胞外單位。由於所有外分泌腺體中的分泌型IgA(secretory IgA, sIgA)二合體必定包含poly-Ig接受器之細胞外單位,因此,poly-Ig接受器的細胞外單位又稱為分泌片段(secretory component),此片段由上皮細胞(epithelial cell)所合成,使IgA易於運送入分泌液中,也可保護sIgA不受蛋白分解酵素的作用而水解。

經由胞內小泡中的酵素分解後,上皮細胞將IgA二合體、J鏈及分泌片段的複合物,再藉由外噬作用(exocytosis)之方式,釋放至外分泌腺體的管腔中(圖6-8)。儘管每個分泌型IgA僅具一個J鏈及一個分泌片段,然而少數的IgA卻以四合體之形式出現於外分泌腺體中。

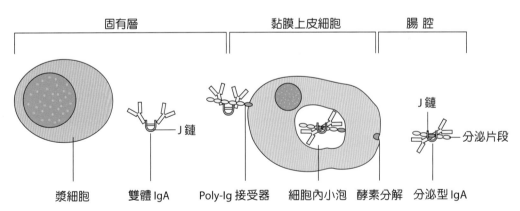

● 圖6-8 腸道IgA之製造過程。雙體IgA由poly-Ig接受器帶至上皮細胞,經酵素分解後即可形成分泌型IgA。

3. IgA 的功能

　　IgA是黏膜免疫系統中重要的免疫球蛋白，藉由分泌型IgA之分泌，可抵禦黏膜組織及上皮組織之微生物及抗原，如消化道之沙門氏菌、霍亂弧菌及呼吸道之小兒麻痺病毒、流感病毒等。IgA是人體每天分泌量最多的免疫球蛋白，光是空腸腸壁上的IgA漿細胞總數便高達2.5×10^{10}個，遠勝過身體其他組織及淋巴器官中的漿細胞總數，而人體每天分泌高達10公克之IgA至黏液中，以維持上皮組織之免疫能力。

　　IgA在母乳中亦扮演著重要的角色，接受哺育母乳之新生兒，其腸道在受到母體所製造之IgA的保護下，消化道黏膜之免疫力遠勝於哺育配方奶之新生兒。

免疫球蛋白 M (IgM)

　　IgM與IgA同樣占一般成人體內免疫球蛋白總量的5~10%，IgM主要存在於血液中，每毫升血清中之IgM約占1.5毫克(1.5mg/mL)。

1. IgM 的結構

　　每個IgM分子有5個H_2L_2單體，其分子式為$(H_2L_2)_5$，屬於五合體結構，故IgM是五種免疫球蛋白中體積最大者，其分子量高達900KDa，沉澱係數為19S，為所有抗體之冠。

　　IgM單體的μ重鏈具有4個固定區，分別為$C_\mu1$、$C_\mu2$、$C_\mu3$及$C_\mu4$；五個單體以μ重鏈固定區（$C_\mu3$及$C_\mu4$）為圓心環繞成一圈，中間有一條J鏈與相鄰兩單體相連接，J鏈之兩端分別與相鄰兩單體之重鏈$C_\mu4$固定區上的胺基酸形成雙硫鍵，藉由J鏈之鍵結，可促使IgM五合體的聚合。此外，五個IgM單體之$C_\mu3$及$C_\mu4$區域，可分別與相鄰單體之$C_\mu3$及$C_\mu4$區域形成雙硫鍵，藉由相鄰單體之間以兩個雙硫鍵互相鍵結，IgM得以形成穩定之五合體結構（圖6-9）。

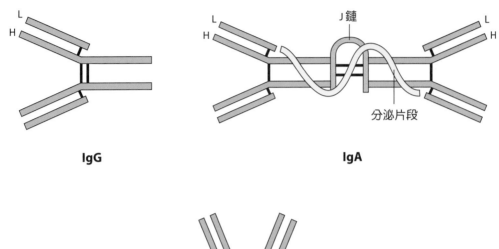

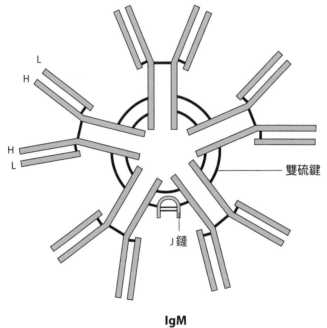

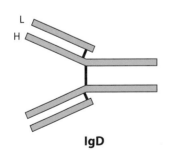

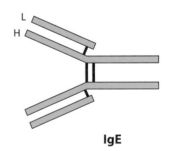

● 圖6-9　各種免疫球蛋白的結構。

2. IgM 的特性

　　IgM可位於B細胞之細胞膜表面，為最早出現在B細胞上的抗體，扮演B細胞膜表面抗體之功能，當IgM與抗原結合時，便可達到活化B細胞之生理功能。由於IgM為五合體之結構所致，一個IgM可與十個體積較小的抗原分子相結合；當抗原分子較大時，儘管受限於空間障礙，一個IgM分子仍可與五個或較少數量之大抗原相結合。由於具高效價之生理特性，IgM在適應病毒或是紅血球多價狀的特性時，其結合能力遠勝於其他四種免疫球蛋白；例如：與IgG相較下，僅需少量的IgM便可中和病毒粒子；而在血液凝集之試驗中，需要100~1,000倍的IgG方能與少量之IgM達到相同之凝集程度。此外，補體活化時，免疫球蛋白需提供兩個相近的Fc區段，IgM之環狀五合體構造也極具效率的提供了補體之需求。

　　在許多免疫反應中，如血液之凝集反應、固定補體及抗體結合抗原等，IgM的效率堪居五種免疫球蛋白之冠，故新生兒體內所製造的第一個免疫球蛋白即為IgM；而人體面對新抗原時，體內所產生的第一種免疫球蛋白亦為IgM。這些現象都顯示了許多新抗原所引起的初次免疫反應中，IgM扮演了重要且關鍵的角色。

　　與IgA的J鏈功能相同，IgM五合體所環繞之J鏈同樣可與上皮細胞基部之poly-Ig接受器相結合，並經由poly-Ig接受器穿過上皮細胞後，到達外分泌腺之管腔中。但由於IgM分子結構龐大，滲透性不良，在分泌液中濃度極低，因此，儘管IgM為初次免疫反應中的關鍵者，卻僅能在分泌型免疫球蛋白中擔任輔助IgA之重要配角。

免疫球蛋白 D (IgD)

　　IgD僅占一般成人體內全部血清蛋白的0.2%，在每毫升血清之含量約為30微克(30 μg/mL)。IgD由兩條輕鏈及兩條δ重鏈所組成，分子式為H_2L_2。每條δ重鏈有三個固定區，分別為$C_\delta 1$、$C_\delta 2$及$C_\delta 3$。

　　目前IgD在免疫系統中所扮演之角色仍不明朗，研究者發現IgD與IgM同樣可形成成熟B細胞之表面抗體，而且大多數的IgD並不會分泌到血漿中，而是存在於B細胞的表面，因此當B細胞表面上的IgD與抗原相結合後，具有活化B細胞之功能；同時IgD可能也和B細胞的分化有關。

免疫球蛋白 E (IgE)

IgE是由兩條輕鏈及兩條重鏈所組成之單體，分子式為H_2L_2。每條IgE之ε重鏈固定區($C\varepsilon$)約由440個胺基酸所構成，並形成四個區域：$C_\varepsilon 1$、$C_\varepsilon 2$、$C_\varepsilon 3$及$C_\varepsilon 4$。IgE是體內含量最少之免疫球蛋白，在一般成人體內約占全部血清蛋白的0.004%。儘管每毫升的血清中IgE僅占0.3微克($0.3\mu g/mL$)，其強大的生理活性所引發的過敏反應卻是非常重要的。

學者陸續觀察發現，血清中含量甚低的IgE會引發立即性的過敏反應，進而導致過敏患者發生蕁麻疹、氣喘、乾草熱甚至是過敏性休克等致命的症狀。早在1921年K. Prausnitz及H. Kustner兩學者便已證實了在過敏患者之血液中，確實含有引發過敏的物質存在，他們將過敏患者的血清經由皮下注射到非過敏患者身上，則後者在注射的部位會產生局部紅腫、溫熱之過敏現象，兩學者將上述實驗結果稱為P-K反應(P-K reaction)。

直到1966年，T. Ishizaka等學者才發現IgE抗體的存在，他將過敏患者之血清接種於兔子身上，促使兔子產生免疫球蛋白以對抗人類抗體（當時已知抗體包含IgG、IgA、IgM及IgD等）與對抗「血清中引發人體過敏之物質」；之後將兔子血清蛋白與人類血清蛋白作用，發現已知的四種人類抗體皆與兔子血清進行抗原－抗體結合反應並產生沉澱，沉澱物中更找到了第五種人類免疫球蛋白，而這個由兔子所產生之「抗人類抗體之免疫球蛋白」可有效阻斷P-K反應之發生。由於此抗體之重鏈由ε所構成，便將其命名為IgE。

近年則陸續釐清了IgE引發過敏反應之機制。血液中的嗜鹼性白血球或組織中的肥大細胞的細胞膜表面皆有IgE的Fc接受器($Fc\varepsilon R$)，當IgE與細胞表面之接受器結合後，便可與抗原－即過敏原(allergen)－反應，進而引發肥大細胞進行去顆粒化作用，導致抗組織胺及其他引發過敏介質顆粒釋出，而引發過敏反應，因而過敏體質患者中含有大量IgE。相關的過敏反應將於第13章討論。

免疫球蛋白的功能

免疫球蛋白可與抗原結合形成專一性反應，亦可引發不具抗體專一性的生理反應。免疫球蛋白的輕鏈有κ及λ兩種型態，而重鏈則有$\gamma 1$、$\gamma 2$、$\gamma 3$、$\gamma 4$、μ、 α1、α2、δ及ε等型態，依其重鏈固定區的不同而區分為IgG、IgM、IgA、IgD、IgE五大類，而IgG、IgA更可細分成不同的亞型。

輕鏈與重鏈各型態及亞型互為同質異體型，所以同物種的健康個體可表現出各種同質異體型的免疫球蛋白，而同一型的同質異體型可能具有數種構造上的變異，由於重鏈固定區的不同，所製造的抗體其功能亦不同。

免疫球蛋白在體液性免疫反應中扮演著重要的角色，其功能包括：

1. 中和作用：免疫球蛋白可藉由與抗原結合，以中和細菌毒素、病毒及外來抗原等。

2. 活化補體作用：IgM、IgG1、IgG2及IgG3和抗原形成免疫複合物後，可活化補體的古典路徑。

3. 參與被動免疫：新生兒在胎兒時期經由母親胎盤所獲得的IgG，以及從母乳中獲得IgA，可產生被動免疫。

4. 參與黏膜免疫反應：主要由分泌型IgA對抗病毒的感染或侵入，而IgM亦扮演著輔助之角色。

5. 作為B細胞表面之抗原接受器：B細胞皆具表面抗體（主要為IgM及IgD），藉由細胞表面的免疫球蛋白與抗原結合後，可協助B細胞分化及活化，以製造大量的抗體。

6. 調理作用：抗體與抗原結合形成免疫複合物，或經由活化補體的古典路徑來消滅抗原；由於抗體與補體的參與，使得吞噬細胞更易於吞噬抗原。

7. IgE引起的立即型過敏反應：肥大細胞與嗜鹼性白血球帶有IgE的Fc接受器，當IgE結合上時，促使肥大細胞及嗜鹼性白血球去顆粒作用，而引發免疫反應。

8. ADCC (antibody-dependent cell-mediated cytoxicity)：體內有許多白血球上有Fc接受器來專一性辨識被抗體吸附的抗原，然後將此抗原消滅，例如嗜中性白血球、NK細胞。

6-5 免疫球蛋白基因的變異性

　　人類的免疫系統為了能應付環境中所遇到的各種抗原，而進行DNA重組作用(DNA recombination)以產生不同變異序列的免疫球蛋白基因，使得每種抗體輕鏈重鏈變異區上的抗原結合位置不同，因而形成專一性的免疫球蛋白結構。

免疫球蛋白基因重組

　　在人類的細胞中，攜帶免疫球蛋白遺傳訊息的基因沿著DNA而分布在許多段的表現序列中，各表現序列(exon)間有內含子(intron)存在，當DNA轉錄成RNA後，內含子會被移除，而表現序列便彼此連結。但在胚細胞和一般非淋巴球細胞中的免疫球蛋白基因通常無法進行操作，這是因為組成變異區的表現序列剪切成多段，缺乏RNA剪切(RNA splicing)的功能，不能將攜帶的遺傳訊息表現出來，所以已重組的抗體基因無法由生殖細胞遺傳至子代。而B淋巴球在成熟前便能將2、3個序列片段融合成完整的變異區表現序列，融合過程包含切割、重組和連結，而進行這些步驟所需的酵素僅存在於發育中的淋巴球。因此，抗體的製造過程具有基因重組(gene recombination)的特性。

　　在B細胞中，每一個基因群(gene cluster)都具有多重基因(multiple genes)，例如：V基因有V_1、V_2、…V_n，當B細胞要製造抗體時，一定會進行V-D-J（重鏈）或是V-J（輕鏈）的第一次基因重組（變異區(V region)基因重組），而後再與固定區(C region)的基因進行第二次的重組。而抗體進行基因的重組後，便可產生許多種不同的抗體以抵抗外來不同的抗原。

　　因為重鏈與輕鏈所含的基因群不同，重鏈是由四個基因所組合，即V-D-J-C基因（圖6-10）：(1)變異基因(variable gene, V gene)；(2)多樣性基因(diversity gene, D gene)；(3)連結基因(junctional gene, J gene)與(4)固定基因(constant gene, C gene)；而輕鏈的形成則較容易，只有三個基因所構成：V-J-C基因（圖6-11）。

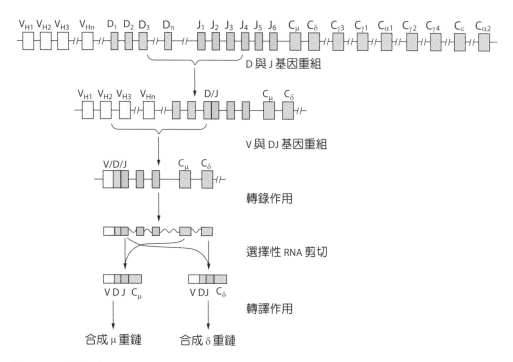

● **圖6-10**　抗體重鏈基因的重組機制。先D-J重組，再加入V重組，經RNA剪切之後加入C基因，最後轉譯成為重鏈蛋白質。

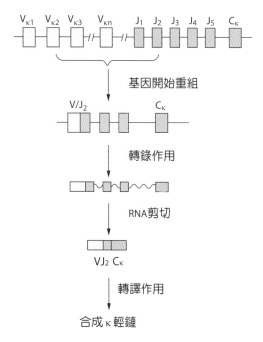

● **圖6-11**　抗體輕鏈基因的重組機制。因無D基因，所以先V-J重組，再加入C基因，經轉錄成RNA，最後轉譯為輕鏈蛋白質。

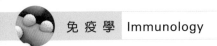

 抗體多樣性的機制

目前研究發現，造成抗體多樣性(antibody diversity)的機制包括下列五項：

1. 多源母細胞系V基因(multiple germ line V gene)：重鏈及輕鏈皆含有多重V基因，可產生不同的組合；此外還另有多重D及J基因存在，亦使其更具有多樣性。

2. 重組之多樣性(combinational diversity)：重鏈的V區乃由V-D-J所組合，輕鏈V區是由V-J組合，故可產生許多不同組合方式。

3. 結合之多樣性(junctional diversity)：V-D-J要結合時，會有一種稱為終端去氧核苷酸轉移酶(terminal deoxynucleotidyl transferase, TdT)的酵素，可加入一些新的核苷酸，造成N－核苷酸添加(N-nucleotide addition)；或是V-D-J結合時發生核苷酸重組錯誤(incorrect DNA rearrangement)，皆可能導致重組更多樣化。

4. 體突變(somatic mutation)：V區基因常會有突變產生，此為B細胞其抗體親和力的成熟，通常初次接觸抗原與再次接觸抗原所產生的抗體，其V區有一些差異存在，尤其在與抗原結合的位置，此種突變可提高抗原與抗體之親和力，但特異性不變，此即抗體的親和力成熟(affinity maturation)。

5. 組合挑選過之重鏈與輕鏈(combinations of H and L chain)：重鏈為V-D-J-C重組，輕鏈為V-J-C重組，最後抗體再由不同的重鏈與輕鏈所構成，如此又增加其多樣性。

由此可知免疫系統藉由基因重組的方式產生種類繁多的抗體，以應付外界自然環境中數以萬計的抗原種類。

摘　要 SUMMARY

1. 免疫球蛋白又稱為抗體，是由漿細胞所分泌的多胜肽碳水化合物（醣蛋白）。

2. 人體之免疫球蛋白可依重鏈固定區之不同，而分類為以下五種類別，包括：IgG (γ)、IgA (α)、IgM (μ)、IgD (δ)及IgE (ε)。

3. 同質異體型決定基(isotypic determinant)：不同物種體內免疫球蛋白所有輕鏈及重鏈之類別及次類別固定區域決定基的基因不同。

4. 同種異體型決定基(allotypic determinant)：不同個體間的免疫球蛋白分子的不同，由基因來決定或調節，主要發生在固定區的差異。

5. 個體型決定基(idiotypic determinant)：抗體重鏈及輕鏈變異區上之特異的抗原決定基。

6. IgG是血清中比例最高的免疫球蛋白，占所有免疫球蛋白80％；每個IgG分子是由兩條輕鏈及兩條重鏈所組成，能通過胎盤的微血管進入胎兒體內，藉此可保護胎兒及新生兒。

7. IgA占一般成人體內免疫球蛋白總量的5~10％，為每天產量最多的抗體；主要存在於乳汁、淚液、呼吸道黏膜、消化道黏膜及生殖泌尿道黏膜等外分泌腺體中。

8. 每個IgM分子由五個單體所組成，屬於五合體結構，故IgM是五種免疫球蛋白中體積最大者，其分子量高達900 KDa。

9. 目前IgD在免疫系統中所扮演之角色仍不明朗，僅發現IgD大多存在於B細胞表面，與IgM類似，同樣可形成B細胞之表面抗體。

10. IgE是體內含量最少之免疫球蛋白，IgE可與血液中的嗜鹼性白血球或組織中的肥大細胞的細胞膜表面FcεR相結合，而引發肥大細胞進行去顆粒作用，導致第一型（立即性）過敏反應。

11. 抗體的多樣性機制是由於基因的重組作用所導致，如此便可以產生數以萬計不同的抗體來對抗外來的微生物。

學後測驗 EXERCISE

1. 五大主要類型的免疫球蛋白(immunoglobulin)具有不同的性質與功能,下列敘述何者正確?(A) IgA與造成全身性過敏反應有關　(B) IgE能通過胎盤　(C) IgG是半衰期最長的免疫球蛋白　(D) IgD是固定補體最有效率的免疫球蛋白。

2. 下列何者在血清中的濃度最低?(A) IgG1　(B) IgG2　(C) IgA1　(D) IgE

3. 抗體藉著下列何種分子結構與抗原結合?(A)抗體的變異區　(B)重鏈分子的固定區　(C)輕鏈分子的固定區　(D)絞鏈區

4. 有關免疫球蛋白IgG的敘述,下列何者正確?(A)主要表現在細胞表面,血清中的含量較IgM少　(B)和補體結合的能力較IgA與補體結合的能力差　(C)由一條重鏈和二條輕鏈組成　(D)可以通過胎盤,由母體傳給胎兒

5. 抗體辨識抗原的專一性由何者決定?(A)由抗體蛋白本身結構的彎曲彈性而決定　(B)只由抗體輕鏈的蛋白序列所形成的三度空間決定　(C)由抗體重鏈與輕鏈的蛋白序列共同形成的三度空間所決定　(D)只由抗體重鏈的蛋白序列所形成的三度空間決定

6. 有關抗體的敘述,下列何者錯誤?(A) IgM可以透過alternative pathway活化補體　(B) IgG可通過胎盤,進到嬰兒體內　(C) IgG的半衰期大約三週　(D)在黏膜層,IgA雙體(dimer)中和微生物或微生物分泌的毒素

7. 下列何者是抗體的功能?(A)抗體由T細胞製造,直接殺死細胞　(B)成功對抗感冒的疫苗藉由產生抗體,而抑制過敏反應　(C)單一抗體有特異性(specificity),只結合一個或少數抗原　(D)體內抗體總數跟染色體的多寡有關

8. B細胞反覆受抗原刺激後,免疫球蛋白基因產生體細胞超突變(somatic hypermutation),有助於下列何者?(A)抗體親和力的增加　(B)抗體半衰期延長　(C)抗體類型的轉換(class switch)　(D)抗體的濃度的增加

9. 有關免疫球蛋白IgG的敘述,下列何者正確?(A)主要表現在細胞表面,血清中的含量較IgM少　(B)和補體結合的能力較IgA與補體結合的能力差　(C)由一條重鏈和二條輕鏈組成　(D)可以通過胎盤,由母體傳給胎兒

10. 在呼吸道、腸道所存在的抗體,其主要形式是:(A) IgA　(B) IgM　(C) IgG　(D) IgE

11. 下列何者與IgE的產生有關？(A)因過敏原引起的氣喘　(B)遲發性過敏反應　(C)血清病　(D) A血型血液中的抗B抗原抗體

12. 有關COVID-19疫苗注射時，初次及二次以上之抗原刺激B細胞製造抗體反應，下列敘述何者錯誤？(A)初次抗原刺激下，naïve B細胞活化，釋出之抗原專一性之抗體主要為IgM　(B)二次抗原刺激下，記憶型B細胞活化，血中抗原專一性之抗體主要為IgG　(C)初次抗原刺激反應的速度較二次以上抗原刺激的反應快　(D)二次以上抗原刺激B細胞所分泌之抗體，其與抗原之親和力較初次反應所產生的抗體高

13. 血液中半衰期最長的抗體是：(A) IgA　(B) IgM　(C) IgG　(D) IgE

14. 在第二次抗原刺激反應(secondary antibody response)後，產生最大量之抗體為：(A) IgG　(B) IgM　(C) IgE　(D) IgD

15. 下列何種方式不是產生抗體多樣性(diversity)的機制？(A)重鏈及輕鏈基因再排列(heavy and light chains gene rearrangement)　(B)染色體融合(chromosome fusion)　(C)體細胞超突變(somatic hypermutation)　(D)類型轉換(class switching or isotype switching)

16. 下列何種免疫球蛋白可以透過母奶，由母親傳給胎兒？(A) IgA　(B) IgD　(C) IgE　(D) IgG

17. 有關抗體IgM之敘述，下列何者錯誤？(A)可以活化補體　(B)為一種五聯體(pentamer)分子　(C)是分子量最大之抗體　(D)被感染後最晚出現的抗體

18. 有關抗體之敘述，下列何者正確？(A)為球形之多醣類分子　(B)根據輕鏈的差異可分為五大類　(C)與抗原結合的部分，位在抗體之變異區內　(D)一個抗體分子至多能結合5個抗原分子

19. 眼淚、唾液、臍帶血及腸液四種體液中，何者所含有之抗體種類與其他三種不同？(A)眼淚　(B)唾液　(C)臍帶血　(D)腸液

20. 下列何種分子具有多重變異性，可與不同之抗原分子結合？(A) T細胞表面之CD4　(B)血小板表面之GpIIb/IIIa　(C)B細胞產生之抗體　(D)趨化分子之白三烯素(LTB$_4$)

21. 正常新生兒的血中哪一種免疫球蛋白和成人的量相當？(A) IgA　(B) IgM　(C) IgG　(D) IgE

22. 當腸道受到細菌感染時，下列何種免疫球蛋白最有保護作用？(A) IgA　(B) IgG　(C) IgM　(D) IgD

23. IgG1、IgG2、IgG3、IgG4在血清中的濃度由高到低排列,下列何者之順序正確?
(A) IgG1>IgG2>IgG3>IgG4　(B) IgG3>IgG2>IgG1>IgG4　(C) IgG2>IgG3>IgG4>IgG1　(D) IgG4>IgG3>IgG2>IgG1

24. 一個IgG抗體分子共具有幾個complementarity-determining regions (CDRs)?(A) 3
(B) 4　(C) 5　(D) 6

掃描 QR code
或至 reurl.cc/OpRLG7 下載「學後測驗」解答

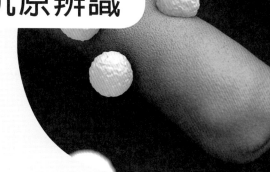

MHC分子與T細胞的抗原辨識

MHC Molecules and Antigen Recognition of T Cells

　　哺乳類動物的免疫系統具有對外來抗原產生高專一性的辨識及反應的功能，此專一性主要由 T 細胞及 B 細胞負責。T 細胞和 B 細胞有許多相似處，例如：具有類似的構造，且都是藉由基因重組 (gene recombination) 的機制導致在抗原特異性上有著高度的變異性或多樣性；但因為它們有不同的功能，所以在抗原辨識上有顯著的差別。B 細胞以表面的免疫球蛋白（膜結合型免疫球蛋白）— B 細胞接受器 (B-cell receptor, BCR) 作為辨識抗原的接受器，BCR 則傳遞訊號以活化 B 細胞並使之增殖，待 B 細胞增殖分化成為漿細胞後，會分泌大量抗體，可專一地辨識和結合病原體或抗原，以誘發體液性免疫反應。而 T 細胞則藉由細胞表面的 T 細胞接受器 (T-cell receptor, TCR) 進行抗原辨識，TCR 無法直接辨識抗原並與之結合，必須先經由抗原呈現細胞 (antigen presenting cell, APC) 處理後，將抗原胜肽片段與主要組織相容性複合物 (major histocompatibility complex, MHC) 結合並呈現在 APC 表面，如此才能活化 T 細胞，此稱之為 MHC 的限制 (MHC restriction)（圖 7-1）。

　　MHC 分子是由一大群基因所調控的膜型醣蛋白，其特徵是在分子的表面有凹陷的溝槽 (groove)，可與各種不同的蛋白質胜肽片段結合，如此多重的點接觸擴大了抗原的接觸面積，有助於抗原辨識與 T 細胞的活化；此外，MHC 分子的不同則是造成在臨床移植方面器官排斥及移植物抗宿主疾病 (graft versus host disease, GVHD) 的主因。

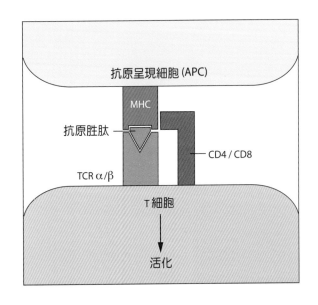

● 圖7-1　抗原的呈現。由抗原呈現細胞(APC)的MHC分子呈現抗原胜肽給T細胞上的TCR，再使T細胞活化。

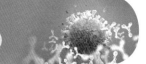

主要組織相容性複合物
(Major Histocompatibility Complex, MHC)

　　MHC分子是由人類的第6對染色體上一群相關的基因所負責製造（圖7-2）。人類的第一類與第二類MHC都有相當大的遺傳變異性，這種變異可能是演化上用來對抗在構造上具多樣性的抗原，使得MHC分子可以結合多種不同的抗原胜肽序列，然後將抗原呈現給TCR。

MHC 分子的特性

　　MHC分子不會在體細胞發育過程中進行基因的重組，而造成其多樣性主要有下列幾個機制：

1. 等位基因(Alleles)：一位於染色體上單一位置的特定基因，其所有的不同形式中之任一形式即謂之allele。

2. 多基因分子(Polygene)：有不只一個基因可以製造MHC，如有MHC I基因、MHC II基因及MHC III基因等。

3. 單套型(Haplotype)：每個人具有兩條第6號染色體，一條來自於父親，一條來自於母親，每一條染色體上之基因組，視為一個單位的遺傳，稱為單套型(haplotype)，所以每一個人的HLA抗原是由兩個單套型組成。

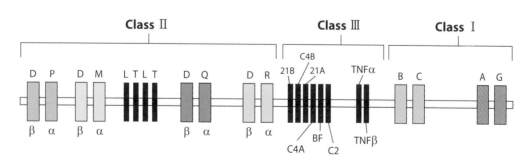

● **圖7-2**　人類白血球抗原(HLA)的基因圖譜。

4. 共顯性(Codominant)：一個子代的MHC基因之染色體，一條來自父親，另一條來自母親，兩條染色體上的基因皆會表現。（免疫球蛋白跟T細胞接受器由於對偶基因排斥(allelic exclusion)，所以只有一個基因會表現，另外一個則會被抑制。）

5. 多型性(Polymorphisms)：具有很高的變異性，同一個基因座(locus)上有很多種基因可以選擇，使得來自父親及母親不同型式的基因使得子代MHC基因產生高度的多型性。

6. 連鎖不平衡(Linkage disequilibrium)：在某一群體中，不同基因座位上某兩個allele出現在同一條單套型上的頻率與預期的隨機頻率之間存在明顯差異的現象，稱連鎖不平衡(linkage disequilibrium)。

MHC 基因的組成

第一類與第二類MHC的基因是位於同一對染色體上，此區域稱為主要組織相容性複合物，最早發現此基因是與移植的排斥反應有關。在人類，MHC分子稱為人類白血球抗原(human leukocyte antigen, HLA)，是在鑑定血液中白血球抗原差異性時，發現其和紅血球ABO血型系統不一樣。

第一類HLA基因位於人類第6對染色體的短臂上，由一條α鏈與β_2-微球蛋白(β_2-microglobulin)所組成，但β_2-微球蛋白非由HLA基因所製造，而是由第15對染色體所合成。第二類HLA基因亦位於第6對染色體上，由一條α鏈與一條β鏈所組成。

第一類HLA基因在所有有核的細胞都會表現其蛋白質，可分為三種，分別為：HLA-A、HLA-B及HLA-C。而第二類HLA基因亦區分為三種蛋白質，稱為HLA-DP、HLA-DQ及HLA-DR。另外有一群基因負責第三類MHC，其所產生的分子大多不表現在細胞膜上，而以分泌型為主，例如：補體成分C2、C4、B因子、腫瘤壞死因子(TNF-α, TNF-β)等，都是屬於第三類MHC的分子，MHC分子的種類及比較如表7-1所示。

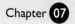

◉ 表 7-1　MHC 分子的種類及比較

MHC 分子	老鼠 H-2 基因（第 17 對染色體）	人類 HLA 基因（第 6 對染色體）	分布的細胞	偵測方式
第一類 MHC	K、D、L	A、B、C	所有有核的細胞	細胞毒殺試驗
第二類 MHC	I-A、I-E	DP、DQ、DR	B 細胞 巨噬細胞 活化之 T 細胞 單核球 上皮細胞 黑色素細胞	混合淋巴球反應
第三類 MHC	C2、C4、B 因子、TNF-α、TNF-β		分泌型	

🛡 移植排斥的主因

　　移植所產生的排斥反應是由於捐贈者細胞和接受者細胞之間MHC的不同，因而產生強烈的免疫反應造成排斥。故在同種異體間的移植，由於不同個體之間MHC基因的差異，導致器官接受者容易對移植細胞產生排斥反應，移植與排斥的機轉詳見第15章的介紹。

7-2　T 細胞接受器 (T-Cell Receptor, TCR)

🛡 T 細胞接受器的結構

　　T細胞接受器是由兩個不同次單元以雙硫鍵連接所形成的異雙元體(heterodimer)醣蛋白。其胺基酸序列的胺端因具有高度變異性(variation)而稱之為變異區(variable region, V region)，而碳端的胺基酸具有高度保守性(conserved)因而稱之為固定區(constant region, C region)；變異區具有結合抗原的功能，非常類似於免疫球蛋白的V區。TCR只作為抗原辨識之用，真正的免疫作用功能是由其他不同的T細胞分子擔任。目前常見的TCR異雙元體有兩種不同的組合，即αβ TCR與γδ TCR，在周邊成熟的T細胞其表面大多表現αβ TCR，約占95%，少數約不到5%γδ TCR。

✅ T 細胞接受器基因的重組

1. T 細胞接受器基因的位置與組成

　　人類T細胞接受器α與γ次單元的基因位於第14對染色體上，而β及δ次單元的基因則在第7對染色體上。TCR基因不論在基因的排列或基因重組的機制皆與免疫球蛋白相似，兩者在基因序列上皆包含多個變異區（V區）、多樣性區（D區）及連結區（J區）等基因組成片段。TCR α次單元類似免疫球蛋白的輕鏈部位，只含有V及J基因區；β次單元則類似免疫球蛋白的重鏈部位，除了V及J基因區外，還有D基因區。TCR必須經過基因重組作用才具有生理功能，與抗體相同，需要有V、D及J基因的重組才可產生具多樣性的抗原結合位置。

2. T 細胞接受器基因的重組過程

　　在T細胞發育過程中，TCR基因重組是在胸腺內發生，而與B細胞不同的是，在抗原刺激T細胞後，其抗原結合位置並沒有更進一步的突變，因此TCR並無親和力成熟(affinity maturation)的現象，也沒有如免疫球蛋白一樣有固定區的類別轉換(class switch)，因此，T細胞接受器只能作為抗原辨識之用，而B細胞除了接受器能辨識抗原之外，還可分泌抗體引起體液性免疫反應。

　　在TCR的α次單元基因上，一個V基因區經由DNA重組作用與J基因區結合；而β次單元基因則需經過兩次重組，先由一個D基因區與J基因區重組，再連接上一個V基因區，因此TCR的基因重組機制與抗體是類似的。待DNA重組完成即可進行轉錄作用，轉錄時，初級RNA (primary RNA)會進行剪切(splicing)將內含子(intron)的序列切除，而與固定區(C region)合成一完整的訊息RNA (mRNA)；再經由轉譯mRNA便可得到α或β鏈的蛋白質，最後組合成具功能性的α/β異雙元體。完整的異雙元體具有抗原結合位置、變異區、固定區、跨膜區域(transmembrane domain)及位於細胞（細胞質）內的尾端蛋白質。

　　TCR製造完成後會與CD3結合，CD3複合物(CD3 complex)是由四種膜蛋白所組成，包括位於第11對染色體上三個相近的基因負責編碼的蛋白質，分別是：γ、δ及ε鏈，以及第1對染色體所負責的ζ鏈。在細胞表面，由TCR與CD3分子組成了具功能性的T細胞接受器複合物(T-cell receptor complex)（圖7-3）。因此當MHC呈現的抗原被αβ TCR辨識，CD3複合物即可將訊號傳入細胞內部而活化T細胞。

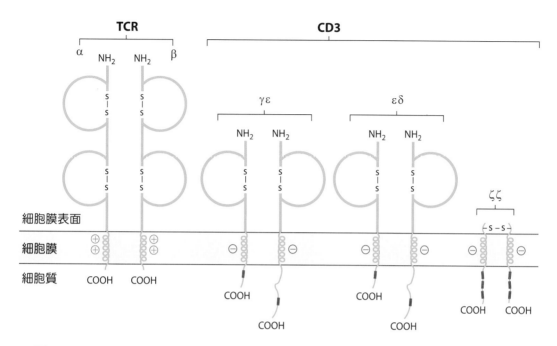

● 圖7-3　ＴＣＲ與ＣＤ３分子複合物。細胞質區域紅色方塊為免疫接受器酪胺酸活化基體 (immunoreceptor tyrosine-based activation motif, ITAM)，可傳遞TCR-CD3複合物的訊息至T 細胞內。

抗原的處理與呈現

　　TCR辨識抗原必須先經由抗原呈現細胞(APC)將抗原分解成蛋白質胜肽片段，此一過程稱為抗原的處理(antigen processing)，而胜肽片段與主要組織相容性複合物結合後，始能表現在細胞表面，此過程稱為抗原呈現(antigen presentation)。

　　感染人體的微生物可以分為兩大類，第一類是會進入細胞內增殖者，如：病毒；另一類是生存在細胞外，如：大部分的細菌。病原體進入細胞內後，能在兩個截然不同的部位或環境繁殖，例如病毒與某些細菌能在細胞質或細胞核（或鄰近細胞核處）繁殖，而大多數細菌則在細胞外增殖或分泌毒素造成病變。於細胞外增殖的細菌及其毒素會被宿主細胞以吞噬、胞飲或巨胞飲(macropinocytosis)等方式攝入並送至細胞之液泡系統，然後這些外來的抗原經處理後再呈現給T細胞。因為感染微生物的不同，負責的T細胞也可以分成兩類，一類專門對抗細胞內感染（CD8$^+$T細胞），另外一類則對抗細胞外的感染（CD4$^+$T細胞），例如存在於胞外空間的細菌與自由懸浮體液中的病毒顆粒。

7-3　抗原的呈現

MHC 分子與抗原胜肽結合

MHC分子的抗原結合位置可以和很多不同胺基酸序列的蛋白質片段結合，這種退化的結合特異性(degenerate binding specificity)與蛋白質片段結合位置有關，而此部位正是MHC分子表面上的凹槽(groove)。在凹槽內每一個胜肽片段以非共價鍵緊緊地被抓住，第一類MHC能結合的胜肽片段長度較短，大約是8~10個胺基酸，而第二類MHC的凹槽口袋較寬敞，結合的胜肽片段也較長且較有變化，通常有13~25個胺基酸。

與MHC分子結合並呈現的抗原胜肽片段，是蛋白質抗原在細胞內部被分解後所產生的，來自胞外及胞內的蛋白質抗原會先存在胞內不同的區間，再由不同胞內分解路徑處理而成為胜肽片段。來自胞內的病原菌蛋白質先在細胞質被分解成胜肽片段，再送到內質網與第一類MHC結合。而來自胞外的微生物及蛋白質則須先經吞噬作用進入細胞內，然後在溶小體或其他細胞內部的液泡內分解成胜肽片段，直接與第二類MHC結合。

第一類 MHC 的抗原處理與呈現

當病毒感染人類細胞時，會利用細胞核醣體合成病毒的蛋白質，這些蛋白質在組合成病毒顆粒之前會先儲存在細胞質內；被感染的細胞則利用它的分解系統將一些病毒蛋白質分解成胜肽片段，再與第一類MHC結合之後呈現給CD8[+]T細胞，進行細胞毒殺作用。

細胞質內有一群桶狀蛋白質複合物稱為蛋白質酶體(proteasome)，它能分解很多不同的蛋白質。蛋白質酶體的中空柱之內襯是其蛋白酶活化區，能將蛋白質引入中空柱內，並在該處分解成較短片段之胜肽。當蛋白質酶體作用完後，抗原胜肽自細胞質經抗原處理相關運送體(transporter associated with antigen processing, TAP)送至內質網。TAP是一個異雙元體(heterodimer)分子，由兩個構造類似的胜肽鏈－TAP-1及TAP-2所組成，TAP是負責將抗原胜肽由細胞質輸送到內質網的工具。

　　另一方面，新合成的第一類MHC的α鏈與β₂-微球蛋白也會被運送到內質網完成組合，待與被運送到內質網的抗原胜肽結合之後，才完成最後的蛋白質摺疊。至此時，抗原胜肽與第一類MHC結合後，即可快速將抗原胜肽快速運送到細胞表面（圖7-4），再呈現給CD8⁺T細胞，活化CD8⁺T細胞的毒殺功能。

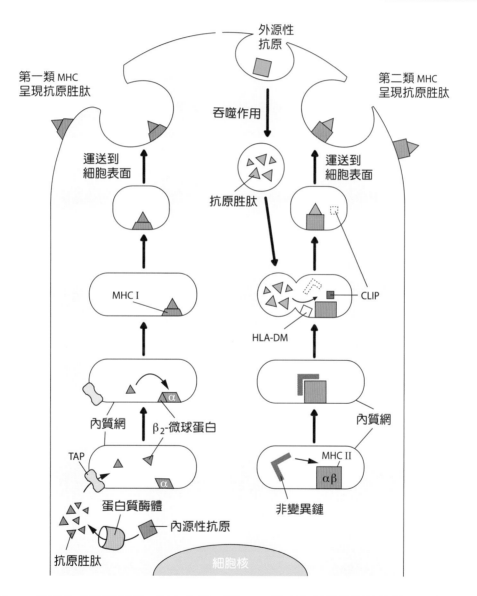

● **圖7-4**　抗原的處理與呈現。圖左為第一類MHC呈現內源性抗原的途徑，圖右則為第二類MHC呈現外源性抗原的途徑。

第一類MHC分子除非與胜肽結合，否則它們無法離開內質網，而有一種免疫缺陷疾病稱為貝爾淋巴球症候群(bare lymphocyte syndrome)，它的TAP沒有功能，因此不能將抗原胜肽送入內質網，病患的細胞因為此種缺陷，使得表現在細胞表面上的第一類MHC抗原胜肽不足，故無法活化CD8$^+$T細胞（詳見第17章－免疫缺陷疾病）。

第二類 MHC 的抗原處理與呈現

當受到胞外的細菌或可溶性蛋白質的抗原入侵時，則是利用另外一種不同的胞內路徑來處理抗原。大部分的細胞都能利用細胞內噬(endocytosis)的方式將抗原吞入細胞內，當抗原被內噬之後，即可在細胞內形成內噬液泡(endocytosis vacuole)，再與細胞質內的初級溶小體(primary lysosome)融合成次級溶小體(secondary lysosome)；此時，液泡可藉由膜上的質子幫浦將細胞質內的氫離子送進液泡，改變液泡內部pH值，使得溶小體內的酸性水解酶活化，進而將抗原分子分解形成較小片段的抗原胜肽，再與新合成的第二類MHC結合，然後輸送到細胞膜表面。

新合成的第二類MHC分子在與抗原胜肽結合前，會先與「非變異鏈(invariant chain, Ii)」結合，而非變異鏈的功能有二：(1)阻止第二類MHC與細胞內未成熟的胜肽結合；(2)將製造完成的第二類MHC輸送到低pH值的胞內液泡，等待與抗原胜肽結合。隨後非變異鏈被分解成「第二類相關非變異鏈胜肽(class II-associated invariant chain peptide, CLIP)」，而在液泡內的HLA-DM分子會將CLIP消除，並穩定抗原胜肽與第二類MHC的結合。

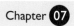

CD4$^+$與 CD8$^+$T 細胞的功能

　　循環中的T細胞依據膜表面醣蛋白種類的不同可以分成兩類：一類是表現CD4分子的輔助性T細胞(T$_H$ cell)，另一類是表現CD8分子的毒殺性T細胞(T$_C$ cell)，這兩類T細胞有不同的功能，且處理不同形式的病原菌。CD8$^+$T細胞有毒殺作用，其主要功能是殺死受病毒感染的細胞或細胞質被細菌侵入的細胞，幫助宿主除去感染源。而CD4$^+$T細胞的功能是分泌細胞激素，活化其他作用細胞，以協助免疫系統對抗細胞外病原菌的感染。由此可知，CD8$^+$T細胞是負責消除細胞內寄生的微生物，而CD4$^+$T細胞則是處理細胞外感染的病原體。

T 細胞的活化與 MHC 分子

　　對於某些特定來源的感染需活化適當種類的T細胞，而MHC分子在其中扮演著重要的角色。MHC分子有兩種不同類型：第一類MHC及第二類MHC，它們各自呈現抗原給不同的T細胞。第一類MHC分子呈現來自細胞內的抗原給CD8$^+$T細胞，而第二類MHC分子呈現來自細胞外的抗原給CD4$^+$T細胞。當TCR辨識到含有特定蛋白質胜肽片段與MHC分子的複合物時，再加上第一類MHC分子和CD8或第二類MHC分子和CD4之間的互相作用，可以達成抗原的呈現功能。由於CD4及CD8分子也牽涉到抗原的辨識，因此它們亦稱為T細胞輔助接受器(co-receptor)；此外，某些細胞激素如IFN-γ，也具有增加第一與第二類MHC分子之表現的能力。

MHC 分子的結構

　　第一類與第二類MHC都是細胞膜上的醣蛋白，有相似的三度空間結構，只是以不同的方式組成。具有細胞核的細胞幾乎都會表現第一類MHC，第一類MHC是由一條穿透細胞膜的重鏈－α鏈，以非共價鍵和一個小分子－β_2-微球蛋白組合而成（圖7-5），α鏈具有三個功能區域（α_1、α_2與α_3），與蛋白質胜肽抗原結合的部位是由α_1與α_2兩個區域負責。第一類MHC的α鏈是由MHC基因編碼而成，在人類是由第6對染色體負責，但β_2-微球蛋白則不是由MHC基因編碼，而是由第15對

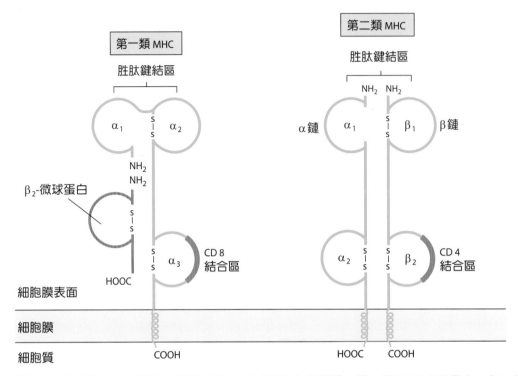

● **圖7-5** 第一類MHC（圖左）及第二類MHC（圖右）的構造。第一類MHC分子具有一個α_3的跨膜區、α_1與α_2的胜肽鍵結區及一個β_2-微球蛋白；第二類MHC分子則有二個（α_2與β_2）跨膜區及二個胜肽鏈結區（α_1與β_1）。

染色體所製造，沒有穿透細胞膜，但可以穩定第一類MHC的結構。而第二類MHC多表現在參與免疫反應的B細胞、樹突狀細胞及巨噬細胞上；第二類MHC分子含有兩條跨膜鏈（α及β），每條鏈各提供一個蛋白質胜肽片段作為抗原結合區域（α_1與β_1），以及一個類似免疫球蛋白的支持功能部位，第二類MHC分子全部都是由MHC基因編碼而形成。

第一類及第二類MHC分子的功能部位不僅有胜肽片段抗原結合位置，它們亦與CD4及CD8輔助接受器結合；其中CD8分子與第一類MHC的α_3區域結合，而CD4則與第二類MHC的β_2區域作用，如此加強MHC分子與T細胞的作用。

表 7-2　第一類 MHC 和第二類 MHC 的比較

比較項目	MHC I	MHC II
1. 基因表現	A、B、C	DP、DQ、DR
2. 細胞表現	所有具有細胞核的細胞、血小板、老鼠的紅血球	B 細胞、單核球、巨噬細胞、樹突狀細胞
3. 呈現的對應細胞	T_C (CD8$^+$)	T_H (CD4$^+$)
4. 途徑	內源性途徑	外源性途徑
5. 抗原	受病毒感染細胞、腫瘤細胞	細菌、可溶性蛋白
6. 專一性蛋白	TAP、proteasome	Invarient chain (Ii)、CLIP、HLA-DM
7. CD4/CD8 接合位置	α_3-chain	β_2-chain
8. 胜肽鍵結區的構造	close	open
9. 接合胜肽	8~9 個胺基酸	12~25 個胺基酸

7-5　超級抗原 (Superantigen)

　　有些細菌可以躲過MHC或TCR的辨識，而直接使得免疫系統的調節失衡；常見於細菌分泌的毒素，例如：A群鏈球菌產生的化膿性外毒素(pyrogenic exotoxin)、金黃色葡萄球菌產生的腸毒素(enterotoxin)及毒性休克症候群毒素-1 (toxic shock syndrome toxin-1, TSST-1)。此類毒素不需經過抗原處理程序即可同時結合MHC II和TCR，而大量活化T細胞，使得CD4$^+$T細胞持續分泌細胞激素，產生全身性休克症候群的現象，因此便將此種毒素稱為超級抗原(superantigen)（如圖7-6）。

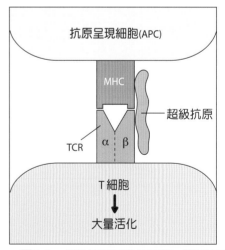

圖7-6　超級抗原可直接與第二類MHC及TCR結合而大量活化T細胞。

摘 要 SUMMARY

1. 免疫系統具有對於外來抗原產生高度專一性的辨識及反應的功能，此專一性主要由T細胞與B細胞所負責。

2. B細胞是藉由表面的免疫球蛋白與Ig-α/Ig-β鏈所組成的B細胞接受器(BCR)作為辨識抗原的接受器。BCR可傳遞訊號以活化B細胞，而使之增殖並產生專一性抗體。

3. T細胞則藉由細胞表面的T細胞接受器(TCR)進行抗原辨識；TCR無法直接辨識抗原，因此必須經由抗原呈現細胞(APC)處理過後，再由主要組織相容性複合物(MHC)呈現在其細胞表面，如此才能活化T細胞，此稱之為MHC的限制(MHC restriction)。

4. 有兩種不同種類的MHC分子，第一類MHC呈現來自細胞內的抗原給$CD8^+$T細胞，而第二類MHC呈現來自細胞外的抗原給$CD4^+$T細胞。

5. 在人類，負責抗原處理及呈現的MHC分子及相關的蛋白質是由第6對染色體上一群相關的基因－稱為人類白血球抗原(human leukocyte antigen, HLA)負責編碼的。

6. 第一類HLA基因在大部分有核的細胞都會表現，包含有三個多形性的基因，分別是HLA-A、HLA-B及HLA-C，由α鏈和β_2-微球蛋白所組成。至於第二類HLA基因亦區分為三種，即HLA-DP、HLA-DQ及HLA-DR，由α及β鏈所構成。

7. 移植的排斥反應最主要是捐贈者細胞和接受者細胞之間MHC不同所產生強烈的免疫反應而造成的。

8. TCR是由兩個不同次單元經由雙硫鍵的連接而形成的異雙元體(heterodimer)醣蛋白，具有一個與抗原結合的位置，類似免疫球蛋白的V區。

9. TCR的異雙元體有兩種不同組合：αβ TCR (95％)及γδ TCR (1~5％)，且兩者不能同時存在於T細胞。

10. TCR必須經過基因重組(gene recombination)才具有功能，而V、D及J的重組亦造成了抗原結合位置的多樣性。

11. 在T細胞表面，CD3複合物及TCR間穩定的連結構成了功能性的T細胞接受器複合物(T-cell receptor complex)，當MHC呈現的抗原被αβ TCR異雙元體辨識後，CD3複合物蛋白質再將訊號傳入細胞內部，而活化T細胞。

12. 內源性抗原會經細胞質內的蛋白質酶體分解成較短片段的胜肽，再由抗原處理相關運送體將抗原胜肽運送到內質網內與第一類MHC結合。

13. 外源性抗原是經由吞噬作用進入細胞，再經溶小體分解成較小的抗原胜肽，經第二類MHC結合，再輸送到細胞表面。

14. 內源性抗原（如：病毒）大多經第一類MHC呈現，活化CD8$^+$T細胞。外源性抗原（如：細菌）則經第二類MHC呈現，活化CD4$^+$T細胞。

15. 超級抗原可以躲過TCR與MHC的辨識，不需要經過抗原處理程序，即可同時結合上第二類MHC和TCR，而直接活化CD4$^+$T細胞，發生休克症候群；這些超級抗原如：葡萄球菌產生的毒性休克症候群毒素、A群鏈球菌的化膿性外毒素。

學後測驗 EXERCISE

1. 關於組織相容性複合體(MHC)的敘述，下列何者正確？(A)所有有核細胞均表現第II類MHC (MHC class II)　(B)樹突細胞利用第I類MHC (MHC class I)呈現抗原活化CD4 T細胞　(C)蛋白分子必須經過適當的裂解形成短胜肽才能被MHC分子呈現　(D)第I類MHC主要呈現11~13個胺基酸的胜肽

2. 下列細胞何者通常不具專業抗原呈現細胞(professional antigen-presenting cell)之功能？(A)樹狀細胞(dendritic cell)　(B) B細胞(B cell)　(C)平滑肌細胞(smooth muscle cell)　(D)巨噬細胞(macrophage)

3. 當體細胞受到病毒感染後，主要啟動下列何種細胞的功能，可以有效的控制病情？(A) B細胞　(B) CD8 T細胞　(C)樹狀突細胞(dendritic cell)　(D)肥大細胞

4. 有關人類主要組織相容性複合體(MHC)分子的敘述，下列何者正確？(A)第一型主要組織相容性複合體分子可被B淋巴細胞接受器所辨識　(B)每個人的主要組織相容性複合體分子與雙親中的一人完全相同　(C) B淋巴細胞能受到主要組織相容性複合體分子刺激活化，進而產生細胞激素(cytokine)　(D)主要組織相容性複合體分子呈現抗原，可被T淋巴細胞接受器所辨識，與其活化有關

5. 有關主要組織相容抗原複合物(major histocompatibility complex, MHC)，下列敘述何者正確？(A)大部分的人類細胞會表現第二類MHC，但只有少數型態的細胞表現第一類MHC　(B)與MHC第二類分子結合的抗原胜肽(antigen peptide)以8~10個胺基酸最適宜　(C)當MHC有差異時將引起移植時排斥反應　(D)MHC第二類分子在內質網(endoplasmic reticulum)與抗原胜肽(antigen peptide)結合

6. 對超級抗原(superantigen)的敘述，下列何者錯誤？(A)引起中毒性休克症候群為一種超級抗原　(B)超級抗原可非專一性活化T細胞　(C)超級抗原需經由抗原呈現細胞(APC)處理後才能活化T細胞　(D)超級抗原與抗原呈現細胞(APC) MHC II結合

7. 下列何者是哺乳動物細胞表面之組織相容性抗原(major histocompatibility complex, MHC)的功能？(A)增加吞噬細胞的活力　(B)將抗原呈現給B細胞辨識　(C)將抗原呈現給T細胞辨識　(D)促進免疫細胞在組織中的移行

8. 下列哪種分子對T細胞的活化有抑制效果？(A) CD2　(B) CD28　(C) CTLA-4　(D) CD56

9. CD8 T細胞可認識抗原與下列何者之組合：(A) MHC I（主要組織相容性複合體I）(B) MHC II（主要組織相容性複合體II）　(C) MHC III（主要組織相容性複合體III）　(D) MHC IV（主要組織相容性複合體IV）

10. 下列細胞激素(cytokine)何者屬於第二型輔助性T細胞(T_H2)所分泌？(A) IFN-γ　(B) IL-12　(C) TNF-β　(D) IL-5

11. 下列何細胞屬於毒殺T細胞的標記？(A) CD9　(B) CD4　(C) CD8　(D) CD10

12. 有關TCR，下列的描述何者是不正確的？(A) TCR可與抗原呈現細胞表面MHC分子及抗原片段結合　(B) TCR的產生有經過基因之重組　(C) TCR是由兩個不同分子以雙硫鍵結合　(D) TCR要辨識自體的MHC分子，所以不具抗原特異性

13. 在感染細胞內所合成的病毒抗原，主要是和下列何者結合而出現在細胞膜上？(A) MHC I（主要組織相容性複合體I）　(B) MHC II（主要組織相容性複合體II）　(C) 抗體　(D)補體

14. HLA-A為：(A)血型A型者的紅血球抗原　(B)人類血小板特異性抗原　(C) MHC I（主要組織相容性複合體I）　(D) MHC II（主要組織相容性複合體II）

15. 下列何者不參與MHC限制作用(MHC restriction)？(A)辨識self或nonself MHC　(B)抗原呈現(Ag presentation)　(C) TCR的辨識(recognition)　(D)抗體類別轉換(class switch)

16. 人類第六對染色體上的MHC基因所控制、製造的產物中，可由血清中檢查出來的是：(A)細胞間素(interleukin)　(B) β_2-微球蛋白(β_2-microglobulin)　(C)免疫球蛋白(immunoglobulin)　(D)補體(complement)

17. MHC II（主要組織相容性複合體II）的peptide binding region是由什麼組成？(A) α1和α2 domain　(B) β1和β2 domain　(C) α1和β1 domain　(D) α2和β2 domain

18. MHC I（主要組織相容性複合體I）重鏈的基因是位於：(A) chromosome 6　(B) chromosome 15　(C) chromosome 2　(D) chromosome 5

掃描 QR code
或至 reurl.cc/OpRLG7 下載「學後測驗」解答

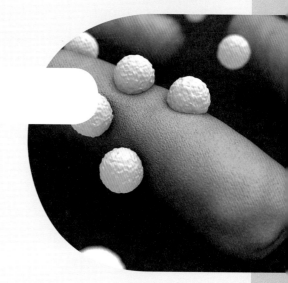

08
CHAPTER

淋巴細胞的活化

Lymphocytes Activation

為因應各種環境的改變，細胞必須有能力自行調控基因的表現和蛋白質的合成，使細胞能維持在一個最佳的活化與生存狀態。而為了將環境中的訊息由細胞外傳入細胞內，就必須要有特定的接受器和訊息傳遞路徑。而訊息的傳遞與調控便是由接受器以及訊息傳遞的中間媒介，經由一連串酵素所造成的蛋白質磷酸化(phosphorylation)或去磷酸化(dephosphorylation)，而將訊息傳遞到細胞核內，便可以活化轉錄因子而啟動新的基因表現，同時亦可調控細胞的活化。

8-1 淋巴細胞活化的機制

結合根與接受器 (Ligand and Receptor)

在淋巴細胞表面的接受器均具有傳導連結胞外與胞內訊號的功能。當接受器(receptor)與結合根(ligand)結合後，會改變接受器的結構，此時有些接受器會引發細胞膜上離子通道的開啟，改變細胞內的離子濃度，作為胞內訊號的轉變；有些接受器則因結構的改變而影響到接受器本身在細胞的位置，進而活化細胞內其他相關的蛋白質與酵素，以調控細胞的訊息傳遞。

淋巴細胞表面之抗原接受器與結合根結合後，可傳導訊號使接受器群聚(cluster)在細胞表面；一旦抗原接受器發生交叉連結(cross-link)的群聚作用時，就可加強訊號傳送給細胞。就T細胞的活化而言，是由MHC呈現抗原給T細胞接受器(TCR)，使接受器發生群聚作用（圖8-1）；而在B細胞接受器(BCR)方面，則可直

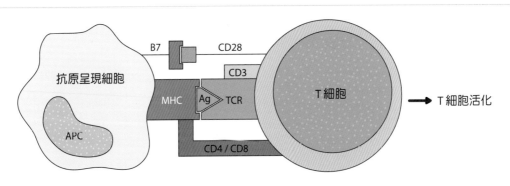

● 圖8-1　T細胞的活化。由於T細胞膜表面的接受器與傳遞訊息的分子發生群聚作用，使訊息大量往T細胞內傳遞，而活化T細胞。

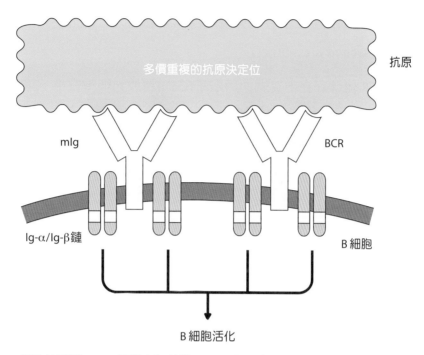

● 　圖8-2　B細胞接受器(BCR)需與多價的抗原發生交叉連結，才能活化B細胞。

接與抗原顆粒發生交叉連結而活化B細胞。可活化B細胞的抗原大多具有重複的抗原決定位，因此有能力促使B細胞表面的接受器發生群聚，而加強細胞內訊息的傳遞（圖8-2）。

胞內訊息傳遞途徑

　　為了將外在的訊息由細胞外傳入細胞內，細胞表面接受器通常具有活化細胞內訊息傳遞途徑的能力。而在訊息傳遞時，大多是利用激酶使接受器的蛋白質磷酸化，再經由訊息傳遞途徑將訊號送入細胞核中，進而活化或抑制細胞核中基因的表現，以調控細胞的特性。例如B細胞與T細胞的活化，便是由抗原接受器活化位於細胞質的Src激酶(Src kinase)與Janus激酶(Janus kinase, JAK)以啟動訊息傳遞。

　　在訊息的傳遞過程中，會有一些細胞質內的蛋白質被移動到活化態接受器的附近，以參與訊息的傳導，例如磷脂酶C-γ (phospholipase C-γ, PLC-γ)，此酵素含有兩個SH2區，可與磷酸酪胺酸結合，並使酪胺酸的殘基被PLC-γ磷酸化；接著，它將細胞膜的4,5-二磷酸磷脂醯肌醇(phosphatidylinositol 4,5-bisphosphate, PIP_2)切割成1,4,5-三磷酸肌醇(inositol trisphosphate, IP_3)與二醯基甘油(1,2-diacylgycerol,

DAG)兩個分子，這兩個分子具有增強及維持訊號的能力，在訊號的傳遞過程中稱之為第二傳訊者(second messenger)。

另一方面，IP_3使儲存在內質網的鈣離子(Ca^{2+})釋放到細胞質中，導致細胞質內Ca^{2+}濃度迅速上升；並激發細胞膜的鈣離子孔道開啟，而使更多的Ca^{2+}流入細胞內，因此，Ca^{2+}也可當作第二傳訊者。細胞內增加的Ca^{2+}會結合到鈣調蛋白(calmodulin)上而使其活化，接著訊號向細胞內傳送，最後進入細胞核（圖8-3）。

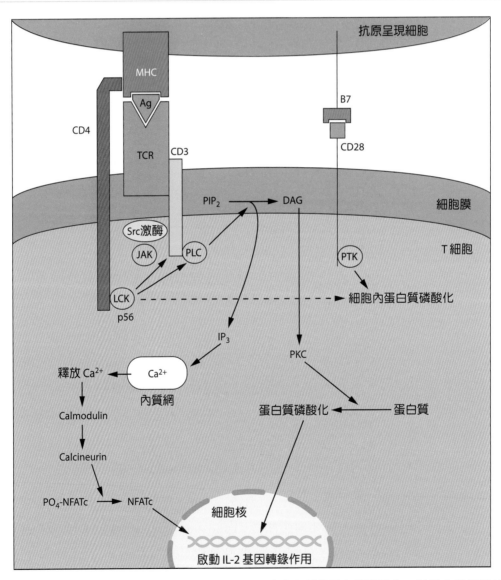

● **圖8-3** T_H細胞活化的訊息傳遞途徑。由細胞內的激酶刺激蛋白質磷酸化，並使內質網釋放大量Ca^{2+}，共同將訊息傳入細胞核內，啟動細胞的活化。

此外，二醯基甘油(1,2-diacylgycerol, DAG)則持續地結合在細胞膜的內面；DAG可活化蛋白質激酶C (protein kinase C, PKC)。在未受到刺激的細胞中，PKC以非活化狀態分布於細胞質中，當細胞接受外界訊號時，會導致細胞質中的PKC轉移到細胞膜內面，而被DAG活化。PKC是絲胺酸／酥胺酸蛋白激酶的一種，它可活化一些參與訊息傳遞的分子，最後將訊號傳入細胞核，此為T_H細胞的活化機轉。

8-2　B 細胞與 T 細胞的活化

✅ B 細胞的活化

B細胞的訊息傳遞完全依靠位於B細胞接受器細胞質內的Ig-α鏈和Ig-β鏈上的免疫接受器酪胺酸活化基(immunoreceptor tyrosine-based activation motif, ITAM)。B細胞在細胞質內的Ig-α鏈和Ig-β鏈各含有一個ITAM，因此在B細胞接受器的末端會有兩個ITAM。ITAM會藉由兩個酪胺酸之間的組合與蛋白酶的SH2區域產生高親和性的結合。因此，在B細胞，當抗原與接受器結合時，Ig-α與Ig-β鏈的ITAM酪胺酸被Src激酶（如：Blk、Fyn或Lyn）磷酸化，接著訊息向細胞內傳送，最後造成基因的表現或細胞的活化（圖8-4）。

✅ T 細胞的活化

T細胞接受器(TCR)與CD3複合物位於T細胞膜上，而CD3分子在跨膜區域具有負電荷的酸性殘基，可與帶正電荷的TCR α、β鏈作用；而CD3分子的功能很類似B細胞接受器的Ig-α鏈和Ig-β鏈，在細胞質內的尾端皆含有ITAM，因此亦有能力將訊息傳導進細胞核，而活化T細胞。

以T_C細胞的活化機轉說明，通常執行毒殺作用的T細胞為CD8⁺的毒殺性T細胞(cytotoxic T lymphocyte, CTL)，當CTL與目標細胞(target cell)結合後，會活化毒殺性T細胞使其進行以下兩種毒殺機制：

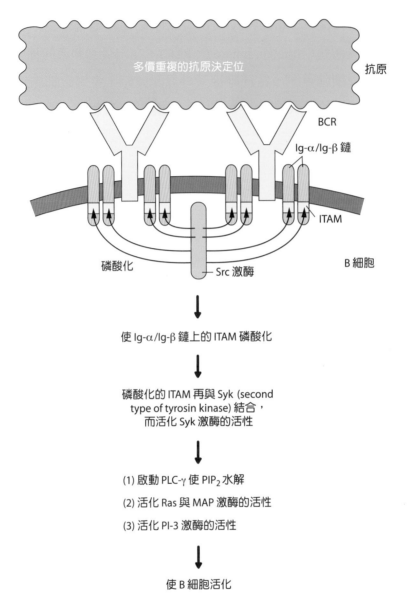

● **圖8-4** B細胞活化的訊息傳遞途徑。

1. 孔洞蛋白(perforin)作用：當目標細胞與CTL結合後，會使活化的CTL釋放出孔洞蛋白，在鈣離子(Ca^{2+})的存在下，這些孔洞蛋白聚集在細胞膜成孔洞狀，而使目標細胞溶解掉。

2. 進行細胞凋亡(apoptosis)：活化的CTL表面的FasL (Fas ligand)和目標細胞表面的Fas結合，啟動目標細胞內部進行細胞凋亡，如此一來也完成了細胞毒殺。

8-3　輔助刺激分子的作用

　　T細胞接受器在與輔助接受器（CD4或CD8）群聚時，才能產生適當的訊號，再加上抗原呈現細胞的輔助刺激分子(co-stimulatory molecules)的作用，可加強T淋巴球的活化。當抗原呈現細胞藉由MHC將抗原呈現給T細胞接受器時，必須再利用其表面的輔助刺激分子協助活化T細胞，最常見的是透過抗原呈現細胞上的B7分子與T細胞表面的CD28分子結合，以加強T淋巴球的活化（圖8-5）。

　　B細胞亦有與T細胞相似的輔助刺激機制，B細胞輔助接受器(B-cell co-receptor)有三種：CD19、CD21與CD81，其中CD21分子是補體C3d的接受器，可與抗原上的補體成分結合，因此B細胞受器和CD21（結合了抗原上的補體C3d）會發生交叉連結，以誘導CD19的細胞內末端磷酸化，再活化B細胞。

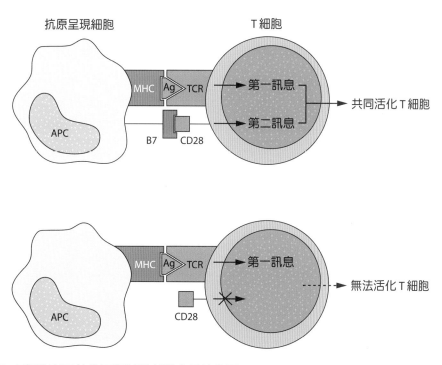

● 圖8-5　T細胞表面的分子與輔助刺激分子的作用。

8-4　類鐸接受器 (Toll-Like Receptors, TLRs)

　　免疫細胞上有一群接受器，用來偵測各種外來物質，稱為「類鐸接受器」(toll-like receptor, TLR)，主要參與未引發專一性抗體的「非特異性免疫反應」。此接受器是一種跨膜接受器(transmembrane receptor)，位於巨噬細胞(macrophage)、樹突狀細胞(dendritic cell)及上皮細胞(epithelial cell)的細胞膜上，一旦致病原與接受器結合後，例如：TLR3負責偵測外來的雙股RNA病毒，而TLR4負責搜尋細菌的內毒素脂多醣等（圖8-6），會引起細胞激素基因的活化，進而引起發炎(inflammation)及吞噬作用(phagocytosis)。

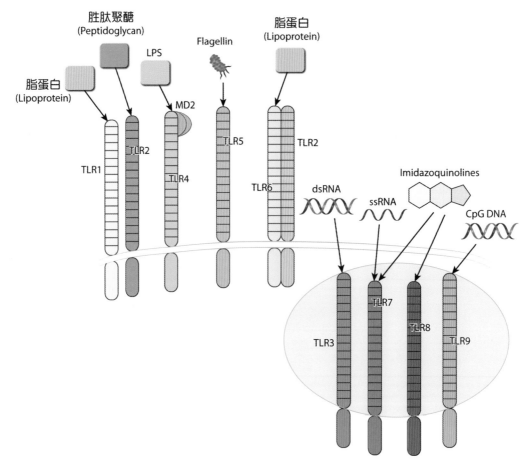

● **圖8-6　類鐸接受器及其結合根（目標物）。**

摘 要 SUMMARY

1. 訊息的傳遞與調控主要是經由接受器和一連串由酵素所造成的蛋白質磷酸化(phosphorylation)或去磷酸化(dephosphorylation)作用來調控。

2. 經由MHC分子將抗原呈現給TCR，使得TCR群聚而加強訊息傳遞，以活化T細胞。

3. 抗原分子直接與B細胞接受器(BCR)交叉連結，促進訊息傳遞而活化B細胞。

4. 淋巴球的訊息傳導是由兩種激酶：Src激酶(Src kinase)與Janus激酶(Janus kinase, JAK)所啟動。

5. B細胞的訊息傳遞是藉由Igα/Igβ鏈上的免疫接受器酪胺酸活化基(ITAM)磷酸化，而將訊息往細胞內傳送。

6. T細胞的訊息傳遞則是由CD3分子在細胞質內的ITAM磷酸化，而活化T細胞。

7. T細胞藉由CD28與B7輔助刺激分子的作用，而加強T細胞的活化。B細胞具有與T細胞類似的輔助刺激機制，如：CD19、CD21與CD81，以加強B細胞的活化。

學後測驗 EXERCISE

1. T細胞與B細胞之間的交互作用能增強宿主對抗微生物的防禦。下列何者不需要T細胞的參與？(A)B細胞從產生IgM的反應轉變成IgG　(B)對細菌夾膜多醣快速產生抗體反應　(C)刺激B細胞的增殖與分化　(D)引起續發性、抗體增量反應

2. 下列分子可與B7-1/B7-2 (CD80/CD86)結合後，抑制T細胞活化的為：(A) CD28 (B) CTLA-4 (CD152)　(C) CD4　(D) CD56

3. 有關免疫系統作用的敘述，下列何者正確？(A)免疫系統的抗原特異性是藉由T淋巴細胞表面的抗原受器(TCR)和B淋巴細胞表面的抗體來達成　(B)施打COVID疫苗是一種被動免疫　(C)在第二次免疫反應時產生的抗體較第一次反應慢，但是量較多，且主要以IgM為主　(D) B淋巴細胞的發育過程要經胸腺的作用才能成熟

4. 關於T細胞及B細胞對於抗原的辨識，下列敘述何者正確？(A) B細胞可以辨識無數的抗原，但是T細胞對於抗原的辨識有其限制　(B) B細胞辨識自然性抗原，而T細胞辨識與MHC相接合的抗原　(C) B細胞以細胞表面的免疫球蛋白辨識抗原，而T細胞以細胞表面之細胞激素接受器辨識抗原　(D) B細胞必須辨識與細胞第一類MHC結合的抗原，而T細胞則為辨識第二類MHC結合的抗原

5. 使用CD3單株抗體作淋巴球分類檢查，下列何種細胞無法檢驗出？(A) NK細胞 (natural killer cell)　(B)第一型輔助性T細胞(T_H1)　(C)第二型輔助性T細胞(T_H2)　(D)毒殺性T細胞(cytotoxic T cell)

6. 下列何者不是B細胞的標記抗原？(A) CD19　(B) CD21　(C) Surface Ig　(D) CD3

7. 下列關於T細胞活化的敘述，何者正確？(A)始於protein kinase C的活化及鈣離子進入T細胞　(B)始於phospholipase C及MAP kinase的活化　(C)始於MHC-peptide及T細胞受體的結合　(D)不須要CD4或CD8分子之參與

8. T細胞活化過程中，鈣離子進入T細胞與下列何種分子結合？(A) protein kinase C (B) MAP kinase　(C) Zap-70　(D) calmodulin

9. 下列何者是T細胞和B細胞在辨識抗原上的共同點？(A)具有相同的抗原接受器　(B)都必須有組織相容性抗原(major histocompatibility complex)的參與　(C)都以抗原的三級結構為主要辨識目標　(D)具有辨識多樣抗原的能力

10. Thymus-independent (TI)抗原中type 2、type 1的主要不同處在於，type 2不具有：(A)免疫記憶　(B)多株性活化　(C)親和性成熟　(D)抗體類別轉換

掃描 QR code
或至 reurl.cc/OpRLG7 下載「學後測驗」解答

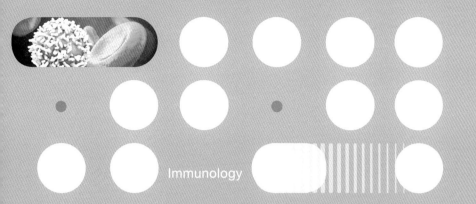

Immunology

淋巴球的發育與成熟

PART III

IMMUNOLOGY

B細胞的發育與成熟

B Cell Development and Maturation

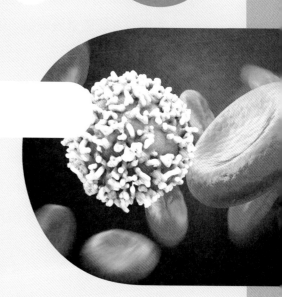

在出生前，胚胎的卵黃囊以及胎兒的肝臟和骨髓，皆為 B 細胞發育成熟的主要位置；出生後，產生 B 細胞的地方主要位於骨髓中。從發育到成熟分為兩大階段：抗原非依賴時期 (antigen-independent phase) 與抗原依賴時期 (antigen-dependent phase)。除了抗原的刺激之外，B 細胞仍需進行基因的重組，才有能力成為活化的 B 細胞或漿細胞，以分泌抗體執行體液性免疫反應。

9-1　B 細胞的生成與發育階段

B細胞於骨髓中發育的期間，會進行一連串免疫球蛋白的基因重組，因為此過程是在缺乏抗原的環境下所進行，所以稱為抗原非依賴時期。

發育成熟的B細胞隨後便離開骨髓，此時期細胞膜上會表現具單一抗原特異性的免疫球蛋白（IgM或IgD）。離開骨髓後的成熟B細胞，在未遇到抗原前稱為天然B細胞(naive B cell)，此細胞會經由血液和淋巴液運送至繼發性淋巴器官(secondary lymphoid organ)，如：脾臟和淋巴結；當有抗原與B細胞上具單一抗原特異性的免疫球蛋白結合時，便會使B細胞活化，此時B細胞會開始大量增生，稱為細胞株的擴展(clonal expansion)，而且B細胞會分化形成可分泌不同抗體的漿細胞(plasma cell)和記憶性B細胞(memory B cell)。B細胞所產生的抗體會進行同質異體型的轉換，即抗體的重鏈由μ (IgM)轉換成γ (IgG)、α (IgA)或ε (IgE)，而此現象便稱為類別轉換(class switch)；就在此時期抗體會經過親和力成熟(affinity maturation)的時期，之後抗體與抗原之間平均親和力會逐漸增強。而在B細胞活化和分化的這段過程均需要抗原的存在，因此稱為抗原依賴期。

B 細胞的發育階段

B細胞發育成熟的過程可分為四個時期（如圖9-1）：

1. 第一期：原始B細胞(progenitor B cell, pro-B cell)在骨髓中進行免疫球蛋白基因重組；在這段期間並沒有抗原的存在，仍需仰賴骨髓基質細胞(stromal cell)協助B細胞的發育。

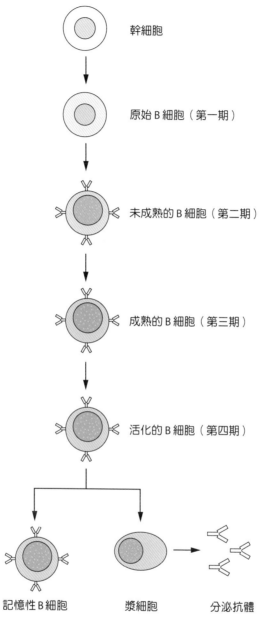

幹細胞

原始 B 細胞（第一期）

未成熟的 B 細胞（第二期）

成熟的 B 細胞（第三期）

活化的 B 細胞（第四期）

記憶性 B 細胞　　漿細胞　　分泌抗體

● **圖9-1** B細胞成熟的過程。B細胞從發育到成熟分成抗原非依賴時期（第一期）與抗原依賴時期（第二期之後），最後再成為活化的B細胞。

2. 第二期：此時的B細胞稱為未成熟B細胞(immature B cell)。在骨髓中的未成熟B細胞如果與自體抗原(self-antigen)結合，則會死亡或不活化；不會和自體抗原結合的B細胞才會逐漸成熟，並在細胞膜上表現出免疫球蛋白IgM和IgD。

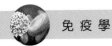

3. 第三期：成熟B細胞(mature B cell)在此時期會離開骨髓，並遷移到周邊的繼發性淋巴器官中。成熟B細胞若與外來的抗原作用便會進行活化及增生，而缺乏抗原活化的B細胞則會在幾天內死亡。

4. 第四期：活化的B細胞會分化形成兩種細胞：一為分泌抗體的漿細胞，漿細胞可能會停留在淋巴組織中，或移動到骨髓中；另一種則是記憶性B細胞，當宿主再遇到相同的外來抗原時，辨識此抗原的記憶性B細胞即可快速活化而進免疫反應。

✅ B 細胞的發育與疾病

在B細胞發育中的任何一個階段，細胞如果發育不正常，即可能造成疾病的發生。例如B細胞的慢性淋巴球白血病(chronic lymphocytic leukemia, CLL)可能與帶有CD5標記的B-1細胞發育異常有關；而會分泌抗體的漿細胞則可能與多發性骨髓瘤(multiple myeloma)的形成有關，因為多發性骨髓瘤的細胞主要分布在骨髓中，而且也會分泌免疫球蛋白。

9-2 B 細胞的早期發育

在骨髓中，B細胞的發育始由淋巴幹細胞(lymphoid stem cell)分化形成B細胞系的祖先—原始B細胞(progenitor B cell, pro-B cell)，其表面具有CD45R的細胞標記（在老鼠體內稱為B220）；而原始B細胞會於骨髓中再分化成前驅B細胞(precursor B cell, pre-B cell)，此過程需要骨髓基質細胞的協助。

基質細胞對於B細胞發育扮演著非常重要的角色，它可以直接與pro-B細胞及pre-B細胞互動，並分泌各種細胞激素以驅使B細胞的發育（圖9-2），尤其是IL-7的作用。pro-B細胞是藉由各種黏附分子和基質細胞互動，例如位在pro-B細胞上的VLA-4 (very late activation antigen-4)分子就可與基質細胞上的VCAM-1 (vascular cell adhesion molecule-1)分子作初步的接觸；之後，基質細胞會分泌生長因子(growth factor)，例如幹細胞因子(stem cell factor, SCF)，並與pro-B細

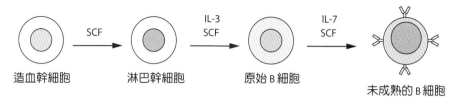

● **圖9-2**　B細胞早期在骨髓中的發育受到細胞激素的影響。

胞上的接受器c-kit結合，此時便會促使pro-B細胞分化形成為pre-B細胞。而基質細胞所分泌的IL-7亦會參與幫助pre-B細胞的生長；IL-7會使在pre-B細胞表面的黏附分子表現量下降，讓增生的pre-B細胞離開基質細胞，再分化成未成熟B細胞(immature B cell)。

B 細胞發育與免疫球蛋白基因重組

在B細胞的發育階段中，免疫球蛋白的重鏈(heavy chain)和輕鏈(light chain)的基因重組是於不同階段中進行，其順序是：重鏈基因先重組，接著才是輕鏈基因的重組。

1. 重鏈基因重組

重鏈基因D與J片段的重組是發生在早期的pro-B細胞，重鏈基因V與D-J片段的基因重組則發生在晚期的pro-B細胞。當重鏈已成功地完成V-D-J基因的重組後，便會在細胞膜上表現出μ重鏈，此代表B細胞的發育已進入了下一個時期，即pre-B細胞階段。

2. 輕鏈基因重組

在pre-B細胞階段，μ鏈會和替代輕鏈(surrogate light chain)形成pre-B細胞接受器(pre-B cell receptor)的一部分，並表現在細胞的表面；此時的B細胞稱為巨大pre-B細胞(large pre-B cell)。接著，輕鏈基因V與J片段的重組會發生在微小pre-B細胞(small pre-B cell)，此時μ重鏈主要表現在細胞質中，而pre-B細胞接受器表現量也會漸漸下降。當輕鏈基因重組完成後，便會和μ鏈形成免疫球蛋白IgM並表現

在未成熟B細胞表面，而pre-B細胞接受器則不會再表現。成熟的B細胞表面除了免疫球蛋白IgM外，還會表現免疫球蛋白IgD。

3. 免疫球蛋白基因重組的機制

在免疫球蛋白基因重組的過程中，有兩個重要的機制：

(1) 對偶基因排斥(allelic exclusion)：帶有免疫球蛋白基因的兩條染色體之間，在同一個細胞中只會表現其中一條染色體上的基因；此現象在重鏈及輕鏈的基因上皆會發生。

(2) 同型排斥(isotypic exclusion)：只發生在輕鏈基因上；意指在同一個細胞中只會表現二種輕鏈基因（κ與λ）中的其中一種。

發育中的B細胞是否可以順利進入下一個階段，與免疫球蛋白基因重組的成功與否有關，而每一階段的免疫球蛋白基因重組都有數次補救的機會。重鏈基因D與J片段的重組會同時發生在兩條染色體上，如果失敗，則細胞就會死亡；而重鏈基因V與D-J片段的重組只發生在其中一條染色體上，如果失敗的話，第二條染色體才會進行重組。因為有兩種（κ和λ）輕鏈基因，所以重組的補救機會較多，也因此在pre-B細胞和未成熟B細胞這兩個發育階段中，B細胞死亡的機會比前兩個階段少很多。

🛡 Pre-B 細胞接受器

B細胞的發育過程中，在巨大pre-B細胞上會表現由μ重鏈、替代輕鏈以及Ig-α/Ig-β鏈所組成的pre-B細胞接受器。替代輕鏈是由兩種蛋白質以非共價鍵結合所組成，其中λ5蛋白類似輕鏈的C部位，而Vpre-B蛋白則類似輕鏈的V部位。實驗發現，缺少λ5蛋白的老鼠其pre-B細胞接受器無法形成，而且B細胞的發育會在免疫球蛋白重鏈基因重組後整個中斷；因此認為pre-B細胞接受器的出現，對於B細胞是否能發育成功而言是個重要的關卡。也有實驗發現在免疫球蛋白重鏈基因重組成功後，pre-B細胞接受器的出現會傳遞訊息，阻斷其他免疫球蛋白重鏈基因的重組，並引發輕鏈基因的重組。

9-3　未成熟 B 細胞的篩選

　　骨髓中每天約有$3.5×10^6$個巨大pre-B細胞進入有絲分裂，但只有約10%的B細胞會進入周邊系統，所以每天製造的B細胞中，有將近90%在離開骨髓前就會死亡。造成這些B細胞死亡的原因，主要是免疫球蛋白輕鏈基因重組失敗以及會與自體抗原作用的未成熟B細胞在骨髓中遭到刪除。

　　未成熟B細胞表面會表現免疫球蛋白IgM，實驗發現這些免疫球蛋白IgM在骨髓中如果遇到多價性自體抗原(multivalent self-antigen)，便會中斷B細胞的發育過程，導致大部分未成熟的B細胞在骨髓中因細胞凋亡(apoptosis)而被移除，這種由抗原引發的B細胞流失現象稱為細胞株刪除作用(clonal deletion)。如果未成熟B細胞在骨髓中是與可溶性自體抗原作用的話，則不會死亡，且仍可以發育成為成熟B細胞，但是其表面免疫球蛋白IgM的表現量會下降，而且對抗原沒有反應能力，這種成熟B細胞稱為無力B細胞(anergic B cell)。無力B細胞隨後亦會從骨髓轉移至繼發性淋巴器官中，但不會被活化及分泌抗體，所以很快地也就會死亡。

　　然而，並非所有會與自體抗原反應的未成熟B細胞都會被刪除掉，經研究推測，在輕鏈表現過程中的改變，可以使會產生自體反應的未成熟B細胞轉換成非自體反應B細胞，以補救細胞而免於死亡，此機制稱為接受器編輯(receptor editing)作用。在骨髓中有些自體反應的B細胞遇到自體抗原時，會停止發育並活化重組活化基因(recombination-activating gene, RAG) RAG-1及RAG-2重新進行輕鏈基因的重組，以產生新的特異性接受器。無法重組產生新特異性接受器的B細胞會被刪除掉，但如果能產生不會與自體抗原作用的新特異性接受器時，B細胞就可繼續成熟並進入周邊循環系統。

　　進入周邊的B細胞可以分為兩群，一為壽命較短的B細胞，因尚未成功進入淋巴濾泡中，其半衰期約只有3天，此種大部分為無力B細胞；另一為壽命較長的B細胞，可成功進入淋巴濾泡中，其半衰期約有3~8週，經由抗原和T細胞作用活化後，即可分成壽命更長記憶性B細胞。

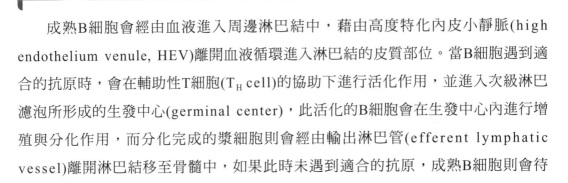

9-4 繼發性淋巴器官中的 B 細胞

　　成熟B細胞會經由血液進入周邊淋巴結中，藉由高度特化內皮小靜脈(high endothelium venule, HEV)離開血液循環進入淋巴結的皮質部位。當B細胞遇到適合的抗原時，會在輔助性T細胞(T$_H$ cell)的協助下進行活化作用，並進入次級淋巴濾泡所形成的生發中心(germinal center)，此活化的B細胞會在生發中心內進行增殖與分化作用，而分化完成的漿細胞則會經由輸出淋巴管(efferent lymphatic vessel)離開淋巴結移至骨髓中，如果此時未遇到適合的抗原，成熟B細胞則會待在淋巴結中直到死亡，或是移動至初級淋巴濾泡，再經由輸出淋巴管離開淋巴結，並進入胸管(thoracic duct)而回到血液循環中。

9-5 B-1 細胞和 B-2 細胞

　　依上述傳統路徑活化的B細胞，稱為傳統B細胞(conventional B cell)或是B-2細胞；另外有一群B細胞亞型，其被發現的時間比B-2細胞早，所以稱為B-1細胞。在人類血液循環系統中，B-1細胞是屬於較少數的族群，大多出現於胎兒時期；其表面有CD5分子，也會表現免疫球蛋白IgM，但IgD的表現較少甚至沒有。B-1細胞會藉由自我更新(self renewing)方式產生新的B細胞，此種B細胞對於蛋白質抗原反應較差，但對於碳水化合物抗原的反應較好。因為B-1細胞產生的抗體經歷較少的體突變(somatic mutation)和類別轉換，所以其抗體親和力和B-2細胞抗體相較起來顯得較低。

9-6 與 B 細胞發育有關的蛋白質

　　免疫球蛋白基因的重組需依賴重組活化基因－RAG-1和RAG-2，而在重鏈基因重組成功後，RAG蛋白會處於不活化的狀態；但在第二次基因重組，也就是輕鏈基因重組開始時，RAG蛋白會再次合成與活化（圖9-3）。

造血幹細胞	原始 B 細胞	前驅 B 細胞	未成熟 B 細胞	成熟 B 細胞	B 細胞發育階段 ╱ 表面標記
					CD45R
					Ig-α 與 Ig-β
					RAG-1 與 RAG-2
					CD10 (anti-CALLA*)
					替代輕鏈
					TdT
					CD19
					IgM
					IgD
					第二類 MHC
					CD32
					CD21
					CD22
					CD23

● **圖9-3　B細胞成熟過程與表面標記的表現。** *CALLA：人類共同急性淋巴性白血病抗原 (human common acute lymphoblastic leukemia antigen)。

　　終端去氧核苷酸轉移酶(terminal deoxynucleotidyl transferase, TdT)可在重鏈基因重組連接處添加新的N-核苷酸(N-nucleotide)，以增加B細胞接受器或抗體的多樣性。在人類B細胞內，TdT從pro-B細胞一直到pre-B細胞皆有表現，所以在人類重鏈基因的V-D和D-J以及輕鏈基因V-J片段的重組連接處皆有N-核苷酸；但在老鼠其TdT表現是在輕鏈基因重組時就會終止，所以在V-J片段的重組連接處找不到N-核苷酸。

　　Ig-α和Ig-β鏈是pre-B細胞接受器以及B細胞接受器的一部分，所以Ig-α和Ig-β鏈的表現，從pro-B細胞開始，一直到B細胞死亡或是分化成會分泌抗體的漿細胞才會停止。

pax-5基因的產物蛋白是B細胞系特異性活化蛋白(B-lineage specific activator protein, BSAP)，此蛋白在pro-B細胞晚期開始活化；BASP可作用於一些重鏈基因的強化子(enhancer)及*λ5*、*Vpre-B*基因的調節區，所以被認為對B細胞的早期發育具有重要影響。

✅ B 細胞的表面標記

B細胞在發育過程中的不同時期，其細胞表面會出現特定的標記。晚期的pro-B細胞會開始表現CD45R，即一種酪胺酸磷酸酶(tyrosine phosphatase)；也會表現CD19，此為B細胞輔助接受器(B cell co-receptor)之一，屬於免疫球蛋白超級家族(immunoglobulin superfamily)的一員（圖9-4）。此外，pre-B細胞接受器是pre-B細胞表面的顯著特徵；在未成熟B細胞表面則是表現含有重鏈和輕鏈的免疫球蛋白IgM，而成熟的B細胞表面會同時有兩種免疫球蛋白－IgM和IgD。利用這些特定的細胞標記以及流式細胞分析儀(flow cytometry)的技術（詳見第2章的介紹），可將不同發育時期的B細胞分離出來，以進行更多的研究。

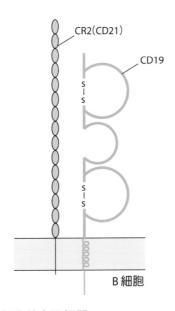

● **圖9-4** CD19與CD21皆為B細胞的表面標記。

IMMUNOLOGY

摘 要 SUMMARY

1. 在出生前，胚胎的卵黃囊與胎兒的肝及骨髓皆為B細胞發育成熟的主要位置；出生後，產生B細胞的地方主要位於骨髓中。

2. 發育成熟的B細胞其細胞膜上會表現具單一抗原特異性的免疫球蛋白－IgM及IgD。

3. 漿細胞所產生的抗體可進行同質異體型的轉換，其重鏈由μ (IgM)換成γ (IgG)、α (IgA)或ε (IgE)，稱為類別轉換(class switch)。

4. B細胞發育成熟的過程可分為四個時期，第一期是原始B細胞(progenitor B cell)，第二期為未成熟B細胞(immature B cell)，第三期是成熟B細胞，第四期為漿細胞及記憶性B細胞。

5. 在骨髓中，幹細胞會受到不同細胞激素如幹細胞因子(SCF)、IL-3或IL-7等的刺激，而發育成B細胞。

6. 免疫球蛋白基因的重組過程中有兩個重要的機制：(1)對偶基因排斥(allelic exclusion)；(2)同型排斥(isotypic exclusion)。

7. 常見於成熟B細胞的表面標記：CD19、CD20、CD21、CD45與B細胞表面抗體（B細胞接受器）。

學後測驗 EXERCISE

1. 下列哪一分子不會表現在B細胞表面？(A) CD19/CD21　(B) Ig α / Ig β　(C) CD40 (D) CD3

2. 哺乳類的B淋巴細胞的發育及成熟處為：(A)骨髓及胎兒肝臟　(B)周邊淋巴結　(C)胸腺　(D)黏膜相關淋巴系統

3. 下列何種分子與B細胞的抗原辨識有關？(A)第一類主要組織相容性複合物(MHC I) (B)第二類主要組織相容性複合物(MHC II)　(C)抗體　(D)補體

4. B細胞在何種器官內分化成具抗原接受器的成熟細胞？(A)骨髓　(B)胸腺　(C)脾臟 (D)淋巴結

5. 人體內B細胞發育成熟過程中，其細胞表面的接受器若和體內細胞的抗原有很強的結合，則這類B細胞會被去除掉，這個過程主要發生在：(A)骨髓　(B)胸腺　(C)脾臟　(D)淋巴結

6. 所謂體液性免疫反應是指下列哪一類型細胞的免疫反應？(A)輔助型T細胞　(B)B細胞　(C)自然殺手細胞　(D)毒殺型T細胞

7. 製造及分泌抗體的細胞是：(A)巨噬細胞　(B)嗜酸性白血球　(C)漿細胞(plasma cell)　(D)幹細胞(stem cell)

8. 在血液中的B淋巴球，其表面主要帶有哪些免疫球蛋白？(A) IgG、IgA　(B) IgG、IgM　(C) IgM、IgA　(D) IgD、IgM

9. 淋巴細胞受到倚賴胸腺抗原(thymus-dependent antigen)刺激時，T細胞上哪一分子有缺陷，則B細胞產生免疫球蛋白時沒有類別轉換(class switch)？(A) CD7　(B) CD27　(C) CD40　(D) CD40L

10. 當幹細胞(stem cells)分化為B淋巴細胞，其抗體基因重組順序是下列何者？(A)首先κ鏈或λ鏈，然後重鏈　(B)首先κ鏈，接著λ鏈，然後重鏈　(C)首先λ鏈，接著κ鏈，然後重鏈　(D)首先重鏈，接著κ鏈，然後λ鏈

11. 下列關於記憶性B細胞(memory B cell)的敘述，何者正確？(A)B細胞接受器的親和力較低　(B)血液中的壽命較短　(C)表現較高的ICAM-1　(D)表面上會同時表現IgM 與IgD

12. B淋巴球成熟前，抗體基因須再重組，不同段落的V, J或V, D, J基因如何聯結成抗體基因？(A)由RAG1, RAG2及TdT做為基因組合酵素(recombinase)聯結不同段落 (B)由RSSs (recombination signal sequences)為基因組合酵素(recombinase)聯結不同段落　(C)經由體基因超變異(somatic hypermutation)的步驟，聯結不同段落 (D)經由P核酸酵素(P nucleotidase)及N核酸酵素(N nucleotidase)聯結不同段落

13. 下列關於B-1B細胞的敘述，何者錯誤？(A)只占全部B細胞的5％　(B)主要是辨識蛋白質抗原　(C)不具somatic hypermutation的能力　(D)具有自我更新(self-renew)的能力

掃描 QR code
或至 reurl.cc/OpRLG7 下載「學後測驗」解答

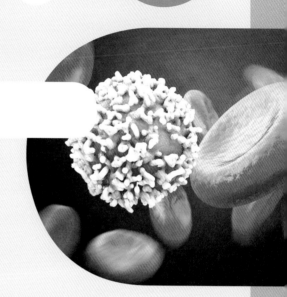

10
CHAPTER

T細胞的發育與成熟

T Cell Development and Maturation

　　T 細胞發育是由骨髓中淋巴幹細胞 (lymphoid stem cell) 開始的，幹細胞會從骨髓轉移至胸腺後，才進行 T 細胞的發育。未成熟的 T 細胞又稱為胸腺細胞 (thymocyte)，而發育成熟的 T 細胞會離開胸腺，再經由血流到達繼發性淋巴器官中（圖 10-1）。在與抗原作用後，會使 T 細胞活化而增殖及分化成各種形態的作用 T 細胞 (effector T cell) 和記憶性 T 細胞 (memory T cell)；因為 T 細胞的發育過程需依賴胸腺的幫忙，所以稱之為胸腺依賴淋巴球 (thymus dependent lymphocyte) 或 T 細胞。

　　T 細胞的發育過程和 B 細胞很類似，兩者都開始於骨髓中的淋巴幹細胞，而抗原接受器的形成皆與基因重組有關，且所處環境（B 細胞—骨髓；T 細胞—胸腺）對於細胞的發育都是很重要的。兩者相異處則有：(1) 發育地點不同，B 細胞是在骨髓中，而 T 細胞則是在胸腺內；(2) T 細胞辨識抗原時會受到 MHC 限制 (MHC restriction)，B 細胞則沒有此現象。

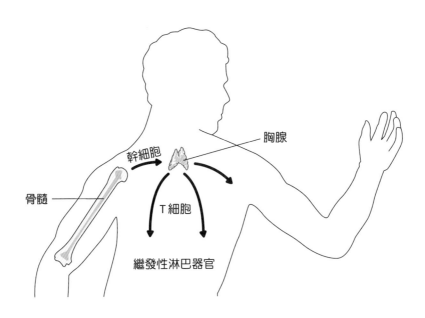

　●　**圖10-1**　T細胞形成的過程。T細胞在胸腺發育成熟後再經由血流到達繼發性淋巴器官。

10-1　胸腺內的細胞

　　位在心臟上方的胸腺是由許多小葉所組成的，每個小葉外圍稱為皮質(cortical region)，內部稱為髓質(medullary region)。在皮質區內含有未成熟的胸腺細胞(immature thymocyte)、分支皮質上皮細胞(branched cortical epithelial cell)和散射型巨噬細胞(scattered macrophage)，這些巨噬細胞是負責將凋亡的胸腺細胞清除；而髓質中則有成熟的胸腺細胞、髓質上皮細胞(medullary epithelial cell)及起源於骨髓的巨噬細胞和樹突狀細胞，其中在外圍皮質區的細胞主要是正在增殖中的未成熟胸腺細胞，而較深部的皮質區主要是正在進行篩選(selection)的胸腺細胞。

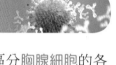

10-2　胸腺細胞的表面標記

　　T細胞接受器複合物（TCR與CD3）、CD4以及CD8可用來區分胸腺細胞的各個亞群。最早期的胸腺細胞不會表現TCR、CD4或CD8任一個分子，此時期稱為雙重負相胸腺細胞(double negative thymocyte)；接著會產生少量具有CD3分子的 γδ T細胞以及較多量的αβ T細胞，而這些細胞會同時表現CD4和CD8分子，且會出現pre-T細胞接受器(pre-T cell receptor, pre-Tα:β)，所以稱為雙重正相胸腺細胞(double positive thymocyte)。在轉變成小的雙重正相胸腺細胞之後，大部分的細胞（約95%）會發生細胞凋亡而被消除掉，存活下來的細胞則會進一步轉變成單一正相的胸腺細胞(single positive thymocyte)。

　　未成熟的雙重負相胸腺細胞可依連接分子CD44和CD25（IL-2接受器的α鏈）表現情形，再區分成不同的時期。首先，雙重負相胸腺細胞只表現CD44，沒有表現CD25 ($CD44^+CD25^-$)；逐漸成熟後的細胞表面開始出現CD25 ($CD44^+CD25^+$)；而後ＣＤ４４表現量會持續下降，且細胞會停留下來進行β鏈基因的重組 ($CD44^{low}CD25^+$)；β鏈基因的重組完成後，會和替代的pre-T細胞接受器的α鏈(pre-Tα)配對，並出現在細胞表面且引發細胞進入細胞週期，此時細胞表面有β鏈與

pre-T細胞接受器的α鏈和低量的CD3表現，而CD25則會消失(CD44$^-$CD25$^-$pT α:β CD3^{low})；接著細胞會增殖並表現CD4和CD8 (CD4$^+$CD8$^+$pT α:β CD3^{low})，此時會引發α鏈基因開始重組；當細胞表面出現低量的αβT細胞接受器與CD3的複合物時，表示此細胞已準備進入篩選階段(CD4$^+$CD8$^+$ α:β CD3^{low})；經過篩選後的細胞即可發育成CD4或CD8的單一正相T細胞，並離開胸腺組織（圖10-2）。

　　不同發育期的胸腺細胞在胸腺中的位置是不同的，最早期的雙重負相胸腺細胞(CD3$^-$4$^-$8$^-$)位在胸腺的下皮膜區(subcapsular region)，當細胞轉變成雙重正相胸腺細胞(CD3$^+$4$^+$8$^+$)時，會逐漸往胸腺皮質深部移動，最後在胸腺髓質區只會含有成熟的單一正相T細胞（CD4$^+$8$^-$或CD4$^-$8$^+$），接著，成熟的T細胞就會離開胸腺進入血液。

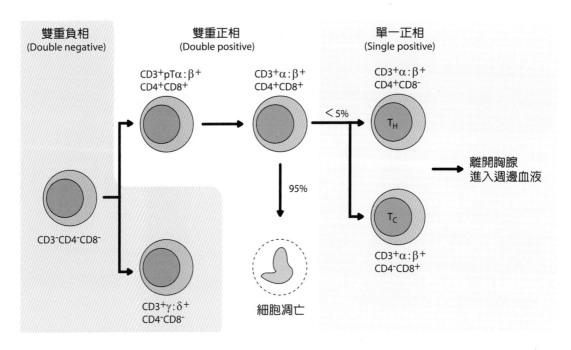

● **圖10-2**　胸腺細胞發育過程表面標記的表現。經胸腺篩選之後，形成單一正相CD4$^+$CD8$^-$的T$_H$細胞或CD4$^-$CD8$^+$的T$_C$細胞。

10-3　單一正相 T 細胞形成的假說

　　雙重正相T細胞(CD4$^+$8$^+$)會發育成單一正相T細胞（CD4$^+$8$^-$或CD4$^-$8$^+$），然而，雙重正相T細胞如何抉擇表現何種輔助接受器呢？有兩種假說可以解釋此過程：

1. 導引性模式(instructive model)：認為係由第一類MHC及第二類MHC負責導引T細胞，使其分化成表現CD4$^+$或CD8$^+$的單一正相細胞；具第一類MHC專一性的TCR與CD8之間，以及具第二類MHC專一性的TCR與CD4之間，兩者所傳送的訊息不同，所以可誘導生成不同的單一正相T細胞。

2. 隨機性模式(stochastic model)：認為輔助接受器的表現與TCR的專一性無關，CD4或CD8會隨機從細胞表面消失，而有表現輔助接受器（CD4或CD8）的T細胞，其TCR才能辨識MHC分子，進而發育成為單一正相T細胞。

10-4　細胞接受器基因的重組與表現

　　當T細胞表面的CD44分子表現明顯降低時，就會開始使TCR的基因發生重組作用。如果重組基因是γ或δ鏈基因，則會使細胞發育成CD3$^+$γδ T細胞；此細胞所佔比例很少，約小於5%。老鼠實驗中發現，在胚胎發育中出現的第一類T細胞就是γδ T細胞，約在17~18天時數量最多，此時γδ T細胞會移動至上皮(epidermis)，所以稱為樹突上皮T細胞(dendritic epidermal T cell, dETC)。當γδ T細胞移動至生殖道的上皮時，會出現第二個高峰期，此兩個高峰期所出現的γδ T細胞其接受器為同基因型(homogeneous)，皆會表現相同的V$_γ$與V$_δ$重組序列。在出生後，體內的T細胞主要是TCR基因為αβ的細胞，而γδ T細胞則可在腸道上皮或淋巴組織中發現，其接受器基因型則為異基因型(heterogenous)。

　　另外一種αβ T細胞接受器基因的重組，由重鏈基因β鏈的D與J片段重組後，再發生V與DJ的重組。新合成的β鏈會和一種替代α鏈(surrogate α chain)－約

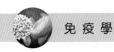

33KDa的醣蛋白pre-T α鏈（類似B細胞發育中的λ5）結合，並與CD3形成所謂前驅T細胞接受器(pre-T cell receptor)而表現在細胞膜上；此時會停止β鏈的基因重組，而細胞也開始增殖並表現出CD4和CD8分子，而且在發生α鏈基因的重組時，首先刪除一整段的δ、D、J和C基因序列，然後再開始V與J的重組。α鏈重組完成後，會和β鏈及ＣＤ３形成ＴＣＲ複合物並表現在細胞膜上，發育成 CD3$^+$CD4$^+$CD8$^+$α:β T細胞，並接受胸腺的篩選作用。

10-5 T 細胞的胸腺教育

　　未經篩選的T細胞接受器，可辨識可溶性抗原、自體MHC分子或抗原加上非自體MHC分子，但這樣的T細胞接受器無法區別自體或非自體細胞的MHC分子，可能會產生自體免疫反應，因此對身體是無益的，所以必須經過一些篩選作用，只讓受自體MHC限制(MHC restriction)的胸腺細胞發育成熟。篩選作用有兩種：一為正相篩選(positive selection)，另一為負相篩選(negative selection)。正相篩選作用是受MHC限制，只讓認識自體MHC分子的胸腺細胞存活下來；負相篩選則是刪除對自體MHC或自體MHC及其表現的自體抗原有過高親和力的胸腺細胞，而產生所謂的自體耐受性(self-tolerance)現象。所以經過篩選作用後存活下來的T細胞，其接受器只能認識外來抗原與自體MHC的結合體。大部分的T細胞(98%)並未能順利經過篩選作用，所以會經由細胞凋亡的機制而在胸腺內死亡。

　　正相篩選發生的位置主要是在胸腺的皮質區，而負相篩選則是在髓質區。經實驗發現，胸腺的皮質上皮細胞表現MHC分子的能力對於正相篩選作用是很重要的；而負相篩選則和胸腺內的樹突狀細胞及吞噬細胞有關。研究亦發現正相篩選作用與輔助接受器的表現以及T細胞功能有關，經過正相篩選的T細胞只會表現一種輔助接受器分子－CD4或CD8，表現CD4的T細胞能辨識由自體第二類MHC所呈現的抗原，而且主要轉變成分泌細胞激素的T$_H$細胞；另一種表現CD8的T細胞則是辨識自體第一類MHC，主要會轉變成執行毒殺作用的T$_C$細胞。

10-6　篩選作用的假說

　　正相篩選是讓能與自體MHC分子作用的T細胞存活下來,而負相篩選作用則會刪除和自體MHC分子作用過強的T細胞,所以如果正相和負相篩選作用使用相同的訊號和標準來篩選,則最後不會有任何的T細胞存活下來。目前有兩種假說來解釋正相與負相篩選之間的矛盾處:

1. 親和力假說(affinity hypothesis):認為篩選作用是依據胸腺中的抗原呈現細胞所表現的MHC-胜肽複合物(MHC-peptide complex)與TCR之間親和力的強弱,而決定正相和負相篩選的結果,高親和力傳送較強的訊號,低親和力則傳送較弱的訊號,所以和MHC-胜肽複合物作用太強的T細胞也會走向細胞凋亡而死亡,最後只有其TCR與MHC-胜肽複合物作用較弱的T細胞可以通過正相篩選,並避免負相篩選而存活下來。

2. 不同訊號假說(differential signal hypothesis):有些MHC-胜肽複合物只傳遞較弱的或部分活化的訊號,而有的則是帶有完整的訊號,此假說認為正相篩選作用是因為TCR與帶有部分活化訊號的MHC-胜肽複合物作用,而負相篩選的發生則是因為與傳遞完整訊息的MHC-胜肽複合物作用。

10-7　T 細胞的發育與疾病

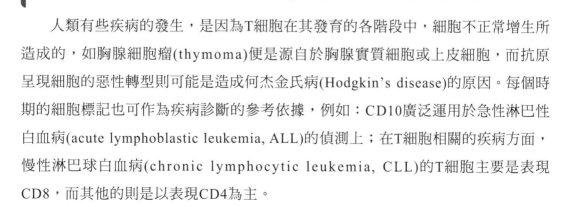

　　人類有些疾病的發生,是因為T細胞在其發育的各階段中,細胞不正常增生所造成的,如胸腺細胞瘤(thymoma)便是源自於胸腺實質細胞或上皮細胞,而抗原呈現細胞的惡性轉型則可能是造成何杰金氏病(Hodgkin's disease)的原因。每個時期的細胞標記也可作為疾病診斷的參考依據,例如:CD10廣泛運用於急性淋巴性白血病(acute lymphoblastic leukemia, ALL)的偵測上;在T細胞相關的疾病方面,慢性淋巴球白血病(chronic lymphocytic leukemia, CLL)的T細胞主要是表現CD8,而其他的則是以表現CD4為主。

摘 要 SUMMARY

1. T細胞發育是由骨髓中淋巴幹細胞(lymphoid stem cell)開始的，幹細胞會從骨髓移動至胸腺(thymus)後，才開始進行T細胞的發育。

2. 未成熟的T細胞又稱為胸腺細胞(thymocyte)，而發育成熟的T細胞會離開胸腺並經由血流到達繼發性淋巴器官中，等待抗原的刺激。

3. 可以利用T細胞接受器複合物（包括CD3及TCR的α和β鏈）、CD4和CD8來區分胸腺細胞的各個亞群。

4. 最早期的胸腺細胞不會表現TCR、CD4或CD8任一個分子，因而稱為雙重負相胸腺細胞($CD4^-CD8^-$)；接著T細胞同時表現CD4和CD8，而且會出現pre-T細胞接受器($pT\alpha{:}\beta$)，稱為雙重正相胸腺細胞($CD4^+CD8^+$)。之後大部分的細胞(95％)會發生細胞凋亡而被清除掉，存活下來的細胞會進一步轉變成單一正相胸腺細胞（$CD4^+CD8^-$或$CD4^-CD8^+$）；經過篩選後的細胞會發育成$CD4^+$ (T_H)或$CD8^+$ (T_C)的單一正相T細胞，並離開胸腺組織。

5. T細胞的正相篩選作用是受MHC的限制，只讓認識自體MHC分子的胸腺細胞存活下來；負相篩選則是刪除認識自體MHC所表現的自體抗原，或細胞其細胞接受器只能認識外來抗原與自體MHC的結合體。

學後測驗 EXERCISE

1. 小鼠如果在出生後，立即切除胸腺(thymectomy)，主要會影響哪一種免疫反應？
   (A)補體系統的作用　(B)毒殺T細胞的產生　(C)樹狀突細胞呈現抗原的能力　(D)巨噬細胞的吞噬作用

2. 下列何者為胸腺的功能？(A)選出可產生抗體的B淋巴球　(B)活化巨噬細胞　(C)使樹突細胞成熟並活化　(D)剔除有自體反應性的T淋巴球

3. 需要經由胸腺才能發育具完整功能的免疫細胞為：(A) B淋巴細胞　(B) T淋巴細胞
   (C)漿細胞　(D)巨噬細胞

4. 下列關於T細胞對於抗原認識之敘述，何者正確？(A) T細胞可直接認識完整的蛋白質抗原　(B)大部分T細胞可直接認識抗原，但部分T細胞必須經由抗原呈現細胞才可認識抗原　(C) T細胞必須經由抗原呈現細胞才可認識抗原　(D) T細胞利用它的表面免疫球蛋白來呈現抗原

5. T細胞接受器(TCR)在下列何處完成基因重組？(A)胸腺　(B)骨髓　(C)脾臟、淋巴結
   (D)肝臟

6. T細胞接受器與B細胞接受器的基因重組過程中，最大的區別在於前者沒有下列哪一過程？(A)多基因(polygenic)及多形性(polymorphic)　(B) V-D-J/V-D再組合　(C)結合區的變異(junctional diversity)　(D)體細胞突變(somatic mutation)

7. 未成熟的T細胞會有雙重正相(double positive)的表面標記是指下列何者？(A)
   $CD2^+CD3^+$　(B) $CD3^+CD4^+$　(C) $CD4^+CD8^+$　(D) $CD3^+TCR^+$

8. T 細胞成熟中負選擇(negative selection)過程的作用為：(A)選擇出能與個體本身MHC分子配合之T細胞　(B)使能認識個體本身抗原之T細胞存活　(C)剩下無法認識個體本身抗原之T細胞　(D)活化RAG基因活動及基因重組

9. T細胞成熟中正選擇(positive selection)過程的作用為：(A)選擇出能認識個體本身抗原之T細胞　(B)選擇出能與個體本身MHC分子配合之T細胞　(C)使T細胞能認識卵磷質(phospholipid)之抗原　(D)活化RAG 基因活動及基因重組

10. 下列何者是T細胞接受器發生基因重組(gene recombination)最先發生的反應？(A) alternative joining of D gene segments (B) combinatorial V-J and V-D-J joining (C) junctional flexibility (D) N-regional nucleotide addition

11. 抗原呈獻細胞上的B7分子與T細胞膜上的何種分子結合後，扮演T細胞活化抑制的角色？(A) CD28 (B) CTLA-4 (C) CD3 (D) ICAM-1

12. 下列有關T細胞抗原接受器(TCR)之敘述，何者正確？(A)每一個T細胞同時具αβ及γδ TCR (B)其信息傳遞(signal transduction)主要靠CD3 (C)血液循環中的T細胞主要為γδ TCR (D)可出現體基因超突變(somatic hypermutation)

掃描 QR code
或至 reurl.cc/OpRLG7 下載「學後測驗」解答

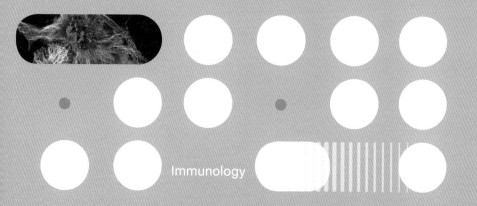

Immunology

免疫反應的作用機轉

IV
PART

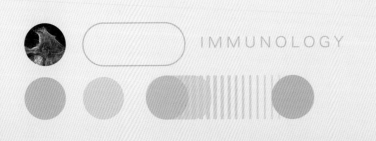

IMMUNOLOGY

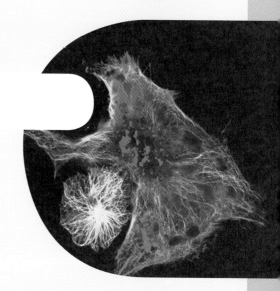

細胞激素

Cytokines

11 CHAPTER

　　細胞激素 (cytokine) 在細胞與細胞間扮演著連絡者的角色，是一種小分子量的可溶性蛋白質。當細胞接受外來刺激時可分泌細胞激素，以影響自己或其他細胞的特性，如細胞的活化 (activation)、增生 (proliferation) 或分化 (differentiation)。

11-1　細胞激素的命名

　　淋巴激素(lymphokine)通常是淋巴球所分泌的激素；單核球和巨噬細胞分泌的激素則稱為單核激素(monokine)。但是，其他種類的細胞也會分泌淋巴激素或單核激素，所以此種命名易造成誤解；因此這些激素後來通稱為「細胞所分泌的激素」－細胞激素(cytokine)。由白血球分泌以及作用於其他白血球上的細胞激素，亦可稱其為介白素(interleukin, IL)，並加上數字以區別不同性質的介白素。

11-2　細胞激素的特性與作用方式

細胞激素的特性

　　當細胞受到刺激時，其分泌的細胞激素會和作用細胞上的特異性接受器結合，並誘發於細胞內部產生一連串的訊息傳遞，影響作用細胞的基因表現，而造成作用細胞的特性改變。所以會對特定細胞激素反應的作用細胞，在其表面一定有對此細胞激素具特異性的接受器。細胞激素的特性包括：

1. 多樣性(pleiotropy)：是指同一種細胞激素作用在不同功能的細胞上時會有不同的效應，此特性即稱之。

2. 重複性(redundant)：是指不同種類的細胞激素具有相同的功能。

3. 協同作用(synergism)：是指不同種類的細胞激素相互作用後可加強某種效應時，表示具有協同作用。

4. 拮抗作用(antagonism)：是指不同種類的細胞激素相互作用反而抑制彼此的效應時，即稱之。

5. 分段誘發(cascade induction)：細胞激素也可以誘發作用細胞分泌一種或數種的細胞激素，而此激素再去刺激其他作用細胞分泌細胞激素，這一連串的作用過程即稱之。

細胞激素作用的方式

細胞激素作用的方式可分為三類：

1. 自體分泌作用(autocrine)：細胞激素的分泌與作用細胞為同一個細胞。

2. 旁分泌作用(paracrine)：細胞激素的作用細胞接近其分泌細胞（圖11-1）。

3. 內分泌作用(endocrine)：其細胞激素需經由循環系統的輸送而到達位置較遠的作用細胞上；執行免疫功能的細胞激素多作用於局部微環境，因此較少有內分泌的功能。

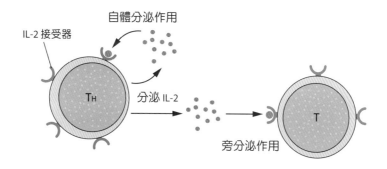

● **圖11-1**　細胞激素的作用方式。常見作用於免疫系統的細胞激素為自體分泌與旁分泌，但少見作用於遠端的內分泌功能。

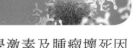

11-3　細胞激素的分類

細胞激素依其結構特性可分成血球生成素、干擾素、化學激素及腫瘤壞死因子等類。

血球生成素 (Hematopoietins)

血球生成素為單一結構的小分子，可影響血球的生長與分化。第一個被發現的血球生成素是從貧血病人的尿液中找到，稱為紅血球生成素(erythropoietin)，與紅血球的發育有關。而幹細胞因子(stem cell factor, SCF)則與幹細胞的生長發育有關，如：介白素-3(IL-3)、顆粒巨噬細胞群落刺激因子(granulocyte-macrophage colony-stimulating factor, GM-CSF)以及介白素-6 (IL-6)等，與刺激骨髓性細胞(myeloid cell)的生成有關；此外，IL-7與淋巴性血球(lymphoid cell)的生成較有關係，IL-5會促進嗜酸性白血球的生成，顆粒細胞群落刺激因子(granulocyte colony-stimulating factor, G-CSF)可刺激嗜中性白血球的生成，巨噬細胞群落刺激因子(macrophage colony-stimulating factor, M-CSF)可促進巨噬細胞的前身─單核球的形成。

干擾素 (Interferon, IFN)

被病毒感染的細胞會誘發干擾素的生成，干擾素有三種，分別為IFN-α、IFN-β和IFN-γ，其中IFN-α和IFN-β的功能可以使細胞抵抗病毒的複製作用，增加未被病毒感染細胞的第一類MHC表現量，這樣便可以加強CD8$^+$毒殺性T細胞(T_C cell)的作用，並會活化自然殺手細胞以殺死受病毒感染的細胞；IFN-γ是由活化的自然殺手細胞以及T_H1細胞所分泌，通常與後天性免疫反應有關。

化學激素 (Chemokine)

化學激素是分子量較小而其作用與白血球運動有關的一群細胞激素。化學激素的結構中具有四個高度保留性的半胱胺酸（cysteine，簡寫為C）殘基，其雙硫

鍵的形成決定了化學激素的三級結構。根據位在蛋白質序列中的半胱胺酸殘基的位置，可將化學激素分為CXC、CC、C和CX₃C四類。人類的CXC化學激素基因位於第7對染色體上，蛋白質序列中會有一個胺基酸殘基隔開兩對半胱胺酸；CC化學激素基因皆位在第4對染色體上，蛋白質序列中會有兩對相鄰的半胱胺酸；C化學激素只含一對的半胱胺酸，而CX₃C化學激素的兩對半胱胺酸之間則相隔了三個胺基酸（表11-1）。

目前所發現與人類有關的化學激素約有46種，分別為28種CC化學激素(CCL1~CCL28)、16種CXC化學激素(CXCL1~16)、1種CX₃C化學激素(CX₃CL1)和1種C化學激素(XCL1)（圖11-2）；而與老鼠相關的也有約30種。這四類的化學激素分別會作用於不同的白血球上，而且也都具有不同的免疫功能。

◉ **表 11-1　化學激素與其作用細胞**

蛋白質序列	化學激素	作用細胞
C—C X C—C	CXC	嗜中性白血球 T 淋巴球
C—C C—C	CC	單核球、T 淋巴球 嗜酸（中、鹼）性白血球 樹突狀細胞 自然殺手細胞
C—C	C	自然殺手細胞、T 淋巴球
C—C X X X C—C	CX₃C	自然殺手細胞、T 淋巴球 單核球、嗜中性白血球

腫瘤壞死因子 (Tumor Necrosis Factor, TNF)

此分子結構為三合體(trimer)，通常是位於細胞表面上的蛋白質，其中主要作用於T細胞的有TNF-α、TNF-β、Fas和CD40，後兩者是結合在細胞表面的蛋白質；Fas會表現在許多細胞上，尤其是活化的淋巴球，Fas的主要功能是使目標細胞進行細胞凋亡，且與維持淋巴球的恆定有關；CD40與巨噬細胞作用以誘發巨噬細胞分泌TNF-α，並與B細胞的活化及執行類別轉換有關。

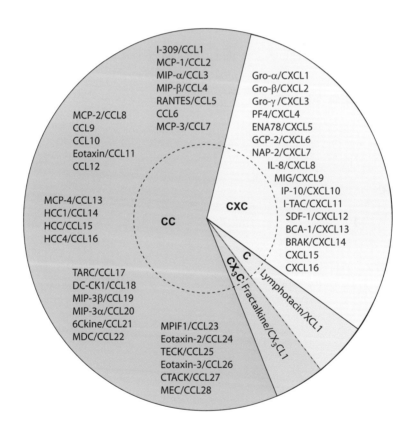

● **圖11-2** 人類CXC、CC、C及CX₃C四類化學激素。

11-4　細胞激素的接受器

　　細胞激素一定要與作用細胞上的特異性接受器結合後，才會使作用細胞產生改變。細胞激素接受器可依其結構分為五大蛋白質家族：

1. 免疫球蛋白超級家族接受器(immunoglobulin superfamily receptor family)：具有一個長的細胞質尾端(cytoplasmic tail)，在細胞外側則有3個由雙硫鍵組成的摺疊區。

2. 第一型細胞激素接受器(class I cytokine receptor family)：通常又稱為血球生成素接受器(hematopoietin receptor family)，在細胞外的部分有4個保留性的半胱胺酸(cysteine)以及色胺酸(tryptophan, W)－絲胺酸(serine, S)－任何胺基酸(X)－色胺酸(W)－絲胺酸(S)，其序列為WSXWS。

3. 第二型細胞激素接受器(class II cytokine receptor family)：即為干擾素接受器(interferon receptor family)，也具有4個保留性的半胱胺酸，但沒有WSXWS的胺基酸序列。

4. 腫瘤壞死因子接受器(TNF receptor family)。

5. 化學激素接受器(chemokine receptor family)：同時擁有7個跨膜螺旋區域，在細胞內端會與G蛋白(G-protein)複合物相結合。

　　目前可辨識CXC化學激素的接受器有6種、CC化學激素有11種，而辨識CX_3C和C化學激素的接受器則各有一種（圖11-3）。由圖11-2可發現化學激素和其接受器之間的關係具有重複性，即同一種化學激素接受器可和數種不同的化學激素相結合；另一方面，在研究上亦發現此特性可能與化學激素其基因在染色體上的位置有關，不同的化學激素其基因位在相同染色體位置上，便很有可能可以辨識同一種接受器。

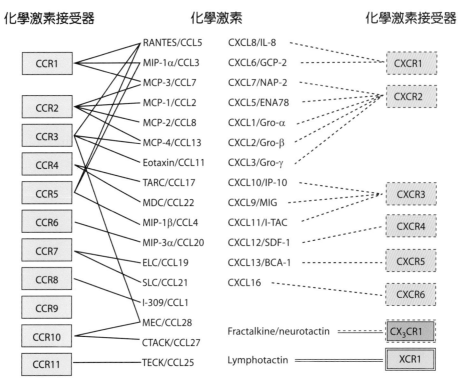

● 圖11-3 化學激素與其接受器。

此外，第一型細胞激素接受器又可分為三類：

1. 顆粒球－巨噬細胞刺激因子接受器次家族(GM-CSF receptor subfamily)：包括 GM-CSF、IL-3和IL-5接受器，這類接受器的訊息傳送單元皆為β次單元。

2. IL-6接受器次家族(IL-6 receptor subfamily)：包括有IL-6、IL-11、血癌抑制因子(leukemia-inhibitory factor, LIF)、抑制瘤素M (oncostatin M, OSM)及纖毛神經營養因子(ciliary neurotrophic factor, CNTF)的接受器，其訊息傳導單元為gp130。

3. IL-2接受器次家族(IL-2 receptor subfamily)：含有IL-2、IL-4、IL-7、IL-9及IL-15的接受器；IL-2及IL-15接受器為三合體(trimer)，其他為二合體(dimer)；其訊息傳導單元為γ次單元。IL-2與T細胞的增生和分化有關，IL-2接

受器具有三個次單元α、β及γ，天然T細胞(naive T cell)其表現的IL-2接受器只有β及γ兩個次單元，此種接受器對IL-2的親和力較差；當T細胞活化時，其IL-2接受器有α、β及γ三個次單元，對IL-2有很高的親和力。IL-2接受器接受IL-2的刺激時，不但會促使T細胞分泌更多的IL-2，並會促進T細胞的增生反應。

11-5 細胞激素的訊息傳遞

🛡 細胞激素的訊息傳遞過程

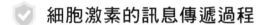

當細胞激素接受器受到細胞激素的刺激後，便會使原本分離的接受器形成二合體，並促使附著於接受器上的Janus激酶(Janus kinase, JAK)活化，進而使接受器產生磷酸化。接著，作用細胞內的訊息傳遞因子與轉錄活化分子(signal transducer and activator of transcription, STAT)會結合至磷酸化的接受器上，並藉由JAK的作用，使STAT亦產生磷酸化；此時，形成磷酸化的STAT會離開接受器且互相結合形成二合體，然後進入細胞核內活化基因的表現（圖11-4）。

🛡 G 蛋白複合物的作用

細胞內部訊息的傳遞則與化學激素接受器上相結合的G蛋白複合物(G-protein complex)有關。G蛋白複合物和GDP結合時是處於未活化的狀態，當GDP轉換成GTP時，G蛋白複合物始具有活性。在化學激素和接受器結合時，接受器上的G蛋白複合物會促使GDP轉換成GTP；而此時具有活性的G蛋白複合物便會分解成Gα和Gβ兩個次單元，其中Gβ次單元會再去活化與細胞膜結合的磷脂質酶β(phospholipase-β, PL-β)，被活化的磷脂質酶β則會將PIP_2水解成IP_3和DAG兩部分。IP_3會讓儲存在細胞內質網中的Ca^{2+}釋出，而DAG則會活化不同的蛋白激酶C。最後，活化的PKC會催化蛋白質的磷酸化，進而造成細胞的改變。詳細的細胞內訊息傳遞請參閱第8章淋巴細胞的活化。

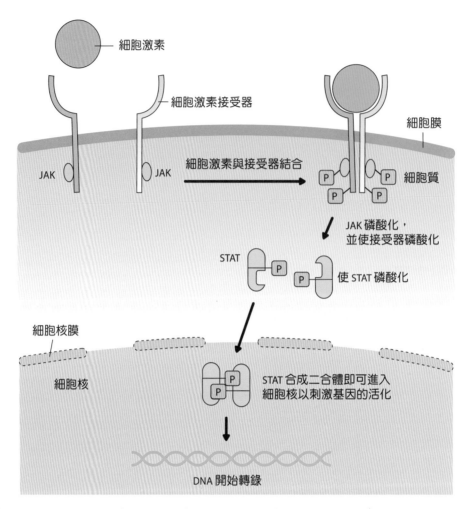

● **圖11-4** 細胞激素的訊息傳遞過程（JAK/STAT路徑）。

化學激素接受器的活化作用

　　有一些研究發現，化學激素接受器除了活化G蛋白複合物外，也可活化位在其下游的蛋白質，如小分子量的Ras、Rho、磷脂酶A_2 (phospholipase-A_2)、酪胺酸激酶(tyrosine kinase)以及MAP激酶路徑(MAP kinase pathway)等。最後，在細胞活化後，化學激素接受器會被內噬進入細胞內，而此過程與接受器蛋白質C端的絲胺酸(serine)和酥胺酸(threonine)的磷酸化有關，稱之為化學激素接受器的去敏感化(desensitized)，此作用其實是為了確保細胞可以再次對化學激素的刺激產生反應。

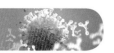

11-6　細胞激素的作用

　　細胞激素的作用範圍很廣泛，包括先天性免疫反應、後天性免疫反應、發炎反應以及血球發育等，依其用功能分述如下：

刺激抗體的分泌

　　在繼發性淋巴器官中，活化的B細胞可在IL-2、IL-4和IL-5的刺激下快速增殖，且在不同細胞激素的刺激下可分化出不同性質的漿細胞。在老鼠的研究中發現，細胞激素可促進或抑制不同抗體的生成，例如：IL-4會誘發IgG1和IgE的形成，TGF-β促進IgG2b和IgA的形成，而IL-5亦可促進IgA的生成，而IL-4、TGF-β和IL-5皆由T_H2細胞分泌，所以T_H2細胞和抗體的形成具有密切關係。然而，T_H1所分泌的細胞激素中，只有IFN-γ與IgG3及IgG2a的生成有關。

參與先天性免疫反應

　　人體受到感染的早期會活化補體系統及吞噬細胞的非專一性免疫反應來防禦外來抗原的侵害，當吞噬細胞進行吞噬及消化微生物時，會刺激吞噬細胞分泌細胞激素，包括：IL-1、IL-6、IL-8、IL-12及TNF-α。而IL-1、IL-6及TNF-α可提高身體的體溫，所以又稱為內生性熱原(endogenous pyrogen)；這些細胞激素可作用於下視丘而改變體溫，以及影響肌肉細胞和脂肪細胞的能量代謝。身體溫度升高可使病毒及細菌複製能力下降，並加強抗原呈現反應，還能促進B細胞及T細胞移動至淋巴結，以及促進樹突狀細胞的成熟，並誘發後天性免疫反應的生成。

　　如果IL-1、IL-6及TNF-α作用於肝細胞時，則產生所謂的急性期反應，亦即當肝細胞受到細胞激素的刺激時，會產生急性期蛋白(acute-phase protein, APP)如：C反應蛋白(C-reactive protein, CRP)，可幫助病菌的清除。

　　當受到革蘭氏陰性細菌局部感染時，組織中的巨噬細胞會被活化並分泌TNF-α以增加血管壁的通透性，使血漿蛋白、吞噬細胞及淋巴球可大量釋放至組織中，幫助病菌的清除，並誘發專一性免疫反應的產生。但當受到革蘭氏陰性

細菌全身性感染時，位於肝臟和脾臟中的巨噬細胞活化並分泌TNF-α進入血液中，反而會使血管坍塌而引發器官衰竭，造成生命危險。IL-8是促進嗜中性白血球快速移動至感染區的重要分子，因此亦是一種化學趨化激素；IL-12則可活化NK細胞並促T_H1細胞的分化。

參與後天性免疫反應

CD8$^+$毒殺性T細胞主要分泌的細胞激素為IFN-γ，可以阻斷細胞內病毒的複製作用。CD4$^+$輔助性T細胞可依據其分泌的細胞激素分為T_H1和T_H2細胞，其中T_H1細胞所分泌的IFN-γ可活化巨噬細胞並增強其殺菌能力，以及增加其細胞表面第二類MHC的表現量，還能刺激IL-12的分泌以誘發T_H細胞分化形成T_H1細胞（圖11-5）。而T_H1細胞所分泌的IFN-γ和IL-2則可以促進T_C細胞的形成；TNF-β和IFN-γ則是與T_H1細胞所誘發的發炎反應有關，如延遲性過敏反應，所以T_H1細胞與病毒及胞內細菌感染所引發的免疫反應較有關係。另一大類是T_H2細胞，其分泌的IL-4可促進與補體活化無關之抗體的生成；T_H2細胞所分泌的IL-5則會促進嗜酸性白血球的活化，也與IgE抗體的生成有關；T_H2細胞激素與過敏疾病的形成有關。另外，T_H1和T_H2細胞皆會分泌IL-3及GM-CSF這兩種胞激素（表11-2）。

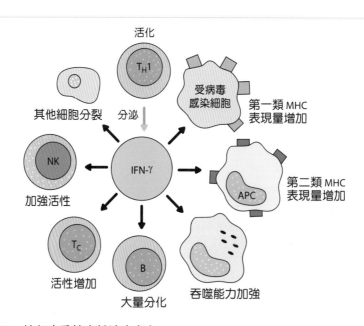

● **圖11-5** IFN-γ於免疫系統中扮演之角色。

◉ 表 11-2　不同 T$_H$ 細胞分泌不同的細胞激素以執行不同的免疫反應

T$_H$ 細胞型態	分泌的細胞激素	功　能
T$_H$1	IL-2, IFN-γ, TNF-β	與延遲性過敏反應有關
T$_H$2	IL-4, IL-5, IL-6, IL-10, IL-13	與第一型過敏反應有關

11-7　細胞激素與輔助性 T 細胞

　　細胞激素的環境對於T$_H$細胞分化成T$_H$1或T$_H$2細胞有所影響。受外來刺激（如細菌）而活化的巨噬細胞或樹突狀細胞，其分泌的IFN-γ及IL-12皆會促進T$_H$1細胞的分化且抑制T$_H$2細胞的分化；而IL-18對於T$_H$1細胞的分化也很重要（表11-3）。有些外來物會刺激NK1.1$^+$T細胞（即CD4$^+$T細胞，但其表面有NK1.1的標記）分泌IL-4，因而幫助T$_H$2細胞的分化；同時，IL-4也會抑制T$_H$1細胞的分化，而活化的T$_H$2細胞所分泌的TGF-β及IL-10也會抑制T$_H$1細胞的生長（圖11-6）。

　　細胞激素影響T$_H$細胞分化的原因可能與細胞激素所引發的訊息傳遞路徑有關，當抗原呈現細胞將抗原片段經由TCR呈現給T細胞時，如伴隨有IFN-γ則會引發T$_H$細胞內走向STAT-1的路徑，並活化與T$_H$1細胞激素生成有關的轉錄因子T-bet，進而促進T$_H$1細胞的形成。相反的，如果是IL-4，則是朝向STAT-6的路徑並活化與T$_H$2細胞激素有關的轉錄因子GATA-3，造成T$_H$2細胞的分化；實驗發現T-bet和GATA-3也有相互抑制的作用存在。

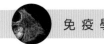

◉ 表 11-3　細胞激素的種類與功能

種　類	分泌細胞	主要功能
IL-1	單核球、巨噬細胞、樹突狀細胞與內皮細胞	(1) 刺激 T_H 細胞、B 細胞及 NK 細胞活化 (2) 巨噬細胞與嗜中性白血球趨化作用 (3) 肝細胞產生急性期蛋白 (4) 引起發燒與發炎反應
IL-2	T_H1 細胞	(1) T 細胞生長因子 (2) 使 T_H、T_C 及 NK 細胞活化 (3) 增強 NK 細胞抗腫瘤細胞
IL-3	T_H 細胞、NK 細胞、肥大細胞	(1) 為多功能造血幹細胞刺激因子 (2) 促使肥大細胞活化
IL-4	T_H2 細胞、肥大細胞	(1) B 細胞、肥大細胞生長因子 (2) 促使 IgE 的製造
IL-5	T_H2 細胞、肥大細胞	(1) B 細胞與嗜酸性白血球活化 (2) 促使 IgA 的製造
IL-6	T_H2 細胞、單核球、巨噬細胞及骨髓基質細胞	(1) B 細胞增殖活化 (2) 促使漿細胞分泌抗體 (3) 刺激肝細胞產生急性期蛋白
IL-7	骨髓與胸腺基質細胞	刺激未成熟的 B、T 細胞生長，IL-2 及 IL-2R 的表現
IL-8	巨噬細胞與內皮細胞	嗜中性白血球的化學趨化與活化作用
IL-10	T_H2 細胞	抑制 T_H1 細胞，朝向 T_H2 細胞的活化
IL-12	巨噬細胞和內皮細胞	與 NK 細胞和 T_C 細胞的成熟有關
IL-13	T_H2 細胞	(1) 與 IL-4 功能相似 (2) 抑制 T_H1 細胞活化
IL-14	T_H 細胞	B 細胞生長因子
IL-15	T 細胞	刺激 T 細胞和 T_H2 細胞的活化
IL-16	T 細胞	T_H2 細胞、巨噬細胞與內皮細胞的化學趨化作用
IL-17	記憶性 T_H 細胞	刺激內皮細胞、上皮細胞與纖維母細胞分泌細胞激素
IL-18	活化的巨噬細胞、Kupffer's 細胞所分泌	刺激 T 細胞和 NK 細胞分泌 IFN-γ，抑制 T_H2 細胞活化
IFN-α	白血球	抑制病毒複製
IFN-β	纖維母細胞	抑制病毒複製

◎ 表 11-3　細胞激素的種類與功能（續）

種　類	分泌細胞	主要功能
IFN-γ	T_H1 細胞、T_C 細胞、NK 細胞	(1) 抑制病毒複製 (2) 抑制 T_H2 細胞，朝向 T_H1 細胞活化 (3) 活化巨噬細胞
TGF-β	巨噬細胞、淋巴球	(1) 抑制造血細胞、內皮細胞的分裂 (2) 促使傷口的癒合 (3) 促進 IgA 的製造
TNF-α	巨噬細胞、肥大細胞	(1) 毒殺腫瘤、增加發炎反應 (2) 刺激肝細胞產生急性期蛋白
TNF-β	T_H1 細胞、T_C 細胞、肥大細胞	(1) 毒殺腫瘤、加強吞噬作用 (2) 刺激肝細胞產生急性期蛋白

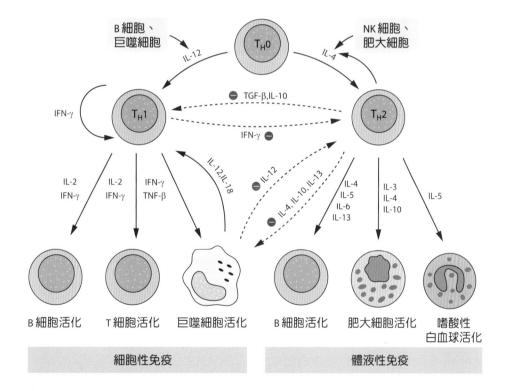

● 圖11-6　T_H1 及 T_H2 之細胞激素間的交互調節作用（實線表示活化作用，虛線表示抑制作用）。

註：(1) T_H1 及 T_H2 的分泌物會互相抑制。

　　(2) IL-4 可促進抗原活化 B 細胞的增生。

　　(3) IL-2 又稱 TCGF。

　　(4) T_H1：IgG2a、第四型過敏反應、T 細胞活化、巨噬細胞活化。

　　　　T_H2：IgE、肥大細胞、嗜酸性白血球、B 細胞活化、第一型過敏反應。

摘 要 SUMMARY

1. 細胞激素在細胞與細胞間扮演著連絡者的角色，是種小分子量的可溶性蛋白質，可以調節細胞的活化、增生或分化等功能。

2. 同一種細胞激素作用在不同的細胞上而會有不同的效應時，此特性稱為多樣性(pleiotropy)；不同種的細胞激素具有相同的功能，稱為重複性(redundant)；不同的細胞激素相互作用可加強某種效應時，表示具有協同作用(synergism)；反之，互相抑制的話，則稱為拮抗作用(antagonism)。

3. 依細胞激素作用的方式可分為三類：(1)自體分泌作用(autocrine)；(2)旁分泌作用(paracrine)及(3)內分泌作用(endocrine)。

4. 細胞激素可依其結構特性分成四類：

    (1) 血球生成素(hematopoietin)：包括紅血球生成素(erythropoietin)、幹細胞因子(SCF)、G-CSF、M-CSF、GM-CSF、IL-3、IL-6及IL-7等。

    (2) 干擾素(interferon, IFN)：干擾素有三種，分別為IFN-α、IFN-β和IFN-γ。

    (3) 化學激素(chemokine)：分為CXC、CC、C和CX$_3$C四類。

    (4) 腫瘤壞死因子(tumor necrosis factor, TNF)：包括TNF-α、TNF-β。

5. CD4$^+$輔助性T細胞（T$_H$細胞）可依分泌的細胞激素不同而區分為：T$_H$1和T$_H$2細胞，T$_H$1分泌IL-2及IFN-γ；T$_H$2分泌IL-4、IL-5及IL-6等細胞激素。

學後測驗 EXERCISE

1. 下列何種細胞激素是活化巨噬細胞使其產生一氧化氮合成酶(inducible nitric oxide synthase)、一氧化氮(NO)以及活性氧化物(ROS)的最佳因子？(A)第一型干擾素(IFNα/β)　(B)第二型干擾素(IFNγ)　(C)第三型干擾素(IFNλ)　(D)腫瘤壞死因子-α (TNF-α)

2. 下列哪一病症出現時不會引起大量產生腫瘤壞死因子-α (TNF-α)？(A)傷口癒合　(B)休克　(C)循環崩潰　(D)出血性壞死

3. 下列何種細胞激素，可刺激嗜酸性白血球分泌媒介物，引起氣喘？(A) IL-1　(B) IL-5　(C) IL-10　(D) IL-12

4. 下列何種細胞激素會刺激肝臟產生急性期蛋白質(acute phase protein)？(A) IL-6　(B) IL-8　(C) IL-10　(D) IL-12

5. 干擾素常用於治療病毒感染，其主要作用於抑制病毒複製的哪一步驟？(A)附著　(B)脫殼　(C)核苷酸製造　(D)蛋白質合成

6. 下列有關細胞激素與輔助型T細胞分化反應之敘述，何者錯誤？(A) IL-4促進T_H2細胞分化　(B) IL-12促進T_H1細胞分化　(C) IL-10促進T_H17細胞分化　(D) IFN-γ促進T_H1細胞分化

7. 有關細胞激素(cytokine)的敘述，下列何者正確？(A)作用方式具抗原特異性　(B)作用方式可透過自泌作用(autocrine)，但不經由旁泌作用(paracrine)影響其他細胞　(C)不同的細胞激素可能執行類似功能　(D)一種細胞激素無法產生多重的生理作用

8. 有關干擾素的敘述，下列何者錯誤？(A)干擾素可以誘導細胞抗病毒複製能力，亦可能調解免疫作用　(B)干擾素可以誘導細胞第一型及第二型主要組織相容性複合體（MHC class I 和class II分子）的表達　(C)第二類干擾素是指免疫干擾素(immune interferon)，亦即IFN-γ　(D) T_H2細胞是干擾素的主要來源

9. 介白質-1 (IL-1)主要由哪種細胞分泌？(A)抑制性T細胞(TS)　(B)巨噬細胞　(C)輔助性T細胞(T_H)　(D)毒殺性T細胞(T_C)

10. 細胞被病毒感染後，會在數小時內釋放出何種物質，非專一性的抑制病毒複製？(A)干擾素　(B)補體　(C)抗體　(D)抗生素

11. 一種細胞表現CD3分子，分泌IL-4、IL-5和IL-10，這種細胞參與下列何種免疫反應？(A)毒殺病毒感染細胞　(B)幫助B細胞產生抗體　(C)活化巨噬細胞　(D)抑制輔助性T細胞

12. 可幫助B細胞製造IgE抗體的細胞激素為：(A) IL-2　(B) IL-4　(C) IL-5　(D) IL-6

13. T_H1、T_H2細胞間之區分，主要是依靠：(A)分泌細胞激素(cytokine)之種類不同　(B)存在於淋巴組織中不同之位置　(C)表現α/β或γ/δ之T細胞接受器(TCR)　(D)表現第一類或第二類MHC

14. 介白素-2 (interleukin-2)是由下列何種細胞所分泌？(A) T細胞　(B) B細胞　(C)巨噬細胞　(D)嗜中性白血球

15. 下列何者不是細胞激素之特性？(A)成分為蛋白質　(B)可活化細胞　(C)可調節細胞功能　(D)每一種細胞激素都只有單一功能

16. 下列哪一種性質不是細胞激素的特性？(A)抗原專一性　(B)作用多元性　(C)細胞刺激性　(D)細胞抑制性

17. 有關介白素-1 (interleukin-1)之敘述，下列何者錯誤？(A)由巨噬細胞所分泌　(B)可引起發燒作用　(C)在發炎反應時常大量的分泌　(D)可抑制T細胞活化

18. 下列何種細胞激素可以增強自然殺手細胞對抗腫瘤細胞之功能？(A) IL-1　(B) IL-2　(C) IL-3　(D) IL-4

19. 下列何種細胞激素在急性發炎反應中，扮演重要角色？(A) IL-2　(B) IL-3　(C) IL-5　(D) IL-6

掃描 QR code
或至 reurl.cc/OpRLG7 下載「學後測驗」解答

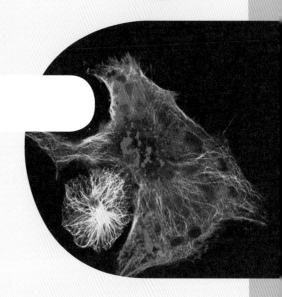

12 CHAPTER

補　體

Complements

補體是由一群不同的血漿蛋白所組成，加熱（56℃，30分鐘）之後極易破壞其活性，但為正常個體體液性免疫反應中最主要的作用因子。經過多年研究發現，它們會在病原體表面進行一連串蛋白質的交互作用，除了參與調理病原體的反應，亦可協助對抗發炎反應，甚至會引發細菌的溶解作用。

12-1 補體的功能

補體包括了30種以上的可溶性及可與細胞結合之蛋白質。補體系統對先天性和後天性免疫生化活性的影響力超過抗體依賴性細胞毒殺作用(ADCC)或紅血球的溶解作用。與補體途徑有關的蛋白質結構比較，發現補體系統起源於原始生物最基本的先天性免疫反應；相對地，藉著補體與細胞接受器交互作用來控制B細胞的活性，發現補體系統在後天性免疫系統中亦扮演重要的角色。因此，補體系統同時參與先天性和後天性免疫反應，並在這兩種免疫系統中以不同方式進行作用。而當補體被活化之後，不同的補體成分經由一連串高度調節機制下的交互作用，而產生許多基本功能，包括：

1. 細胞、細菌和病毒的溶解作用。

2. 促進特定抗原的吞噬作用，執行調理作用。

3. 補體可與免疫系統細胞上的專一性補體接受器結合，以啟動專一性細胞的功能以及發炎和分泌免疫調節因子。

4. 將免疫複合物從循環系統移除，而移至脾臟和肝臟內堆積。

12-2 補體的成分

雖然有部分的補體成分可由血液單核球、組織巨噬細胞和腸胃道或泌尿道的上皮細胞產生，然而補體系統的組成—蛋白質和醣蛋白—主要還是由肝細胞合成。這些補體成分約占血清球蛋白總重的5%。大部分進入循環系統的補體成分是

以前驅酵素(proenzyme)或酵素原(zymogen)的非活性狀態呈現；直到蛋白質產生水解分解作用，或是補體成分的抑制片段被移除後，將其活性部位顯露出來，如此補體才具活化反應的能力。補體反應是由一連串的酵素作用所啟動，其成分是以數字（C1~C9）、字母符號（如D因子）或一般名稱如：同質限制因子(homologous restriction factor)來命名；補體活化成分所代謝的胜肽片段則是以小寫字母來表示。大多數例子中，蛋白質活化分解後，較小的片段以「a」表示，較大片段以「b」表示（例如：3a、3b），其中C2是例外（C2a屬大分子片段）。大型片段在接近活化位置上與目標細胞結合；較小片段從活化位置擴散與專一接受器結合，而啟動局部的發炎反應。這些補體成分片段能彼此交互作用形成功能性複合物；而這些複合物所具有的酵素活性則是以字母或數字上加橫槓表示（如：$\overline{C4b2a}$、$\overline{C3bBb}$）。

12-3 補體的活化

古典途徑 (Classical Pathway)

1. 參與成員

　　古典途徑的補體活化作用通常啟始於可溶性抗原－抗體複合物（免疫複合物）的形成（圖12-1），或是抗體與特定目標細胞（如細菌）上抗原的結合；IgM或IgG的某些亞型（人類IgG1、IgG2和IgG3）能活化古典途徑。古典途徑的啟始階段包括血清中不活化形式的C1、C2、C3和C4的參與，再經酵素的水解而活化。因為補體成分的命名是以其發現先後順序為之，並非以功能角色決定名稱，所以名稱數字與反應次序無關。

2. 啟始機制

　　免疫複合物的形成會引發IgM分子上Fc部位的結構改變，而使得其與補體系統中C1成分的結合部位顯露出來。於血清中的C1為一巨大分子，其組成含C1q及兩分子型態的C1r和C1s，在鈣離子的穩定作用下共同組成$C1qr_2s_2$複合物；C1q以

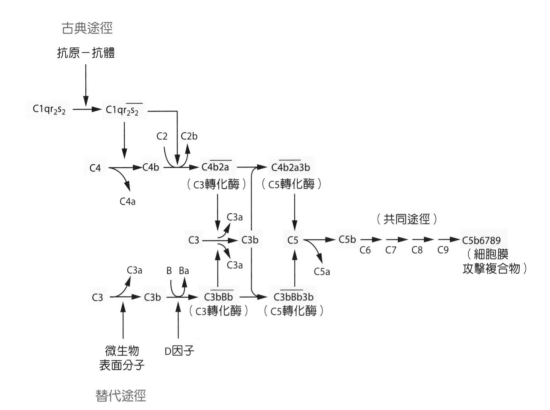

● **圖12-1** 補體活化途徑。早期步驟中，古典途徑與替代途徑皆能造成C5b的形成和累積，而在最後階段所有途徑均能導致細胞膜攻擊複合物形成。

18個胜肽鏈組成一個類似六體結構的膠原蛋白的三重螺旋臂(triple helical arms)，其頂端露出的C1q結合位可與抗體C_H2區段結合。每個C1r和C1s單體皆含有催化區段和交互作用區段，因此可促進與C1q或其他補體成分彼此的交互作用。

每個C1分子必須以其球蛋白頭端與至少兩個抗體的Fc部位結合，才能產生穩定的C1－抗體交互作用。五體結構的IgM在目標細胞表面與抗原結合時，IgM會露出三個結合位與C1q結合。但循環性IgM則呈現平面結構，其C1q結合位無法顯現出來，因而無法活化補體連續性反應。此外，IgG分子與IgM不同，在IgG的C_H2區段只含有單一的C1q結合位，因此僅能在目標細胞或複合物表面的二個IgG分子相距30~40nm以內時，才能提供二個C1q結合位，以便與C1q作強而有力的結合。

當C1q與抗體的Fc結合位時，會造成C1r結構改變，使C1r轉變成具活性的絲胺酸蛋白酶(serine protease)－C1r；C1r能分割C1s而形成類似的活性酵素C1s。C1s有兩個受質，分別為C4和C2。C4的成分為醣蛋白，含有α、β和γ三條多胜肽；當C1s水解C4分子時，會形成C4a小型片段，並露出C4b大型片段的結合位時，C4即被活化。接著，C4b片段會附著到C1附近的目標細胞表面，並由鄰近的C1s分解C2形成C2a與C2b；其中較小型的片段C2b擴散遠離出去，結果形成C4b2a的C3轉化酶(C3 convertase)，它可將C3轉變成活性型態。而由C4分切出來的小型C4a片段則成為過敏毒素(anaphylatoxin)或發炎反應的介質，它並不直接參與補體連續性反應；過敏毒素除了C4a之外，尚包括C3a與C5a等小型片段，後文會再作詳細探討。

補體C3成分包括α和β兩條胜肽鏈。C3轉化酶可促使C3α鏈水解形成C3a與C3b。單一C3轉化酶分子就能產生200個以上的C3b分子，導致補體古典反應程序中此步驟的強化作用。大多數的C3b可結合C4b2a，以形成三分子複合C4b2a3b，又稱為C5轉化酶。這個轉化酶複合物中的C3b分子可結合至C5上，並且改變C5的結構型態，以便C4b2a切開C5；C5a會擴散遠離，而C5b可附著至C6成分上，以啟動補體古典途徑反應程序中細胞膜攻擊複合物(membrane-attack complex, MAC)的形成。少數由C3轉化酶活化產生的C3b如無與C4b2a結合，這些游離的C3b會擴散出去，然後與細胞膜直接結合或是披覆在免疫複合物和特定抗原上，作為調理素(opsonin)的功能，以幫忙吞噬細胞執行吞噬作用。

替代途徑 (Alternative Pathway)

1. 參與成員

與古典途徑產生的產物一樣，替代途徑亦會產生結合性C5b，但是它並不需要抗原與抗體的結合來啟動產生；因為不需要抗體，所以替代途徑是屬於先天性免疫系統的成員之一。此途徑的參與成員主要包括四種血清蛋白：C3、B因子、D因子和補體穩定素(properdin)。大多數補體替代途徑是由外來細胞其表面的組成所啟動，例如革蘭氏陽性菌和陰性菌其細胞壁組成便能啟動補體替代途徑。

2. 啟始機制

在古典途徑中，C3因C3轉化酶的活化而快速被剪截成C3a和C3b；而在替代途徑中，血清中的C3含有不穩定硫酯鍵(thioester bond)，可自行緩慢溶解而產生C3a和C3b。C3b成分能與外來物的表面抗原（如細菌細胞或病毒顆粒上的表面抗原）甚至或是宿主本身細胞結合。然後，呈現在外來細胞表面的C3b可以結合至B因子的血清蛋白上，再藉著鎂離子的作用而形成穩定的複合物。B因子和C3b的結合會暴露出B因子上的另一個結合位，這可作為D因子酵素活化血清蛋白的受質，D因子活化後可分解B因子形成Ba與Bb二個片段，其中Bb片段與C3b結合活化為C3b$\overline{Bb}$。C3b$\overline{Bb}$複合物具有C3轉化酶的活性，但C3b$\overline{Bb}$僅有5分鐘的半衰期，除非與補體穩定素結合，才能穩定複合物並延長轉化酶活性半衰期達30分鐘。

替代途徑所產生的C3b$\overline{Bb}$能活化非水解性的C3，使C3自動產生更多的C3b分子，因而使啟始步驟被重複和強化，以致於5分鐘之內可有2×10^6以上的C3b堆積在抗原表面。C3轉化酶(C3b$\overline{Bb}$)活化C3能產生C3b$\overline{Bb}$3b複合物，此複合物具有C5轉化酶的活性，與古典途徑中的C4b2a3b類似。C3b$\overline{Bb}$3b複合物中，非酵素之C3b成分可結合至C5，Bb成分接著會將結合態的C5水解，產生C5a和C5b，其中C5b能結合至微生物抗原表面，再與C6結合以啟動與古典途徑相同的共同途徑。

外源凝集素途徑 (Lectin Pathway)

1. 參與成員

外源凝集素(lectin)是一種蛋白質，能夠辨識和結合特定的碳水化合物；因為活化補體的凝集素可以與甘露糖基(mannose)結合，所以又可稱之為甘露糖結合凝集素途徑(mannan-binding lectin pathway)或MB凝集素途徑(MB lectin pathway)。外源凝集素途徑如替代途徑並不需要依靠抗體來活化；但是外源凝集素途徑機制與古典途徑較相似，因為凝集素途徑在啟始之後，它的步驟是經由C4和C2的作用來產生C3轉化酶與C5轉化酶（圖12-2）。

2. 啟始機制

外源凝集素途徑由甘露糖結合凝集素(MBL)與微生物表面之醣蛋白或碳水化合物上的甘露糖基結合而活化；這些微生物包括如沙門氏桿菌(*Salmonella*)、李斯

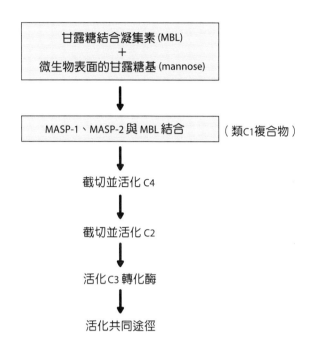

甘露糖結合凝集素 (MBL)
+
微生物表面的甘露糖基 (mannose)

↓

MASP-1、MASP-2 與 MBL 結合　（類C1複合物）

↓

截切並活化 C4

↓

截切並活化 C2

↓

活化C3轉化酶

↓

活化共同途徑

● **圖12-2**　外源凝集素途徑(MB-lectin pathway)的活化。

特氏菌(*Listeria*)和奈瑟氏菌(*Neisseria*)，還有新型隱球菌(*Cryptococcus neoformans*)以及白色念珠菌(*Candida albicans*)等。MBL是一種在發炎反應中產生的急性期蛋白，它的功能與補體古典途徑中的C1q相似，此兩者的結構也相似。在MBL結合至病原菌或細胞表面之後，與MBL有關的血清蛋白如：MASP-1和MASP-2會結合到MBL上，MASP-1和MASP-2蛋白質在結構上與C1r和C1s相似，活性也相仿，這種結合形成活化複合物而導致C4和C2的截切和活化（圖12-2）。

🛡 共同途徑

　　補體活化最終程序包含C5b、C6、C7、C8和C9的參與，這些補體分子會進行連續的交互作用而形成巨大的分子結構，稱之為細胞膜攻擊複合物。此複合物會穿過目標細胞的細胞膜而形成較大的孔道，以容許離子和小分子自由擴散穿越細胞膜，而將細胞溶解掉。

1. C5b6 的形成

　　古典、替代和外源凝集素途徑的最後結果皆為產生活化的C5轉化酶,這個酵素能截切含有α和β兩條胜肽鏈的C5。當C5與轉化酶中非酵素作用性的C3b成分結合後,C5 α鏈上的胺基端會被截切,游離出的C5a小型片段可與目標細胞表面結合,C5b大型片段則可提供MAC的結合位;C5b是個十分不安定的成分,通常在2分鐘內就會失去活性,直至與C6結合始能穩定其活性。

2. C5b67 的形成

　　所有的補體反應多發生在親水性細胞膜表面或液體型態內的免疫複合物,當C5b6與C7結合時,會引發複合物進行親水性—親雙極性結構轉換,也就是暴露出厭水性區域作為細胞膜磷脂質結合位;如果此反應發生在目標細胞的細胞膜時,厭水性結合位便可使C5b67插入磷脂質雙層結構中,若反應發生在免疫複合物或其他非細胞活化表面時,則厭水性結合位不會讓複合物停留,導致複合物的釋放,而釋放的C5b67複合物則會插入鄰近細胞的細胞膜。

3. C5b678 的形成

　　固定在細胞膜上的C5b67與C8的結合可引發C8型態結構上的改變,亦即進行親水性—親雙極性結構改變而暴露出一厭水性區域,以便與細胞膜進行反應。C5b678複合物會產生直徑大約10Å的小孔洞,此小孔洞的形成能導致紅血球的溶解,但對有核細胞則不具作用。

4. MAC 的形成

　　形成MAC的最後步驟是C5b678複合物與類似孔洞蛋白(perforin-like)的分子－C9結合並引起聚合作用;大約有10~17個C9分子能與單一C5b678分子發生聚合作用。在聚合作用期間,C9進行親水性—親雙極性結構轉換,所以它們也能插入細胞膜中。而完整的MAC為一種管狀的型態,其作用孔徑約70~100Å,是由一個C5b678複合物環繞著聚合C9複合物所構成;因為離子和小型分子能自由穿越MAC中央管道,所以細胞無法維持滲透穩定,再加上水分流入和電解質流失,最後使細胞溶解而死亡。

12-4　補體系統的調節

　　補體系統的許多分子除了能夠攻擊外來細胞和微生物，亦可能攻擊宿主細胞，於是人體發展出許多複雜的調節機制以限制補體對目標細胞的作用。所有補體途徑的一般調節機制包括高度不穩定的補體分子，這些分子如果沒有與其他分子作用以呈現穩定狀態，就會自行變成非活性型態。另外，一系列的調節蛋白質則可抑制許多不同的補體成分（表12-1），例如C1抑制子(Cl inhibitor, Cl Inh)能與Clr2s2形成複合物，導致與C1q脫離而防止更進一步活化C4或C2的反應。

⊙ 表 12-1　調節補體系統的蛋白質

蛋白質	種類	影響途徑	功能
C1 抑制子 (C1Inh)	可溶性	古典	血清蛋白酶抑制因子：可使 $C1r_2s_2$ 從 C1q 分離
C4b 結合蛋白 (C4bBP)	可溶性	古典、外源凝集素	與 C4b 結合以阻斷 C3 轉化酶的合成；於 I 因子分解 C4b 時，作為輔酶
H 因子	可溶性	替代	與 C3b 結合以阻斷 C3 轉化酶的合成；於 I 因子分解 C3b 時，作為輔酶
第一型補體接受器 (CR1) 細胞膜共同蛋白 (MCP)	細胞膜結合	古典、外源凝集素、替代	與 C3b 或 C4b 結合來阻斷 C3 轉化酶的合成；於 I 因子分解 C4b 或 C3b 時，作為輔酶
加速退化因子 (DAF; CD55)	細胞膜結合	古典、外源凝集素、替代	加速 $\overline{C4b2a}$ 和 $\overline{C3bBb}$ 的分解（古典和替代途徑的 C3 轉化酶）
I 因子	可溶性	古典、外源凝集素、替代	血清蛋白酶：在 C4bBP、CR1、H 因子、DAF 或 MCP 分解 C3b 或 C4b 的過程中作為輔酶
S 蛋白質	可溶性	共同	與可溶性的 C5b678 結合，阻止其插入細胞膜
同質限制因子 (HRF) 細胞膜溶解反應抑制子 (MIRL; CD59)	細胞膜結合	共同	與自體細胞可溶性的 C5b678 結合，阻斷 C9 的聚合

1. C3b 分子的水解

　　古典、替代和外源凝集素途徑中的C3轉化酶所催化的反應，是補體活化途徑中主要的強化步驟，能產生數百個C3b分子；而這些C3b分子不但會與細菌細胞壁結合，還能與鄰近正常細胞結合，並經由帶有C3b接受器的吞噬細胞或MAC之作用，引發調理作用，因而對正常細胞造成傷害。為了預防補體對正常宿主細胞造成傷害，當C3b擴散離開$\overline{C4b2a}$或$\overline{C3bBb}$所形成的轉化酶時，C3b就會自行水解，因此無法結合至正常的細胞，便不會對正常細胞產生傷害。

2. 阻斷 C3 轉化酶的合成

　　另外還有一些調節性蛋白質，包括可溶性C4b結合蛋白(C4b-binding protein, C4bBP)和兩個細胞膜結合蛋白—第一型補體接受器(complement receptor 1, CR1)和細胞膜輔助蛋白(membrane cofactor protein, MCP; CD46)等，CR1的總量分佈在RBC中最多(85%)，吞噬細胞其次；而MCP分佈在白血球、上皮細胞及內皮細胞，這些調節性蛋白質均能與C4b結合，以阻止C4b與C2a結合。當C4bBP、CR1或MCP結合至C4b時，I因子（一種調節性蛋白質）可分解C4b以形成C4c和C4d，使得古典途徑的C3轉化酶無法形成。而在替代途徑中，亦有一個相似的調節機制可防止C3轉化酶$\overline{C3bBb}$的組合；此時，CR1、MCP或H因子能與C3b結合，並防止C3b與B因子的結合。當CR1、MCP或H因子結合至C3b上時，I因子能分解C3b成為C3f和iC3b片段，接著I因子將iC3b截切成C3c與C3dg，因而使得替代途徑無法形成C3轉化酶。

3. 分解 C3 轉化酶

　　此外，尚有一些補體調節蛋白亦能與C3轉化酶作用，使C3轉化酶分離，這些調節蛋白質包括：C4b結合蛋白(C4bBP)、補體接受器和H因子；而加速退化因子(decay-accelerating factor, DAF; CD55)，為一種醣蛋白，可以與磷脂膜蛋白共價結合，因此也可以使C3轉化酶分離。這些調節蛋白均能加速分解C3轉化酶，當C3轉化酶解離作用發生，I因子開始截切遺留下來的C4b或C3b成分，便造成C3轉化酶不可逆的去活性作用。

4. 阻斷 C5b67 插入細胞膜

調節性蛋白質亦能操縱MAC生成的量；由於C5b67被釋放可能會造成正常細胞的溶解作用，而S蛋白能結合至C5b67，引發厭水性的轉變，因而可阻止C5b67插入鄰近細胞的細胞膜，防止對正常細胞的破壞。

5. 阻斷 MAC 的合成

被溶解的細胞若與補體來自不同種的個體，則補體媒介的細胞溶解作用會更具效率；這種現象取決於能阻斷MAC形成的兩個細胞膜蛋白質－同質限制因子(homologous restriction factor, HRF)和細胞膜溶解反應抑制子(membrane inhibitor of reactive lysis, MIRL; CD59)，此二種蛋白質存在於許多細胞形態的細胞膜上，因HRF和MIRL可與C8結合，防止插入細胞膜之C9聚合物形成，因而可保護細胞免於非專一性補體媒介的細胞溶解作用；然而，這種抑制作用僅在補體成分和目標細胞來自同種個體時才會發生，因此，HRF和MIRL能展現同種抑制作用。

◉ 表 12-2　補體蛋白及其結合根

名稱	CD 編號	結合根 (Ligand(s))
補體接受器 (Complement receptors)		
CR1	CD35	C3b, C4b
CR2	CD21	C3d
CR3	CD18/CD11b	iC3b
CR4	CD18/CD11c	iC3b
補體調節性蛋白 (Complement regulators)		
MCP	CD46	C3b, C4b
DAF	CD55	Convertases, CD97
MAC inhibitor	CD59	C5b~C9
過敏毒素接受器 (Anaphylatoxin receptors)		
C3aR	None	C3a
C5aR	CD88	C5a

◉ 表 12-2　補體蛋白及其結合根（續）

名稱	CD 編號	結合根 (Ligand(s))
其他		
C1qR	CD93	C1q
CRIg	None	C3b, iC3b
SIGNR1	CD209	C1q

C3b：補體分子 3b(complement component 3b)；C3aR：C3a 接受器 (C3a receptor)；CR：補體接受器 (complement receptor)；CRIg：免疫球蛋白超級家族之補體接受器 (complement receptor of the immunoglobulin superfamily)；DAF：加速退化因子 (decay-accelerating factor)；iC3b：去活化型 C3b(incativated form of C3b)；MAC：膜攻擊複合物 (membrane-attack complex)；MCP：膜輔助蛋白 (membrane cofactor protein)；SIGNR1：a mouse homologue of dendritic-cell-specific ICAM3-grabbing non-integrin (DC-SIGN)。

12-5　補體活化的生物功能

　　補體以其強化反應和轉化而成為具效率的防禦機制以摧毀入侵的微生物，所以被視為體液性免疫反應的重要調節因子。當其他補體成分和分離產物參與發炎反應、調理抗原、中和病毒感染和清除免疫複合物等作用時，MAC則會參與調節細胞溶解作用。

　　許多補體系統的生物活性取決於補體片段與表現在不同細胞之補體接受器的結合；另外，一些補體接受器可以結合具生物活性之補體成分或分解補體成分，而成為不活化產物，所以在調節補體的活化上扮演重要角色。

細胞溶解作用

　　補體活化所產生的MAC能溶解革蘭氏陰性菌、寄生蟲、病毒、紅血球和有核細胞等；又因為替代途徑和外源凝集素途徑的活化，因此不需要抗原－抗體交互作用的啟動，所以這些途徑成為對抗感染性微生物的重要先天性免疫。但在古典途徑則需要抗原－抗體反應的啟動，而此可協助那些非專一性先天性免疫，而給予較專一性的防禦機制。

　　無獨有偶，抗體和補體在宿主抵禦病毒的機制中占有重要角色，尤其在急性

病毒感染和重複感染的防禦上更為重要。幾乎所有具套膜的病毒對於補體媒介的溶解作用都具有感受性；病毒的外套膜大部分是源自於感染宿主細胞的細胞膜，因此對MAC的孔洞形成作用更具有感受性。例如：疱疹病毒、正黏液病毒、副黏液病毒和反轉錄病毒等。

活化發炎反應

在補體連續性反應後，通常可見到細胞溶解的最終結果；但是在MAC形成期間，不同胜肽的聚集對於具影響性之發炎反應的發展扮演了決定性的角色。由補體截切所形成的小型片段─C3a、C4a和C5a，這些稱為過敏毒素(anaphylatoxin)，能結合至肥大細胞或嗜鹼性白血球上的接受器，並引發去顆粒作用而釋出組織胺和過敏活性介質；過敏毒素亦能引發平滑肌收縮和增加血管的通透性。

C3a、C5a、C5b67均能引發單核球和嗜中性白血球附著到血管內皮細胞，經由微血管內皮層溢出，再轉移至組織中的補體活化位置；其中C5a最能夠活化這些過程，僅需兆分之一莫耳濃度即可有效達成。

調理作用

補體中最主要的調理素(opsonin)為C3b，此外，C4b和iC3b也具有調理作用的活性。與C3的活化伴隨發生的放人作用，能導致免疫複合物上的C3b和特定抗原被包覆。吞噬細胞和其他某些細胞能表現補體接受器（CR1、CR3和CR4），便可與C3b、C4b或iC3b結合；而被C3b披覆的抗原會結合至帶有CR1的細胞，因而使抗原易於被吞噬。若此細胞為吞噬細胞，如：嗜中性白血球、單核球或巨噬細胞等，吞噬作用便會更加強。

中和病毒感染

對大多數病毒而言，血清抗體與重複出現的病毒蛋白質可引發特定的免疫複合物，此結構非常適合古典途徑的活化。一些病毒如：反轉錄病毒、EB病毒和德國麻疹病毒等，都能活化替代途徑和外源凝集素途徑，甚至在缺乏抗體之下亦能活化古典途徑。

補體系統藉由許多機制以中和病毒，而某些程度的中和作用是經由形成大量病毒聚集而完成的，這是因為病毒的聚集能降低感染性病毒顆粒總數量。雖然抗體在病毒的聚集形成中具有重要角色，然而體外試驗顯示，在抗體數量少到每個病毒顆粒僅呈現2個以下的抗體時，C3b成分仍能促進病毒聚集的形成，例如：披覆抗體的多發性腫瘤病毒(polyoma virus)在血清中含有活化的C3時，即能快速被中和。

 ## 清除免疫複合物

補體系統另外一個重要的功能是清除免疫複合物，這可在自體免疫疾病—全身性紅斑性狼瘡(SLE)的病患身上發現。由於患者產生大量的免疫複合物，再加上補體媒介的溶解反應，導致組織的傷害和第二型與第三型過敏反應。雖然補體在SLE造成的組織傷害上扮演重要角色，但矛盾的是，研究發現具有C1、C2、C4和CR1缺陷的人容易患有SLE；事實上，90%完全缺乏C4的個體可能會導致SLE。補體缺陷被認為會干擾免疫複合物的清除和溶解效率，因此，免疫複合物持續存留會導致全身性組織損害。

12-6 補體缺陷疾病

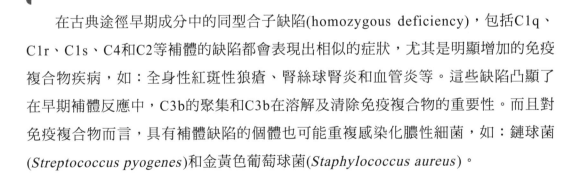

在古典途徑早期成分中的同型合子缺陷(homozygous deficiency)，包括C1q、C1r、C1s、C4和C2等補體的缺陷都會表現出相似的症狀，尤其是明顯增加的免疫複合物疾病，如：全身性紅斑性狼瘡、腎絲球腎炎和血管炎等。這些缺陷凸顯了在早期補體反應中，C3b的聚集和C3b在溶解及清除免疫複合物的重要性。而且對免疫複合物而言，具有補體缺陷的個體也可能重複感染化膿性細菌，如：鏈球菌(*Streptococcus pyogenes*)和金黃色葡萄球菌(*Staphylococcus aureus*)。

C3缺陷的病患會有最嚴重的臨床症狀，此反映出C3在C5的活化及MAC形成的過程中所扮演的重要角色。大多數C3缺陷病患會有重複性細菌感染與免疫複合物疾病的情形。

補體調節蛋白C1抑制子(C1 Inh)是防止C4和C2受C1過度活化以調節古典途徑的活化，而C1 Inh缺陷是一種體染色體的顯性遺傳，會導致遺傳性血管水腫(hereditary angioedema)，其臨床症狀為局部的組織水腫，通常在創傷後發生，但有時會因不明原因所引起；水腫現象可能發生在皮下組織或腸道內。

◉ 表12-3　補體缺陷及疾病

缺 陷		疾 病
一、補體成分	C1q	SCID，反覆感染
	C2、C4	類似 SLE 病變（免疫複合物沉積）
	C3	反覆細菌感染 *N. meningtidis*、*S. pneumonia*
	C5	易受細菌感染
	C6、C7、C8、C9	*Neisseria* 感染上升
二、調節成分	C1INH	遺傳性水腫
	H	溶血性尿毒症
	DAF	陣發性夜間血蛋白尿 (PNH)

摘 要 SUMMARY

1. 補體系統主要由血漿蛋白所組成,許多是以非活性的狀態呈現。

2. 補體的活化是經由古典、替代及外源凝集素等途徑而達成,而每個途徑的啟始作用各有不同。

3. 三個途徑終歸於共通的程序,導致引發細胞溶解反應的分子複合物的聚集,即形成細胞膜攻擊複合物(MAC)。

4. 古典途徑以抗體結合至目標細胞而啟動;IgM和特定的IgG也可以活化此途徑。

5. 替代途徑和外源凝集素途徑的活化不需要抗體,這些途徑是以補體蛋白質和微生物表面分子的反應而啟動。

6. 補體的主要角色為細胞溶解作用、補體系統媒介細胞的調理作用、中和病毒感染、發炎反應活化和免疫複合物的清除。

7. 藉由補體蛋白質和免疫系統細胞接受器上蛋白質片段的交互作用,可控制先天性和後天性免疫反應。

8. 因為補體能對宿主造成傷害,補體系統需要複雜的調節機制來加以控制。

9. 遺傳性補體缺陷的臨床疾病,可由感染的感受性增加到免疫複合物引起的組織傷害。

學後測驗 EXERCISE

1. 有關補體活化之敘述，下列何者正確？(A)可以刺激B淋巴細胞分化　(B)可以刺激T淋巴細胞分化　(C)可以促使第四型過敏反應　(D)可以造成趨化作用(chemotaxis)

2. 以下哪一種處理會破壞人類血清中補體溶解細胞的反應？(A)添加生理食鹽水　(B)加熱56°C，30分鐘　(C)以濾紙過濾　(D)添加抗生素

3. 下列哪種補體分子可幫助吞噬細胞的調理作用(opsonization)？(A) C9　(B) C3b (C) C5a　(D) C5b

4. 透過古典途徑(classical pathway)活化補體時，需要以下哪一種分子的參與？(A) IgE　(B) IgA　(C) IgD　(D) IgM

5. 下列何種補體的缺乏可能會造成類狼瘡疾病(lupus-like disease)？(A) C1　(B) C9 (C) Factor B　(D) Factor I

6. 加熱攝氏65度，會讓血清中的補體失去活性，使用這種血清，將測不到哪一種免疫反應？(A)沉澱反應　(B)細胞溶解反應　(C)中和反應　(D)凝結反應

7. 遺傳性血管神經性浮腫很像過敏性蕁麻疹，是因缺乏下列何者所引起？(A) C1　(B) C1抑制酶　(C) C3　(D) C3抑制酶

8. 下列何者在攻膜複合體(membrane attack complex)形成時，可阻礙C5b-8與C9的結合？(A) CD4　(B) CD16　(C) CD44　(D) CD59

9. 補體存在血漿中，它有許多生物活性，下列何者不是主要生物活性之一：(A)細胞溶解作用(cell lysis)　(B)趨化反應(chemotaxis)　(C)調理作用(opsonization)　(D)活化T細胞(T cell activation)

10. 補體形成細胞膜攻擊複合物(MAC)時可促成下列哪一項結果？(A)過敏毒素之產生 (B)患部之發炎反應　(C)菌體被溶解　(D)細菌被吞噬

11. 下列有關補體的敘述，何者錯誤？(A)成分是蛋白質的物質　(B)需活化始具有功能 (C)免疫接種可增加其在血清中的量　(D)可固著免疫複合物

12. 補體活化系統的古典途徑中，首先由免疫複合物(immune complex)與何補體結合？(A) C1q　(B) C1r　(C) C5a　(D) C3a

13. 下列何者不是補體系統主要的生物功能？(A)活化吞噬細胞　(B)增強吞噬細胞對致病原的認識　(C)活化自然殺手細胞　(D)溶解被感染的細胞

14. 有關補體活化之敘述，下列何者正確？(A) IgM活化補體的功能優於其他抗體　(B)只有抗原抗體結合，才能造成補體活化　(C)所有種類的抗體均可活化補體　(D) IgE能有效的活化補體，造成過敏反應

15. 補體活化常走傳統或替代路徑，試問替代路徑主要由哪一個成分開始活化？(A) C1　(B) C2　(C) C3　(D) C4

掃描 QR code
或至 reurl.cc/OpRLG7 下載「學後測驗」解答

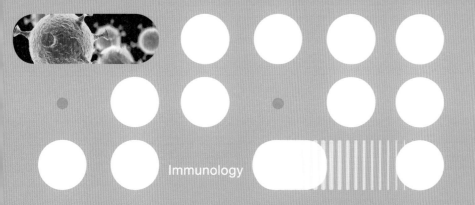

V
PART

Immunology

免疫系統相關的疾病

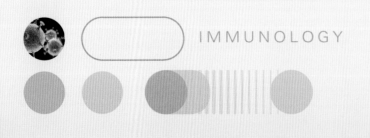

IMMUNOLOGY

過敏反應

Hypersensitivity

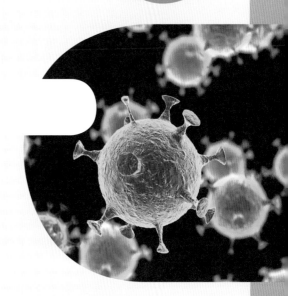

免疫反應會產生作用分子 (effector molecule) 以移除外來抗原，這些作用分子會誘導產生輕微、無臨床症狀或局部性的發炎反應，通常並不會對宿主造成組織傷害。但是在特殊的狀況下，發炎反應可能導致明顯的組織傷害甚至死亡，這類免疫反應稱為過敏反應（hypersensitivity 或 allergy）；絕大部分的過敏反應是個體因無害性抗原或過敏原的刺激而產生 IgE 抗體所導致。

過敏症狀可能由體液性或細胞媒介免疫反應中發展出來。體液性的過敏反應是由抗體或抗原－抗體複合物所啟動，而一些特別的媒介物如：IgE、IgM、IgG 或是補體等，可調節過敏反應，使敏感宿主在意外接觸抗原後數分鐘或數小時內就產生臨床症狀，其中最明顯的例子便是立即性過敏反應 (immediate hypersensitivity)。此外，T_{DTH} 細胞媒介型過敏反應，或稱為延遲性過敏反應 (delayed-type hypersensitivity, DTH)，是屬於細胞性調節的反應，為一種宿主接觸抗原數天之後所產生的延遲性症狀，延遲性過敏反應是提供對抗細胞內病原體 (intracellular pathogen) 的重要防禦陣線，但是它們有時會導致嚴重的組織傷害。

13-1　過敏反應的分類

過敏反應可依照參與反應的作用分子不同而加以區別。在立即性過敏反應中，不同抗體誘導不同的免疫反應分子，例如 IgE 抗體誘使肥大細胞進行去顆粒作用而釋放出組織胺和過敏反應物質；另一方面，IgG 和 IgM 抗體可刺激補體活化的反應，參與此過敏反應之分子主要是細胞膜攻擊複合物 (membrane-attack complex, MAC) 和補體反應產物如 C3a、C4a 及 C5a。延遲性過敏反應中的作用分子是由 T_{DTH} 細胞所分泌的細胞激素。依照 Gell 和 Coombs 兩位科學家將過敏反應分類成四種過敏型態，每種型態含有不同的作用機轉、作用細胞以及調節分子（表13-1）。

⦿ 表 13-1　過敏反應的類型及機轉

類　型	發生時間	機　轉	疾　病
第一型過敏反應（立即性或 IgE 媒介型過敏反應）	2~30 分鐘	IgE 與過敏原結合並致敏化肥大細胞，使其進行去顆粒作用而釋放過敏介質	過敏性鼻炎（乾草熱）氣喘食物過敏遺傳性過敏性皮膚炎
第二型過敏反應（抗體媒介細胞毒殺型過敏反應）	5~8 小時	以 IgM、IgG 與補體為媒介或經由抗體依賴性細胞毒殺作用 (ADCC)，而導致目標細胞被毒殺	輸血反應（A、B、O 不合）新生兒溶血自體免疫溶血性貧血重症肌無力
第三型過敏反應（免疫複合物媒介型過敏反應）	2~8 小時	免疫複合物（包含 IgM、IgG 與補體）的沉積，引起補體、白血球的作用，而產生發炎反應	血清病腎絲球腎炎全身性紅斑性狼瘡類風濕性關節炎農夫肺病鴿糞病亞瑟氏反應
第四型過敏反應（延遲性或 T$_{DTH}$ 細胞媒介型過敏反應）	24~72 小時	活化的 T$_{DTH}$ 細胞釋放細胞激素，促使巨噬細胞或 T$_C$ 細胞直接破壞組織細胞	接觸性皮膚炎結核菌素反應慢性肉芽腫移植排斥反應

註：(1) 需補體、IgM、IgG 參與：第二型、第三型過敏反應。(2) 與抗體無關者：第四型過敏反應。

13-2　第一型過敏反應 (Type I Hypersensitivity)

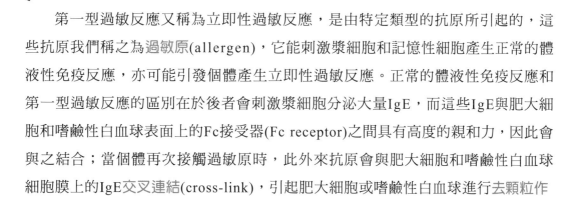

　　第一型過敏反應又稱為立即性過敏反應，是由特定類型的抗原所引起的，這些抗原我們稱之為過敏原(allergen)，它能刺激漿細胞和記憶性細胞產生正常的體液性免疫反應，亦可能引發個體產生立即性過敏反應。正常的體液性免疫反應和第一型過敏反應的區別在於後者會刺激漿細胞分泌大量IgE，而這些IgE與肥大細胞和嗜鹼性白血球表面上的Fc接受器(Fc receptor)之間具有高度的親和力，因此會與之結合；當個體再次接觸過敏原時，此外來抗原會與肥大細胞和嗜鹼性白血球細胞膜上的IgE交叉連結(cross-link)，引起肥大細胞或嗜鹼性白血球進行去顆粒作

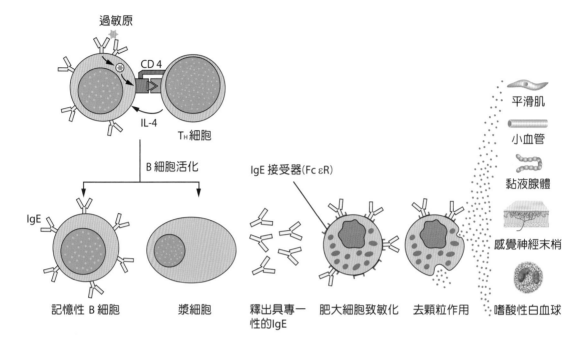

過敏原

CD 4

IL-4

T_H 細胞

B 細胞活化

IgE 接受器(Fc εR)

平滑肌

小血管

黏液腺體

感覺神經末梢

嗜酸性白血球

IgE

記憶性 B 細胞　　漿細胞　　釋出具專一　肥大細胞致敏化　去顆粒作用
　　　　　　　　　　　　　性的IgE

● **圖13-1**　第一型過敏反應的作用機制。過敏原與IgE交叉連結，導致肥大細胞分泌大量過敏介質而引起立即性過敏反應。

用(degranulation)導致立即性過敏反應（圖13-1）。由於此種過敏反應是由IgE所媒介，所以也稱為IgE媒介型過敏反應(IgE-mediated hypersensitivity)。

🛡 第一型過敏反應的構成要素

◆ 過敏原

　　大多數人只有在抵禦寄生蟲感染時，IgE才會顯著增加。當個體感染寄生蟲時，免疫球蛋白IgE濃度會上升並且維持在高濃度，直到寄生蟲在體內完全清除為止。然而，當個體接觸到過敏原時，IgE亦會大量增加。

　　當吸入過敏原後，大部分過敏性IgE反應會發生在黏膜細胞的表層，這些過敏原包括花粉、海鮮、食物、蟲體等（表13-2）。以花粉為例，花粉粒子經呼吸道進入人體後，花粉的硬外殼會被黏膜分泌的酵素所分解，然後釋放過敏性物質。經化學分析顯示，花粉含有許多不同的化合物，大多數並非過敏性物質，且能夠引起IgG或IgM免疫反應；但是其中有少數成分屬於過敏性物質，它們卻能誘導產

◉ 表 13-2　常見的過敏原種類

過敏原種類	常見過敏原
蛋 白 質	外來之血清蛋白 (serum) 疫苗 (vaccine)
植物花粉	黑麥草 (rye grass) 豕草 (ragweed) 貓尾草 (timothy grass) 樺樹 (birch tree)
藥 物	青黴素 (penicillin) 局部麻醉劑 (local anesthetics) 磺胺劑 (sulfonamides) 水楊酸鹽 (salicylates)
食 物	核果 海鮮 蛋豆類
昆蟲產物	蜜蜂或黃蜂毒素 紅螞蟻毒素 蟑螂蟲體
其 他	黴菌孢子 動物毛髮

生大量IgE的反應。雖然絕大部分的過敏原是分子量介於15~40KDa的蛋白質或蛋白質結合物質，然而過敏反應的引發是許多因素複雜且連續交互作用的結果，因此不只是過敏原種類和劑量，甚至致敏途徑和遺傳基因等，均被認為是致敏的影響因素。

◆ **IgE抗體**

　　IgE由2條重鏈(ε)和2條輕鏈所組成，分子量為19KDa，大於IgG，其大分子量是因為IgE含有額外的重鏈固定區－C_H4。C_H4能改變抗體分子Fc部位的結構，而使IgE能與嗜鹼性白血球和肥大細胞表面上的Fcε接受器(FcεR)結合。雖然IgE在血清中的壽命只有大約3天，但是一旦IgE與嗜鹼性白血球和肥大細胞表面接受器結合時，這種穩定的結合體將可持續穩定長達數星期。正常個體IgE血清濃度約為0.1~0.4μg/mL，即便是嚴重過敏個體，其IgE血清濃度很少超過1μg/mL。

◆ 肥大細胞與嗜鹼性白血球

　　嗜鹼性白血球可由鹼性染劑呈現出顆粒狀細胞質，是大多數脊椎動物循環血液中的顆粒性白血球之一；研究發現，這些散布在細胞質的鹼性顆粒具有引發過敏反應的特性。而肥大細胞的前驅細胞經由骨髓中造血作用形成後，會再輸送到周邊血管組織分化為成熟的肥大細胞。此外，肥大細胞亦可在結締組織中發現，尤其是鄰近血管和淋巴腺的結締組織；而呼吸道和消化道的黏膜以及皮膚亦含有高濃度的肥大細胞。

　　在正常情況下，肥大細胞含有許多被膜所包圍的顆粒，這些分布在細胞質內的顆粒含有活化介質；在肥大細胞活化後，這些介質便會從顆粒中釋放出來，而引發嚴重的第一型過敏反應。此外，肥大細胞也能分泌一些細胞激素，包括：IL-1、IL-3、IL-4、IL-5、IL-6、GM-CSF、TGF-β及TNF-α，因為這些細胞激素可執行不同的生物反應，所以肥大細胞可協助生理上、免疫上和病理上的調節反應。

◆ IgE與FcεR結合

　　IgE的活性取決於其ε重鏈與特定接受器—FcεR—結合的能力。FcεR主要有兩種：FcεRI與FcεRII，分別表現在不同的細胞上，並對IgE具有不同的親和性。

1. 高親和力接受器 (FcεRI)

　　肥大細胞和嗜鹼性白血球皆可表現FcεRI，這類接受器即使在非常低的IgE血清濃度之下也能夠與IgE結合，因此被視為高親和性的接受器。每個FcεRI接受器含有4個多胜肽鏈：1個α鏈、1個β鏈以及2個相同的γ鏈。α鏈的外部區域具有2個免疫球蛋白相似的(Ig-like)折疊結構，FcεRI可利用α鏈上的這兩個免疫球蛋白相似區段，與IgE的C_H3/C_H3及C_H4/C_H4區段交互作用；而β鏈則連結α鏈和γ鏈。兩個相同的γ鏈是由雙硫鍵連結，每個γ鏈在位於細胞質的區段含有一段固定序列，稱為免疫接受器酪胺酸活性基體(immunoreceptor tyrosine-based activation motif, ITAM)，而ITAM基體被認為與傳導活化訊息的交互作用有關。因此當IgE與過敏原交叉連結時，便會引起FcεRI接受器聚集以及酪胺酸快速磷酸化，因而活化肥大細胞與嗜鹼性白血球。

2. 低親和力接受器 (FcεRII)

IgE的另一個接受器－FcεRII，只對IgE的C_H3/C_H3的區段產生交互作用，其親和性較低。FcεRII在調節IgE反應強度上扮演不同的角色，當由過敏原交叉連結的IgE與FcεRII結合時，會活化B細胞、巨噬細胞及嗜酸性白血球。

✅ IgE 調節去顆粒作用的機轉

過敏原與IgE的交叉連結可啟動肥大細胞去顆粒作用，但是許多其他刺激，包括過敏毒素(anaphylatoxin)如：補體蛋白之C3a、C4a及C5a，也可以激發去顆粒作用。還有許多藥物如：促腎上腺皮質素(adrenocorticotropic hormone, ACTH)、可待因(codeine)和嗎啡(morphine)等，以及其他化合物如鈣離子通道劑(calcium ionophore)等，均可誘發去顆粒作用。

◆ 細胞內訊息傳遞導致肥大細胞進行去顆粒作用

FcεRI接受器的交叉連結可活化相關的蛋白質酪胺酸激酶(protein tyrosine kinase)，導致γ鏈上的ITAM及β鏈和蛋白質激酶C (protein kinase C)上的殘基磷酸化。這些磷酸化誘導許多調節去顆粒作用過程中的二級訊息產生，而使細胞膜改變，進而形成鈣離子通道(Ca^{2+} channel)；於是胞內內質網所儲存的Ca^{2+}釋放再加上胞外Ca^{2+}的流入，因而使細胞內Ca^{2+}濃度明顯增加。再加上cAMP的大量產生，因而改變顆粒對水和Ca^{2+}的通透性，結果導致顆粒腫脹而有助於與細胞膜融合並釋放出過敏介質。

✅ 第一型過敏反應的介質

第一型過敏反應的臨床表現與肥大細胞和嗜鹼性白血球去顆粒作用時所釋放出來的介質有關，這些介質可以作用在局部組織以及廣泛的次級作用細胞(secondary effector cell)，包括：嗜酸性白血球、嗜中性白血球、T淋巴球、單核球和血小板等。一般而言，例如在寄生蟲感染時所產生的反應中，這些介質可啟動一連串有益的防禦反應，包括：局部性平滑肌收縮、引起血管舒張和增加血管通透性等，並趨化發炎細胞攻擊病原體。但是不適當的抗原如過敏原，亦會誘導介質的釋放而導致不必要的血管通透性增加和發炎反應。

一般而言，介質可分為初級介質(primary mediator)和次級介質(secondary mediator)。初級介質在去顆粒作用前就已經製造並且儲存在顆粒裡面，包括：組織胺(histamine)、蛋白酶、嗜酸性白血球趨化因子(eosinophil chemotactic factor)、嗜中性白血球趨化因子(neutrophil chemotactic factor)以及肝素。而次級介質是在目標細胞活化後才合成，或是因去顆粒作用的過程中細胞膜磷脂質破壞而釋放出來，例如：血小板活化因子(platelet-activating factor)、白三烯素(leukotriene)、前列腺素(prostaglandin)和一些細胞激素。

1. 組織胺

組織胺儲存在顆粒裡面，它的生物效應在肥大細胞活化後數分鐘內就能觀察到；它是肥大細胞顆粒的主要成分，約占顆粒重量的10%。組織胺一旦從肥大細胞釋放出來，便開始結合到不同目標細胞上的特定接受器上。組織胺接受器可分為三個型態：H_1、H_2和H_3，這些接受器分布在不同組織內並能調節不同的效應。其中與H_1接受器結合的組織胺調節大多數過敏反應的生物效應，這種結合誘發腸道和支氣管平滑肌的收縮，增加小靜脈的通透性以及增加杯狀細胞(goblet cell)分泌黏液。而組織胺和H_2接受器的交互作用，則可增加血管通透性並且擴張和刺激外分泌腺體的活化。此外，組織胺在介質釋放的調節上具有負迴饋的功能，例如：過多的組織胺結合到肥大細胞或嗜鹼性白血球時，便可抑制細胞的去顆粒作用。

2. 白三烯素與前列腺素

比起組織胺，白三烯素和前列腺素的效應時間維持較長；它們屬於次級介質，在肥大細胞去顆粒作用及細胞膜分解時才會形成。白三烯素調節支氣管收縮、增加血管通透性和黏液的產生，而前列腺素則會導致支氣管收縮。在氣喘患者，白三烯素被認為是引發支氣管痙攣和黏液聚集的重要因素。

3. 細胞激素

第一型過敏反應可由肥大細胞和嗜酸性白血球釋放出不同的細胞激素而引發。人類肥大細胞可分泌IL-4、IL-5、IL-6和TNF-α，這些細胞激素可改變局部的細胞環境，最後會引起發炎細胞的聚集，如：嗜中性白血球及嗜酸性白血球的浸

潤。IL-4刺激B細胞產生IgE，而IL-5對嗜酸性白血球的活化和聚集是十分重要的，此外，肥大細胞所分泌的大量TNF-α可能與全身性過敏性休克有關；細胞激素的調節請詳第11章「細胞激素」。

第一型過敏反應的疾病

◆ 全身性過敏

全身性過敏症狀通常在接觸過敏原數分鐘內就反應出來，主要症狀是休克，而且通常會有致死的現象；其他症狀包括嘔吐、血痢、窒息、失去知覺甚至死亡。很多種類的抗原在易致敏的個體上都會引發這些反應，包括蜜蜂、大黃蜂和螞蟻的叮咬，青黴素、胰島素和抗毒素血清的藥物過敏，以及海鮮〔例：甲殼類（蝦）〕和核果類的食物過敏等。如果不立即處理，患者容易休克而死亡。

◆ 局部性過敏

局部性過敏反應是侷限在特定的目標或器官，包括黏膜上皮表面被過敏原侵入的位置，其大多是屬於特異性過敏反應(atopy)。這些過敏原會導致IgE調節失常，包括過敏性鼻炎（乾草熱）、氣喘、食物過敏以及過敏性皮膚炎（濕疹）等疾病。

1. 過敏性鼻炎

過敏性鼻炎是最常見的不正常特異性過敏反應，一般稱之為乾草熱(hay fever)。這是由空氣傳播的過敏原引起位於結膜和鼻黏膜的肥大細胞反應，而誘導肥大細胞釋放活性介質，一旦活性介質大量分泌出來，便會導致局部血管擴張，增加微血管的通透性；其臨床症狀包括由結膜、鼻黏膜和上呼吸道滲出分泌液以及鼻塞和咳嗽等。

2. 氣喘

另一種常見的局部過敏性疾病是氣喘(asthma)。由於激烈運動或寒冷等單一刺激所引起的氣喘，稱為內因性氣喘(intrinsic asthma)，IgE濃度不會上升；而一些由空氣和血液傳播的過敏原，如：花粉、塵土、煙霧、昆蟲產物或病毒抗原等，

則可啟動過敏性氣喘(allergic asthma)，此IgE抗體濃度會上升。例如乾草熱所引起的氣喘，是由於肥大細胞去顆粒作用而釋放出介質，這些介質並不作用於鼻黏膜，而是引起下呼吸道的過敏反應而導致支氣管平滑肌收縮，甚至氣管阻塞。

氣喘症狀分為前期和後期。前期症狀反應是在暴露過敏原數分鐘之內就會發生，主要由組織胺、白三烯素和前列腺素D_2所控制，並引起支氣管收縮、血管擴張和黏液堆積。而後期症狀反應則在數小時後發生，參與的介質包括：IL-4、IL-5、IL-16、TNF-α、嗜酸性白血球趨化因子以及血小板活化因子，這些介質效應能夠聚集發炎細胞，包括嗜酸性白血球和嗜中性白血球等進入支氣管組織。嗜酸性白血球和嗜中性白血球可釋放有毒酵素、氧離子和細胞激素，因而導致組織傷害，明顯的症狀有黏液、蛋白質和細胞殘骸阻塞氣管內腔、上皮組織壞死、細胞膜基質增厚以及支氣管平滑肌肥大。

3. 食物過敏

一些過敏體質的患者對許多食物容易引起局部過敏現象，這些過敏原能與消化道肥大細胞的IgE形成交叉連結，引發局部平滑肌收縮和血管擴張，因此有嘔吐或腹瀉的病癥。而肥大細胞的去顆粒作用能夠增加黏膜的通透性，而使過敏原進入血液，這些過敏原會因附著在不同的部位而產生不同的病癥，例如氣喘以及皮膚紅腫、風疹和蕁麻疹等。

4. 過敏性皮膚炎

過敏性濕疹或皮膚炎通常是家族遺傳過敏症相關的皮膚發炎疾病。這些症狀經常發生在小孩身上，甚至嬰幼兒也會發生，而且有血清IgE濃度明顯上升的現象；過敏個體會產生紅斑且有膿疱出現。與延遲性過敏反應不同，延遲性過敏反應與T_H1細胞有關，而在過敏性皮膚炎之皮膚損傷部位，則可發現T_H2細胞和嗜酸性白血球數目增加。

第一型過敏反應的偵測

1. 皮膚測試

　　第一型過敏反應經常利用皮膚測試(skin test)來偵測，方法是以少量過敏原施予皮下注射，或於特定的皮膚位置上做表皮刮擦，進行辨識和確認。若受測個體對過敏原有過敏現象，則局部的肥大細胞會開始產生去顆粒作用而釋放組織胺和其他介質，大約在30分鐘內便會產生丘疹或發紅的反應（圖13-2）。皮膚測試是相當經

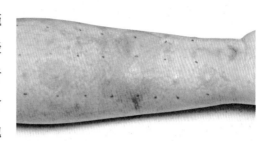

● **圖13-2** 過敏反應的皮膚測試。

濟的測試，不需過多花費而且可以在單一測試中篩選多數的過敏原，但是，皮膚測試也會導致某些負面作用，例如新的過敏原可能會使敏感個體產生全身過敏性休克。

2. 放射免疫吸附測試

　　另外一種偵測方法為放射免疫吸附測試(radioimmunosorbent test, RIST)，這是利用放射免疫檢測法的高度敏感技術，能夠測定以微克為計量單位的IgE。它的測驗方法是利用表面含有兔子抗IgE(rabbit anti-IgE)的藻膠珠體(agarose beads)和病患的血清進行反應，當測試珠體清洗後，再與放射線處理I^{125}標幟兔子抗IgE進行反應，放射線激發的劑量與病患血清中IgE濃度成正比，最後利用伽碼計數器(gamma counter)來計量病患血清中IgE濃度。

3. 放射過敏吸附測試

　　放射過敏吸附測試(radioallergosorbent test, RAST)是對血清中已知過敏原特定之IgE濃度進行測試。方法為先將過敏原吸附在珠體上，加入病患的血清後，洗掉未結合的抗體，再以I^{125}標幟兔子抗IgE檢測結合在珠體上的IgE-抗原複合物濃度，即可計數病患血清中對過敏原專一之IgE含量（圖13-3）。

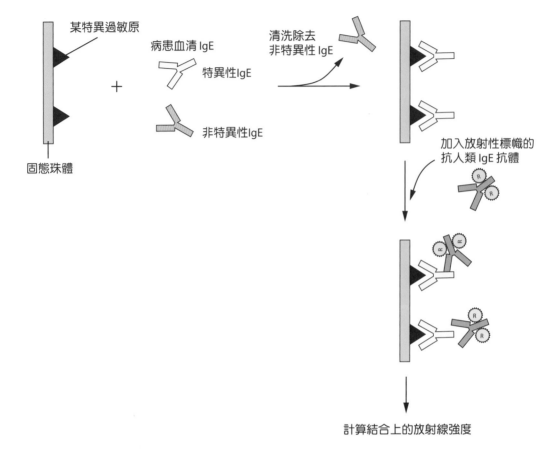

● 圖13-3　RAST (radioallergosorbent test)的偵測原理。利用抗體的專一性，特異性IgE與過敏原結合，再以標幟放射線的抗IgE抗體來偵測特異性IgE的濃度。

第一型過敏反應的治療

　　控制第一型過敏反應的第一步驟是進行過敏原鑑定，以及盡可能避免接觸過敏原。免疫療法(immunotherapy)是重複注射過敏原並逐漸增加劑量，也就是所謂的減敏療法(hyposensitization)，很多時候它可用來降低第一型過敏反應的嚴重程度，甚至將過敏現象完全消除。這種以重複皮下注射過敏原的方法，可以將抗體的產生由IgE轉變成IgG，此時IgG可作為阻斷抗體(blocking antibody)，因為IgG可以與IgE競爭結合過敏原，而且形成的IgG-過敏原複合物可以被吞噬細胞移除，而降低過敏原與IgE結合或致敏化肥大細胞。

　　另外的第一型過敏治療方法是藥物治療。抗組織胺(anti-histamine)是最常使用的抗過敏藥物，可減輕過敏性鼻炎症狀；這些藥物主要能結合目標細胞上的組織胺接受器，而阻擾組織胺的結合作用。另外，亦有許多藥物用以干擾肥大細胞活化和去顆粒作用之生化步驟而阻礙過敏介質的釋放，例如：色甘酸鈉(cromolyn sodium)可防止Ca^{2+}流入肥大細胞；茶鹼(theophylline)經常用在口服或吸入的氣喘藥物，它可以阻斷磷雙酯酶(phosphodiesterase)，而干擾cAMP轉換成5'-AMP的催化作用，進而延長cAMP濃度增加的時間而阻礙去顆粒作用；腎上腺素(epinephrine)通常作為過敏性休克用藥，它的作用是結合支氣管和肥大細胞上的β接受器，提升細胞中cAMP濃度而導致支氣管肌肉鬆弛和減少肥大細胞的去顆粒作用。

13-3　第二型過敏反應 (Type II Hypersensitivity)

　　第二型過敏反應主要是自體抗原經由抗原呈現細胞(APC)呈現給T_H細胞後，分泌細胞激素活化B細胞產生抗體，而抗體與殺手細胞(killer cell)結合，對帶有此自體抗原之細胞進行毒殺作用；此類過敏反應亦稱為抗體媒介細胞毒殺型過敏反應(antibody-mediated cytotoxic hypersensitivity)。

　　這類型態的過敏最典型的例子便是輸血所引起的反應，也就是宿主抗體與不相容血液細胞之外來抗原產生作用，而媒介摧毀這些細胞。抗體能以抗體依賴性細胞毒殺作用(antibody-dependent cell-mediated cytotoxicity, ADCC)摧毀細胞。殺手細胞的Fc接受器可與目標抗體的Fc區結合，進而殺死細胞；而結合至外來細胞上的抗體也能夠作為調理素，給予巨噬細胞Fc或C3b接受器作結合，並且吞噬受抗體包圍的細胞。

輸血反應 (Transfusion Reactions)

　　個體含有一種血型抗原的對偶基因型，當輸血時其他對偶基因型會將它視為外來物質並且產生抗體反應，這就是所謂的ABO血型抗原。ABO血型抗原所產生

的抗體稱為同紅血球凝集素(iso-hemagglutinin)，通常屬於IgM。A型血的個體能夠辨識B型抗原決定位，並且對這類似B型抗原決定位產生同紅血球凝集素。如果A型血個體意外輸入含有B型血球的血液，則抗B型血的同紅血球凝集素會結合B型血細胞，並且以補體媒介的溶解作用摧毀細胞。而重複輸血時，因為不同血型微量抗原(minor Ag)的差異能夠刺激抗體的產生，這些抗體通常屬於IgG。輸血過敏反應的臨床例證是由抗體和補體的作用下，導致大量輸入的紅血球在血管外產生溶血反應，這些症狀可能為延遲性也可能是立即性。

立即性的反應大多與不相容ABO血型所導致IgM同紅血球凝集素的補體媒介溶解作用有關，通常於數小時內血漿中即可偵測出游離血紅素，這些血紅素會經由腎臟過濾出來，而導致血尿現象；一些血紅素則轉變成膽紅素，而高濃度的膽紅素是具毒性的。典型的症狀包括發燒、發寒、噁心、凝血、下背部疼痛和血尿等；治療方法包括終止輸血和利用利尿劑維持排尿，因為血紅素的堆積能導致急性腎小管壞死。

輸血造成的延遲性溶血反應，一般發生在重複接受ABO相容血型但其他血液抗原不相容的血液，反應通常在輸血的2~6天後才發展出來，這類輸血誘導對抗不同血型表面抗原的IgG抗體的產生，最常引發延遲性過敏反應的血型抗原包括ABO、Rh、Kidd、Kell及Duffy等抗原。這些反應的主要異型抗體為IgG，相較於IgM，它的效能較低，因而使輸入紅血球之補體媒介溶解作用不完全，並且許多輸入的細胞在血管外就因凝集和調理作用而被巨噬細胞所吞噬；所引之症狀包括發燒、低血紅素、膽紅素增加、輕微黃疸以及貧血等。

新生兒的溶血疾病 (Hemolytic Disease of Newborn)

當母親對特定胎兒血型抗原所產生的IgG抗體通過胎盤後，能破壞胎兒的紅血球；反應結果可能是輕微的，也可能嚴重甚至死亡。最常見的嚴重新生兒溶血疾病是胎性母紅血球增多症(erythroblastosis fetalis)，主要因為Rh陽性胎兒在血球細胞上表現某些Rh陰性母體內沒有的Rh抗原。

在懷孕期間，胎兒紅血球細胞以胎盤的滋養層細胞(trophoblast)與母親血液循環系統隔離，因此在第一次懷有Rh陽性胎兒期間，通常不會有足夠的胎兒紅血球

細胞來活化Rh陰性母體內的B細胞。但在生產的時候，從子宮壁分離的胎盤容許大量胎兒臍帶血進入母親的血液循環系統，這些進入母體的胎兒紅血球細胞會活化B細胞，導致母體產生抗Rh抗原專一性的漿細胞和記憶性B細胞。母體漿細胞會分泌IgM抗體清除母體血液循環內的Rh陽性紅血球細胞，而記憶性細胞則保留在母體內；當再度懷孕時，這些記憶性細胞便會活化並產生抗Rh的IgG抗體，而這些抗體可通過胎盤並且破壞胎兒的紅血球細胞，導致輕微或嚴重的貧血，有時甚至會造成胎兒死亡。另外，血紅素轉變成膽紅素也可能傷害胎兒，因為這些脂溶性膽紅素可能堆積在腦中，造成腦部的永久性傷害。

因Rh不相容所引起的新生兒溶血疾病，可以在新生兒出生24~48小時內將抗Rh抗原的抗體注入母體來預防。這些抗體稱為Rh免疫球蛋白(RhoGAM)，可以在B細胞活化和記憶性B細胞產生前，結合並清除任何進入母體血液循環的胎兒紅血球細胞。溶血反應過於激烈時，胎兒可以用Rh陰性血液進行子宮內血液交換輸血，這種輸血在生產前每10~21天進行一次；對較不嚴重溶血反應，血液交換輸血可在出生後再實施，主要目的是移除膽紅素，新生兒也可以使用低劑量紫外線照射來破壞膽紅素以預防任何大腦的傷害。此外，母親可利用血漿清除術(plasmapheresis)去除抗Rh抗體，其方法是將母親血液分離成兩部分：血球和血漿，含有抗Rh抗體血漿會去除，而血球部分則重新混入白蛋白或新鮮血漿溶液後，再輸回母體內。

大約65%的新生兒溶血疾病是由母親和胎兒間ABO不相容血型所引起，而產生的後果也較輕微。最常見的是O型血母親在懷孕過程中，不論是經由自然暴露或接觸胎兒A型或B型抗原而產生IgG抗體。通常這類不相容血型會造成輕微胎兒貧血症狀，大部分明顯的臨床症狀是輕度黃疸（膽紅素升高）。

✅ 藥物引發的溶血性貧血

某些抗生素，如：青黴素、頭芽胞素和鏈黴素等，能夠吸附紅血球表面上的蛋白質而形成類似半抗原－蛋白質結合體的複合物，這類藥物－蛋白質的複合物能引發抗體生成，結合到紅血球表面，導致補體媒介的溶解作用，而造成嚴重的貧血現象；一旦停用藥物，此種貧血現象便馬上消失。

13-4　第三型過敏反應 (Type III Hypersensitivity)

　　一般而言，抗體－抗原複合物（免疫複合物）能被吞噬細胞所清除，然而當大量免疫複合物無法消除而沉澱時，便會導致沉澱部位組織損傷，稱為第三型過敏反應，或免疫複合物媒介型過敏反應；而此類過敏反應的嚴重程度，與免疫複合物的數量和它在體內分布的位置有相當大的相關。當免疫複合物活化補體系統的免疫作用分子（C3a、C4a及C5a）時，第三型過敏反應就會產生。C3a、C4a和C5a等補體分離產物為一種過敏毒素(anaphylatoxin)，它們能造成局部肥大細胞去顆粒作用和增加局部血管的通透性。另外，C3a和C5a具有趨化作用，可使嗜中性白血球到發炎部位形成大量的免疫複合物，此複合物容易沉澱在血管壁基底膜表面或腎絲球上。小型的複合物可能穿透基底膜，附著在皮下組織造成腫脹的現象。為了吞噬沉澱的免疫複合物，大多數的第三型過敏反應是因為嗜中性白血球釋放出溶解酶而造成組織的傷害。此外，C3b補體成分可作為調理素，將沉澱的複合物包圍，而嗜中性白血球便藉著第一型補體受器與被C3b包圍的複合物進行結合，再釋放出溶解酶以進行溶解作用。

局部性第三型過敏反應 (Localized Type III Hypersensitivity)

　　亞瑟氏反應(Arthus reaction)是一種連續注射抗原所造成的局部組織發炎現象；以顯微鏡進行組織鏡檢，發現嗜中性白血球附著在血管內皮上，並且移動到免疫複合物沉澱位置（圖13-4），再加上體液和紅血球的堆積，造成水腫和紅斑，並且形成局部組織和血管的損傷；症狀從輕微的腫脹、紅斑，甚至組織壞死。

　　當受到蚊蟲叮咬後，敏感個體會發生局部立即性第一型過敏，而其中某些個體在4~8小時後，則會產生典型的水腫和紅斑的亞瑟氏反應。此外，一些細菌孢子、真菌或乾燥糞便蛋白質所引發的肺內亞瑟氏反應會導致肺炎和肺泡炎；例如吸入土肥中的嗜熱放線菌所引發的「農夫肺(farmer's lung)」，或是吸入乾燥鴿糞中的血清蛋白所造成的「鴿子玩家病(pigeon fanciers disease)」，都是局部肺泡免疫複合物沉積的第三型過敏反應。

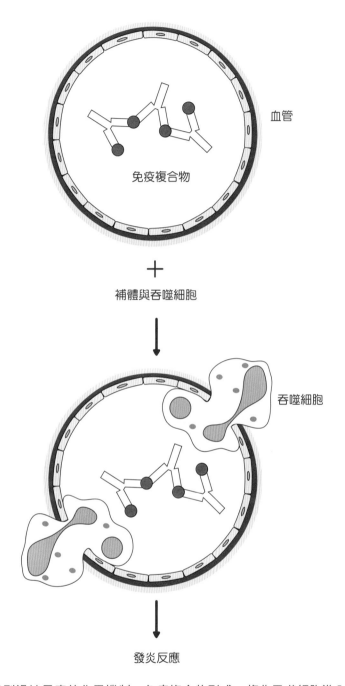

血管

免疫複合物

＋

補體與吞噬細胞

吞噬細胞

發炎反應

● **圖13-4** 第三型過敏反應的作用機制。免疫複合物形成,趨化吞噬細胞進入血管引起發炎反應。

全身性第三型過敏反應 (Generalized Type III Hypersensitivity)

當體內入侵過多的抗原時，因為吞噬細胞無法輕易的去除大量抗原，因而形成許多小型的複合物，而這些小型複合物便在身體許多不同的部位形成第三型過敏反應。

臨床上經常發現在施予含有外來血清之抗毒素（如破傷風和白喉抗血清等）後，個體會產生全身性第三型過敏反應。一般而言，在接觸外來血清抗原數天至數週內，敏感個體會開始產生明顯的綜合症狀，包括發燒、無力、全身性水腫、紅斑、潮紅之血管炎、淋巴腺病變、關節炎以及有時會出現腎絲球腎炎(glomerulonephritis)等，稱之為血清病(serum sickness)。

此外，許多不同的抗原，如：自體細胞、藥物、細菌、病毒和寄生蟲等，都可能與抗體結合成複合物而引發異於血清病的第三型過敏疾病，如：

1. 自體免疫疾病，包括：全身性紅斑性狼瘡(systemic lupus erythematosus)、類風濕性關節炎(rheumatoid arthritis)等（詳見第18章─自體免疫疾病）。

2. 藥物反應，如：對青黴素和磺胺劑過敏。

3. 感染性疾病所導致的，如：鏈球菌感染後之腎絲球腎炎(poststreptococcal glomerulonephritis)、腦膜炎、肝炎、單核球增多症(mononuclesi)、瘧疾(malaria)與錐蟲病(trypanosomiasis)等。

13-5 第四型過敏反應 (Type IV Hypersensitivity)

第四型過敏反應的機轉

當抗原活化T_{DTH}細胞時，會產生第四型過敏反應，這些T_{DTH}細胞屬於T_H1細胞。抗原經由抗原呈現細胞的作用而導致許多細胞激素的分泌，如：介白素-2 (IL-2)、干擾素γ (IFN-γ)、巨噬細胞抑制因子(MIF)和腫瘤壞死因子β (TNF-β)（圖13-5）；這些細胞激素吸引吞噬細胞至感染部位，並活化吞噬細胞，促進吞噬細胞活性和增加溶解酶濃度以加強毒殺效應。

　　第四型過敏反應需要48~72小時產生，因此亦稱為延遲性過敏反應(delayed type hypersensitivity, DTH)；而這些時間主要用來啟動T_{DTH}細胞活化和細胞激素分泌，以調節巨噬細胞的聚集及溶解酶的釋放。當細菌或寄生蟲等能夠存活在宿主細胞內，而抗體無法進入殺死這些微生物，使得在感染部位之吞噬細胞活化和溶解酶聚集，導致非專一性的細胞毒殺作用產生。但是若此防禦過程無法完全奏效，再加上病原體的抗原在細胞持續呈現便會促使慢性DTH反應；此時大量巨噬細胞持續釋放溶解酶，因而導致感染組織的破壞。

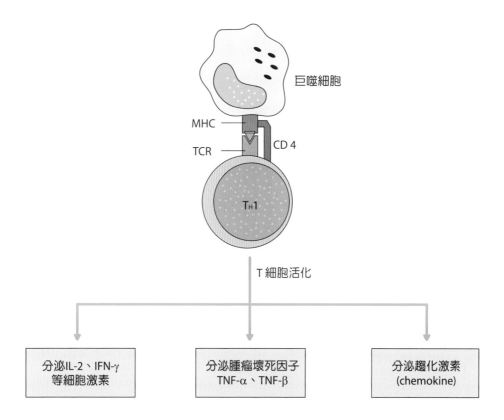

● **圖13-5**　第四型過敏反應活化T_H1細胞。活化的T_H1細胞可分泌許多細胞激素，趨化吞噬細胞前往發炎部位。

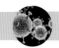
 第四型過敏反應引起的疾病

　　痲瘋分枝桿菌(*Mycobacterium leprae*)引起的肉芽腫皮膚損傷，以及結核分枝桿菌(*Mycobacterium tuberculosis*)引發的肺部侵蝕等組織傷害，均為慢性延遲性過敏反應所產生的疾病。可利用PPD (purified protein derivative)抗原檢測患者是否先前曾受結核菌感染；而類似的皮膚試驗分別以痲瘋菌素(lepromin)和球孢子菌素(coccidiodin)作為抗原來測試是否被痲瘋桿菌和球孢子真菌所感染，若在48~72小時內在測試位置上產生紅腫的現象，即為陽性反應。

　　而許多接觸性皮膚炎反應，包括接觸甲醛(formaldehyde)、三硝基酚(trinitrophenol)、鎳、松節油(turpentine)與化妝品（染髮劑）等，均屬於延遲性過敏反應。這些複合物經由皮膚內的抗原呈現細胞如蘭氏細胞(Langerhans' cell)而被吞噬，再與MHC II分子結合而呈現抗原，導致T_{DTH}細胞活化，再活化巨噬細胞和釋放溶解酵素，而導致接觸部位產生紅腫和膿疱的症狀。

摘 要 SUMMARY

1. 大多數過敏反應是屬於發炎反應，因而導致局部或廣泛的組織傷害，甚至是死亡；過敏反應可為體液性或細胞媒介的免疫反應，並依機制分為四種類型。

2. 第一型（立即性）過敏反應是由IgE抗體所媒介；IgE抗體和過敏原結合導致肥大細胞或嗜鹼性白血球去顆粒作用，而釋放組織胺、白三烯素和前列腺素等過敏介質。

3. 第二型過敏反應為抗體依賴細胞毒殺作用(ADCC)，主要發生在輸血反應或新生兒溶血。

4. 第三型過敏反應是由免疫複合物活化補體系統所造成的反應，補體的裂解產物（C3a、C4a與C5a）為作用分子，導致全身或局部的過敏症狀。

5. 第四型（延遲性）過敏反應是抗原呈現細胞處理外來抗原後，活化T$_{DTH}$細胞並誘導細胞激素分泌，再引起巨噬細胞活化並分泌溶解酵素而破壞局部組織。

學後測驗 EXERCISE

1. 遲發性過敏之結核菌素反應的特性為何？(A)由預先存在的抗原抗體複合體引起之反應　(B)由預先存在的抗體及補體引起之反應　(C)先前曾接觸結核菌成分，預先激活了輔助型T細胞(TH)引起之反應　(D)由IgE抗體及組織胺所引起之反應

2. 下列何者最可能導致新生兒溶血性疾患？(A) Rh陽性孕婦之Rh陽性胎兒　(B) Rh陰性孕婦之Rh陰性胎兒　(C) Rh陽性孕婦之Rh陰性胎兒　(D) Rh陰性孕婦之Rh陽性胎兒

3. 因大量免疫複合物沈積(immune-complex deposition)進而誘發補體活化所造成的過敏反應屬於：(A)第一型過敏反應　(B)第二型過敏反應　(C)第三型過敏反應　(D)第四型過敏反應

4. 有關第一型過敏反應(type I hypersensitivity)，下列敘述何者錯誤？(A)肥大細胞(mast cell)被過敏原刺激後，釋出組織胺(histamine)、前列腺素(prostaglandins)、白三烯素(leukotrienes)等物質造成氣管擴張，血管收縮　(B)過敏性鼻炎以減敏療法(desensitization)治療可降低IgE但增加IgG的製造，以達到減少肥大細胞被過敏原刺激，所需時間長達一至兩年　(C)避免接觸過敏原是最直接避免發生第一型過敏反應最好的方法　(D)皮膚敏感測試(skin test)及測量血中總 IgE是常用之檢測病患是否有第一型過敏疾病的方法

5. 負責遲發性過敏反應的細胞是：(A)輔助型T細胞(T_H)　(B)毒殺型T細胞(Tc)　(C)抑制型T細胞(Ts)　(D) NK細胞

6. 下列何者不屬於第三型過敏反應(type III hypersensitivity)引起之疾病或反應？(A)血清病(serum sickness)　(B)亞都司氏現象(Arthus reaction)　(C)肺出血－腎炎綜合症(Goodpasture's syndrome)　(D)系統性紅斑狼瘡之腎絲球腎炎(glomerulonephritis of lupus erythematosus)

7. IgE抗體會與其高親和力受體FcεRI相結合來誘發過敏反應，而FcεRI受體不表現在下列何種細胞表面？(A)肥大細胞(mast cell)　(B)嗜鹼性球(basophil)　(C) T細胞(D)活化的嗜酸性球(activated eosinophil)

8. 下列何者非第二型過敏反應(type II hypersensitivity)引起之疾病？(A) Rh血型陰性的母體所製造的IgG抗體，透過胎盤進到Rh陽性胎兒造成紅血球破壞　(B)將AB型

血輸給O型血的人，引起溶血性輸血反應　(C)小分子藥物或代謝產物引發自體免疫溶血性貧血　(D)巨量免疫複合體沉積引發血清病(serum sickness)

9. 新生兒溶血性貧血是因下列何種原因造成？(A)母親的IgM抗體對抗胎兒的RhD抗原　(B)母親的IgG抗體對抗胎兒的RhD抗原　(C)母親的IgM抗體對抗胎兒的ABO抗原　(D)母親的IgG抗體對抗胎兒的ABO抗原

10. 過敏疾病可因抗體與抗原結合的免疫複合體沈積，造成補體活化、嗜中性白血球聚集而引起。下列何者與上述機制的相關性最高？(A)天疱瘡(pemphigus)　(B)重症肌無力(myasthenia gravis)　(C)古德佩斯特氏症候群(Goodpasture syndrome)　(D)鏈球菌感染後腎絲球腎炎(poststreptococcal glomerulonephritis)

11. 因注射青黴素引起過敏性反應，最可能是由下列何種機制所造成？(A)抗體與抗原結合的免疫複合體沉積　(B)抗體與細胞表面抗原結合後，使細胞被破壞　(C)免疫球蛋白E與抗原結合後，造成肥胖細胞的去顆粒化作用　(D) T細胞與抗原接觸分泌淋巴激素，引起肉芽腫反應

12. 下列何種過敏原非引起第四型過敏反應？(A)鎳(nickel)　(B)塵蟎(mite)　(C)橡膠(rubber)　(D)有毒植物（如poison ivy）

13. 鏈球菌所引起之急性腎絲球腎炎是屬於何種過敏反應？(A)即發型　(B)免疫複合物型　(C)自體免疫型　(D)遲發型

14. 下列過敏性疾病，何者與IgE抗體反應的相關性最低？(A)蕁麻疹　(B)支氣管氣喘　(C)青黴素過敏　(D)全身性紅斑性狼瘡

15. 對於魚類、海鮮或是其他食物過敏者，在吃下這類食物後，會很快的出現全身性紅斑、甚至氣管收縮現象，這是由於下列何種抗體所引起？(A) IgA　(B) IgD　(C) IgE　(D) IgG

16. 因免疫複合物沉積(immune-complex deposition)進而誘發補體活化所造成的過敏反應屬於：(A)第一型過敏反應　(B)第二型過敏反應　(C)第三型過敏反應　(D)第四型過敏反應

17. 下列何者為延遲型過敏反應？(A)接觸型過敏性皮膚炎　(B)輸血反應　(C)蕁麻疹　(D)過敏性肺泡炎

18. 結核菌素(tuberculin)皮膚試驗的陽性反應之敘述，下列何者正確？(A)有T淋巴細胞的參與　(B)屬於體液性免疫力　(C)是第一型即發性過敏反應　(D)組織反應以嗜中性球的浸潤為主

19. 結核病造成組織病變之原因為何？(A)免疫系統因自然殺手細胞(natural killer cell)對於結核菌的刺激，引起組織破壞　(B)免疫系統對結核菌產生的抗體，引起組織破壞　(C)活化之巨噬細胞聚集形成肉芽腫(granuloma)，而破壞器官組織　(D)對結核菌產生自體抗體，而引起組織破壞

20. 減敏療法(hyposensitization)是希望過敏患者體內哪一種抗體量增加：(A) IgM　(B) IgG　(C) IgE　(D) IgD

21. 患有蟯蟲的小孩，其血清中何種免疫球蛋白會增加？(A) IgG　(B) IgM　(C) IgE　(D) IgA

22. 在臺灣地區最常引起過敏之過敏原為：(A)蟑螂　(B)跳蚤　(C)塵蟎　(D)棉花

23. 在被昆蟲叮咬後引起的Arthus reaction，通常在叮咬多久後發生？(A)10~40分鐘　(B) 4~8小時　(C) 1~3天　(D) 7~10天

24. 全身性紅斑性狼瘡是哪一型疾病？(A)細胞毒殺型過敏反應　(B)病毒傳染性疾病　(C)延遲性皮膚過敏反應　(D)免疫複合物媒介型過敏反應

掃描 QR code
或至 reurl.cc/OpRLG7 下載「學後測驗」解答

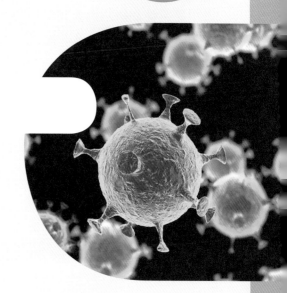

14 CHAPTER

感染性疾病與疫苗

Infectious Diseases and Vaccination

致病原 (pathogen) 是指造成人類疾病的微生物，包括病毒、細菌、黴菌及寄生蟲，而凡是由病原體所引起的疾病便稱為感染性疾病 (infectious disease)。從人類的歷史紀錄看來，許多重大的瘟疫都是由感染性疾病所引起，例如過去的天花、鼠疫，一直到現今的流行性感冒及愛滋病等，都是惡名昭彰的感染性疾病。也因為這類感染性疾病常對人類造成極大的傷亡，而促使了公共衛生、免疫學以及藥物學的發展；其中，在感染性疾病的預防上，最重要的成就莫過於疫苗的使用。

疫苗是讓身體的後天性免疫系統在安全的情況下，先行認識病原體並產生免疫記憶，以達到預防感染的目的。而事實也證明了疫苗的接種在預防醫學上扮演了關鍵的角色。2019 年出現新冠肺炎，疫情肆虐，更顯得疫苗接種之重要性，本章除了介紹感染性疾病的特性、感染的過程及傳播方式外，也將一併介紹疫苗發現的歷史、分類及臺灣地區常規預防接種的疫苗。

14-1　感染與疾病

感染(infection)的意義是指微生物入侵至宿主體內及增殖的過程，而疾病(disease)則是感染後可能的結果。這樣的結果會引起個體健康狀態的改變，身體也必須經過適當的調適才能回復健康。但並非所有的微生物入侵均會產生疾病，大多數的微生物與宿主會建立良好的共生關係，只有少數的病原性微生物入侵才會產生嚴重疾病的症候。例如正常菌叢對於宿主來說不但無害，有些還對宿主有特殊的助益。

在醫學上，部分微生物感染所造成的症狀並不明顯，我們稱之為次臨床感染(subclinical infection)或不顯著的感染(inapparent infection)。但若感染後的症狀明顯到達必須求醫診治，則這種感染稱為臨床感染(clinical infection)或嚴重感染(severe infection)。

感染性疾病的發展

無論是急性或慢性的感染，當病原體突破宿主的防禦系統後，疾病症狀隨之出現。從病原入侵、疾病的形成到復原健康狀態，疾病的發展過程可依據病癥區分為數個階段（圖14-1）：

1. 潛伏期(period of incubation)：自感染後到病癥或症候出現的期間稱之為潛伏期。某些病原體在感染宿主後的潛伏期長短相當一致，有些病原體的潛伏期則會呈現變異；而潛伏期的長短主要是受到微生物致病能力、感染病原數目及宿主免疫能力的影響。

2. 前兆期(period of prodromal)：在疾病發展的過程中，前兆期是一個相對較短的時期。此期的特性為個體會出現較初期且較輕微的症狀，像是疼痛或某些特殊的症候，例如：麻疹的柯氏斑(Koplik's spot)。

3. 疾病期(period of illness)：此時期個體會出現嚴重的症狀，例如：發燒、顫抖、肌肉痛、喉嚨痛、淋巴結腫大、腸胃不適等；此外，白血球的數目也可能會發生變化（增加或減少）。此期的末期，病患的免疫機制多能成功地壓制病原體，然而如果無法擊退病原，則個體會在此時期死亡。

4. 衰退期(period of decline)：隨著病原體數目減少，病癥開始緩和，此期通常需24小時到數天。患者在這個時期仍處於較虛弱的狀態，須防止二次感染。

5. 復原期(period of convalescent)：患者回復到染病前的健康狀態及身體的強度。

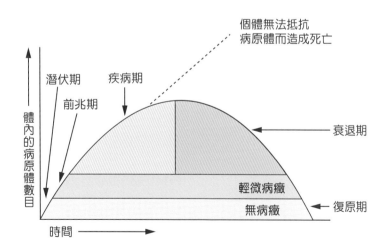

● 圖14-1　疾病發展過程的各個階段與病原體數目的相關。

病原體的傳播

對病原體來說，持續感染新的個體才是維持或擴散族群的方法，而感染新個體的條件則是病原體必須離開宿主，才有機會感染下一個個體；因此離開宿主的途徑便可作為病原體傳染方式的區分依據。

多數病原體的傳播是藉由下列幾個途徑：

1. 空氣傳染：感染上呼吸道的病原體會藉著引起宿主打噴嚏或咳嗽，將子代散布在空氣中，並以飛沫顆粒包覆，而健康個體便會經由吸入這些飛沫顆粒而感染。

2. 糞－口傳染：意指病原體隨著糞便由消化道的開口離開宿主並汙染水和食物後，再被其他個體吃下而感染；通常腸道的病原體多藉此管道傳播。而除了人類外，動物的糞便則容易汙染飲用水。

3. 直接接觸傳染：很多微生物傳染病是藉由接觸而傳播，例如生殖泌尿道的病原體多會經由性接觸而感染下一個個體。

4. 病媒傳染：有些人畜共通的疾病，其病原體是以動物做為媒介，像是食入未煮熟的動物組織或與動物接觸而傳染；此外，多數病原體是以昆蟲為媒介，藉由昆蟲的叮咬而將病原體在人類間或人和動物間傳播。

宿主對於感染的防禦作用

從病原體感染到致病的過程可分為數個階段，每一個階段都必須突破宿主的防禦機制，才會導致疾病症狀的發生。

◆ 第一階段：立即性防禦機制 (Immediate Defense System)

當病原體感染新宿主時，第一階段就是要能接觸到新宿主的上皮組織表面，像是皮膚、呼吸道、消化道或是生殖泌尿系統的黏膜等；一旦有機會突破上皮組織的防禦機制，才能進入組織內。此階段病原微生物必須接受立即性防禦機制的挑戰；此種防禦機制主要包括補體、吞噬細胞及抗體等的作用，說明如下。

1. 補 體

　　此階段的補體系統主要為活化補體的替代路徑，補體可藉由形成細胞膜攻擊複合體破壞一些微生物，特別是革蘭氏陰性細菌。另外補體也可以活化急性的發炎反應，例如C5a片段對於嗜中性白血球具有化學趨性，並可直接活化血管內皮細胞；此外，C5a片段也可活化肥大細胞，使其分泌活化發炎反應的化學訊息分子；詳細的補體活化機制請參閱第12章。

2. 吞噬細胞

　　吞噬細胞存在於大多數的組織中，例如血液中含有許多的嗜中性白血球；此類細胞可快速的移行至補體活化的區域。多數的吞噬細胞是以細胞表面上的接受器與微生物表面結合以吞噬病原；而有些吞噬細胞則具有補體iC3b的接受器，可藉由補體的幫忙增加吞噬的專一性。

3. 抗 體

　　在自然的狀況下，當後天性免疫作用尚未活化之前，即有少數的IgM抗體可與第一次入侵的微生物表面結合，雖然此種IgM的專一性比較差，但是可活化補體的古典路徑，進而殺死微生物。

◆ 第二階段：早期的免疫反應 (Early Immune Responses)

　　儘管立即性防禦機制可處理大多數的微生物入侵事件，但是少數的病原也已演化出特殊機制來逃避宿主的狙殺，例如具莢膜的細菌可對抗吞噬細胞的吞噬作用，部分的細菌及原蟲更演化出能在吞噬小泡內存活的能力。如果病原體能通過宿主的立即性防禦機制，則便進入第二階段的免疫防禦機制。

　　立即性免疫作用會發生於病原體入侵的1小時內，而早期的免疫反應則發生在入侵後的4~96小時之間。此種防禦機制主要起始於多種細胞激素的合成及分泌，其功能分述如下。

1. 巨噬細胞

巨噬細胞藉由表面的碳水化合物的接受器或補體的接受器辨識病原微生物後，會活化並分泌細胞激素，如：TNF-α、IL-12及IL-1等，而這些細胞激素在此時期可發揮極大的作用。TNF-α對於局部血管內皮的活化相當重要，它負責幾個極為重要的作用，包括增加血管的通透性以增加病灶處的補體及吞噬細胞，以及活化血小板及凝血機制；此外，其所導致的局部血管的凝血作用則可阻止病原體藉由血流擴散。TNF-α也可以使嗜中性白血球活化，啟動氧依賴型的細胞內毒殺機制(oxygen-dependent intracellular killing mechanism)。

2. 自然殺手細胞 (Natural Killer Cells)

這些淋巴球缺乏像T細胞或B細胞的抗原專一性接受器，它們是先天性免疫的一部分，可被IL-12或IFN-α/β所活化；對於病毒感染的防禦，此種細胞扮演了非常重要的角色。

3. 干擾素 (Interferon)

干擾素α及β (IFN-α/β)是多種細胞對於病毒的感染所產生的，可在後天性免疫啟動前限制病毒的傳播；其可作用於多種細胞使其產生一系列的蛋白質，並藉由干擾蛋白合成作用或分解RNA來抑制病毒的複製。

◆ 第三階段：晚期的免疫反應 (Late Immune Responses)

感染病原體約4天後，專一性免疫作用啟動，即抗原呈現細胞將感染性微生物蛋白質分解後的抗原胜肽與MHC分子結合，隨後呈現給T細胞；另外，B細胞也可藉由其細胞表面的IgM結合並處理抗原，再藉由MHC II分子呈現抗原而活化專一性的免疫反應。後續的免疫作用即之前所介紹的後天性免疫的調節，因此，在此階段，抑制感染作用的任務便落在專一性抗體及作用T細胞上。

1. 專一性抗體

在初次感染中，專一性的抗體在清除病原體方面扮演著很重要的角色。通常在感染後的第5天可在血清中偵測到專一性IgM抗體，並持續2~3週；而IgG濃度的增加則比IgM延後4~5天（圖14-2）。IgM及IgG均能活化補體，不過IgG還可藉由

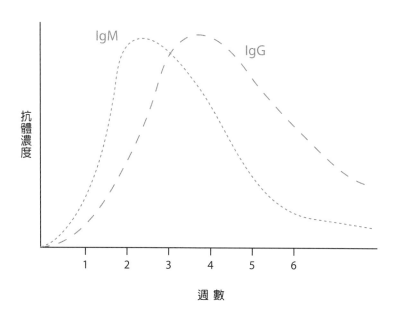

● 圖14-2　初次感染後，專一性抗體在血清中的含量變化。IgM是最早產生的抗體，之後IgG濃度才升高。

Fc片段與吞噬細胞、嗜酸性白血球或肥大細胞的Fc接受器結合，進而活化其它的免疫作用。

2. T細胞

　　兩種不同的T細胞用於清除不同感染方式的病原體，其中輔助性T細胞藉由分泌細胞激素而活化巨噬細胞使其直接吞噬病原體；而毒殺性T細胞則可辨識被細胞內寄生病原體所感染的體細胞並加以摧毀。

14-2　對病原體的免疫反應

　　宿主免疫系統必須能對抗種類繁多的病原體，常見的感染性病原體的種類可分成五大類：病毒、細菌、黴菌、原蟲和蠕蟲，表14-1顯示可造成人類疾病的病原體。這些病原體在結構及生活史有很大的差異，且抵抗宿主免疫系統的方式也大不相同，當然宿主的免疫系統也演化出針對不同種類病原體感染的防禦方式。

　　感染性病原體可在身體的各個部位增殖，若就其增殖的位置而言，可將病原體區分為細胞外寄生病原體及細胞內寄生病原體兩類。

◉ 表 14-1　常見感染人類的病原體

分　類	病原體
病毒	人類腺病毒 單純疱疹、水痘帶狀疱疹、EB 病毒、巨細胞病毒、HHV-6、HHV-7 與 HHV-8 天花病毒 人類乳突瘤狀病毒 B 型肝炎病毒 副流感病毒、腮腺炎、麻疹與呼吸道融合病毒 流行性感冒病毒 A、B 及 C 型 小兒麻痺、克沙奇、A 型肝炎與鼻病毒 輪狀病毒、環狀病毒與呼腸孤病毒 德國麻疹病毒 黃熱病、登革熱與日本腦炎病毒 狂犬病毒 人類 T 細胞淋巴病毒、人類免疫缺失病毒
細菌	金黃色葡萄球菌 化膿性（A 群）鏈球菌、肺炎鏈球菌與 B 群鏈球菌 奈瑟氏淋病雙球菌與腦膜炎雙球菌 白喉棒狀桿菌、炭疽桿菌與李斯特單核球桿菌 沙門氏桿菌、志賀氏桿菌、布魯氏菌、博德氏菌、退伍軍人菌、霍亂弧菌、 　鼠疫桿菌與綠膿桿菌 肉毒梭孢桿菌、氣性壞疽桿菌與破傷風梭孢桿菌 梅毒螺旋體、包氏螺旋體與鉤端螺旋體 結核分枝桿菌、鳥型分枝桿菌與麻瘋分枝桿菌 立克次菌、砂眼披衣菌與肺炎黴漿菌
黴菌	白色念珠菌、新型隱球菌、莢膜組織胞漿菌、卡氏肺囊蟲
原蟲	阿米巴原蟲、梨形鞭毛蟲、利什曼原蟲、弓漿蟲與瘧原蟲
蠕蟲	鞭蟲、旋毛蟲、蟯蟲、蛔蟲與鉤蟲 絲蟲、蟠尾線蟲與羅阿絲蟲 血吸蟲

🛡 細胞外寄生病原體 (Extracellular Pathogens)

　　許多微生物是在體內或上皮表面的細胞外腔增殖，這類病原體包括細菌或及一些多細胞寄生蟲，分述如下。

1. 細菌

細菌是最常見的細胞外寄生病原體，多數疾病皆為此類病原感染所造成。宿主的防禦方式通常是以吞噬作用和補體活化來清除病原，而專一性的抗體可藉由補體活化的古典路徑或調理作用來增加吞噬細胞和補體清除病原體的效果。此外，許多細胞外細菌是利用其有毒產物或毒素使個體產生疾病，而這些物質可引發中和性抗體的分泌以緩解毒性對宿主的傷害。

2. 寄生蟲

寄生蟲是一種大型的多細胞微生物，對免疫系統來說是較棘手的問題，而免疫系統對於這種病原的清除能力也較弱。先天性的免疫作用對於寄生蟲而言通常沒有效用，因此宿主主要是利用抗體直接攻擊或引發抗體依賴性細胞毒殺作用來加以清除。

🛡 細胞內病原體 (Intracellular Pathogens)

許多病原體必須侵入細胞內才能增殖，這類病原體可在細胞內自由複製增殖，包括某些病毒或特定的細菌（如：披衣菌、立克次體以及李斯特單核球桿菌），分枝桿菌則可在細胞的吞噬小泡內增殖；另外，部分的原蟲也可在細胞內進行無性生殖分裂。

1. 病　毒

病毒為一種絕對細胞內寄生的生物，通常具套膜的病毒可被補體系統所摧毀，而專一性的抗體則可藉由與病毒蛋白外衣的結合，增加病毒被吞噬細胞清除的機會；另有對抗病毒的各種免疫機制，包括：干擾素、自然殺手細胞、毒殺性T細胞及T_H1細胞。

2. 細菌和原蟲

部分的細菌及原蟲演化出一種對抗吞噬作用的機制，便是能在吞噬小泡內存活。此時，立即性免疫機制無法清除這類的病原體，必須依賴巨噬細胞分泌TNF-α或IFN-γ所活化的自然殺手細胞，或由毒殺性T細胞負責毒殺被感染的細胞，而抗體對於這類病原體的感染常較不具作用。

14-3 疫苗的原理

疫苗發展史

疫苗的使用可說是人類預防醫學上的極大成就。雖然西元前就已有記載罹患鼠疫者如能生存下來就不會再受到感染，但真正將此觀念運用到醫療上者，首推十五世紀的中國人和土耳其人，其利用天花患者皮膚所結的痂研磨成粉狀再讓其他個體吸入，雖然會引起輕微的感染症狀，但是接種者之後便不會再感染天花。

西元1798年英國醫生金納(Jenner)發現人類如果被牛隻的牛痘病毒(vaccinia virus)感染，可終身獲得對天花的免疫力。雖然金納在臨床的實驗過程備受爭議，不過卻為人類在感染性疾病的預防上開啟新頁；而金納醫生將此過程稱為疫苗接種(vaccination)。直到1885年巴斯德以減毒處理過的狂犬病毒作為狂犬病疫苗，成功地讓狂犬病毒感染患者存活下來。由於兩人在疫苗發現上的努力，使得後續的科學家得以研發出各式各樣的疫苗包括：白喉、百日咳、麻疹、德國麻疹等。而1977年10月世界衛生組織宣告全世界已無天花病例，更證明了疫苗現代醫學的成就。

主動免疫 (Active Immunization)

疫苗的產生可說是人類對於身體免疫機制的利用；由前面幾個章節對於免疫機制的瞭解，當人類受到感染性病原體的侵入時，會藉由免疫系統的活化而對微生物的抗原產生具專一性的抗體，以反抗入侵的病原體，並藉由免疫系統的記憶作用（記憶性淋巴球長期的存活力）對入侵的病原體產生記憶，以達到再次感染時的快速反應能力。因此個體在受到感染痊癒後，通常能對同一病原體產生抗性而不至於造成再次的感染。若能使個體在未感染前就對病原體產生專一性的抗體，則可避免個體的感染，而疫苗便是此一原理的應用；這種由個體自己產生對抗病原體的抗體的免疫作用，通常稱之為主動免疫(active immunizatin)。

被動免疫 (Passive Immunization)

另一種相對於主動免疫的保護機制，則是由個體以外的生物提供專一性的抗體而產生的免疫作用，稱之為被動免疫(passive immunization)。例如懷孕時母親

血液中的抗體可藉由胎盤進入到胎兒的循環系統之中，提供胎兒的免疫力；此外，母乳中存在的抗體，使母親可經由授乳提供嬰兒在生命初期的保護作用。

上述的兩種作用是我們在自然的狀況下，可獲得被動免疫的途徑。當然我們也可藉由某些人工的方式純化專一性的抗體，提供給被感染個體，以達治療的目的。此一作用要歸功於Emil von Behring和Haburo Kitasato，他們首先將具有免疫力之動物血清注射到另一個動物上，並使它獲得免疫力。而此種人工化的被動免疫方式已被廣泛的應用在臨床上；例如在對抗由破傷風桿菌感染所造成之破傷風(tetanus)時，急性的治療方法就是施予抗毒素(antitoxin)，以這種外給的抗體來達到中和破傷風毒素的目的。這種被動免疫也常被用在非感染性疾病的治療上，特別是毒蛇或昆蟲的咬傷，可注射抗毒蛇血清以減緩毒素的症狀。

對於免疫系統有缺陷的個體，被動免疫是給予保護作用最直接的方法。然而，由於被動免疫並未活化個體的免疫系統，因此只能提供短暫的免疫力，而無法像主動免疫般產生免疫的記憶性。而且外給的抗毒素通常是由他種生物所提供，有一定的危險性，也可能會引發第一型或第三型的過敏反應（詳見第13章過敏反應）。

14-4　疫苗的種類

細菌性疫苗與病毒性疫苗

根據感染微生物的種類可將疫苗區分為細菌性疫苗及病毒性疫苗，這些疫苗的特點是用整個病原體作為建構疫苗的材料（表14-2）。

細菌性疫苗是由細菌引發感染的病原體所製成；包括有霍亂(cholera)、百日咳(pertussis)、鼠疫(plague)及肺結核(tuberculosis)等疫苗；而病毒性疫苗則包括流行性感冒(influenza)、沙克(polio Salk)、沙賓(polio Sabin)、德國麻疹(rubella)、麻疹(measles)、腮腺炎(mumps)及狂犬病(rabies)等。

減毒性疫苗與無活性疫苗

另一種區分方式是以微生物的活性加以區分，包括：減毒性疫苗(attenuated vaccine)及無活性疫苗(inactivated vaccine)（表14-3），這兩類的疫苗也是利用整個病原體所製成。

◉ 表 14-2　以整個病原體所製造的疫苗

疫苗分類	疫苗	特性
細菌性疫苗	霍亂	死疫苗
	百日咳	死疫苗
	鼠疫	死疫苗
	肺結核	減毒的卡介苗 (BCG)
病毒性疫苗	流行性感冒	死疫苗、減毒活疫苗
	沙克 (polio Salk)	死疫苗
	狂犬病	死疫苗
	德國麻疹	減毒活疫苗
	麻疹	減毒活疫苗
	腮腺炎	減毒活疫苗
	沙賓 (polio Sabin)	減毒活疫苗

◉ 表 14-3　減毒性疫苗與無活性疫苗的比較

	減毒性疫苗	無活性疫苗
製造方式	篩選無毒性菌株或利用培養技術，使毒性減弱	利用放射線或化學方式，殺死病原體
施打次數	通常一次即可	需追加多次
穩定性	不穩定	較穩定
免疫種類	體液性與細胞性免疫反應	主要為體液性免疫反應
轉化特性 (reversion)	可能會轉化成有毒性菌株	不會轉化
特性	活疫苗	死疫苗

1. 減毒性疫苗 (Attenuated Vaccine)

減毒性疫苗是利用一些培養技術，使得具有致病性的細菌或病毒喪失其致病力，但這些微生物仍然存活著。由於這類的疫苗具有短暫存活(transient growth)

的特性，因此在接種至個體後，可促使免疫系統的持續活化，且同時活化體液性及細胞性的免疫反應，形成免疫的記憶。減毒性的活疫苗也因為這樣的特性，所以比無活性疫苗具有較佳的預防作用，通常只需注射一次即能獲得免疫力。不過也因為使用的是活菌株，而使得這種疫苗雖然有較佳的效果，卻也具有潛藏的危險性。減毒的活菌株可能經由轉化而形成具有毒性的菌株，而導致接種者感染。

2. 無活性疫苗 (Inactivated Vaccine)

無活性疫苗是利用加熱或是化學試劑，例如以福馬林(formaldehyde)或是烴劑(alkylating agent)處理，將培養後的病原體殺死使之無法活化。但這類的疫苗大多只能活化體液性免疫反應，很少能活化細胞性免疫反應，也因此在效果上較減毒性疫苗差，通常需要追加接種數次才能達到很好的免疫效果。而此種疫苗的優點為在安全性上較減毒性疫苗佳，較不會有轉化為致病株的危險，且疫苗的穩定度較適合長期的保存；減毒性疫苗與無活性疫苗的比較如表14-3。

純化的大分子疫苗 (Purified Macromolecule Vaccines)

部分減毒性活疫苗及無活性疫苗仍具有潛在的危險性，因此在使用時會產生安全上的疑慮。拜現今生物科技的發展之賜，免疫學者已發展出安全性較高且自病原體純化的大分子疫苗。這類疫苗是針對病原體感染過程中的重要大分子作為純化標的，以達最佳的免疫效果。目前常用的純化大分子疫苗可分為下列三大類（表14-4）。

1. 多醣體疫苗 (Polysaccharide Vaccine)

多醣體疫苗的發展與細菌細胞壁外的莢膜有關，像肺炎雙球菌及腦膜炎雙球菌等具有莢膜的病原菌，在進入宿主後，其莢膜可幫助抵抗宿主巨噬細胞的吞噬，因此為細菌侵入宿主體內的重要毒力因子。莢膜的成分為多醣體，因此利用多醣體做為疫苗，可刺激接種者產生抗多醣體抗體將莢膜包覆，以增加巨噬細胞吞噬能力。不過多醣體疫苗只能活化體液性免疫反應，對於T_H細胞所媒介的細胞性免疫反應較無法活化，因此較難產生長期的免疫記憶性。

◉ 表 14-4　純化的大分子疫苗

疫苗種類	特性
多醣體莢膜 (capsular polysaccharide) 　流感嗜血桿菌 (*H. influenza* type b) 　奈瑟氏腦膜炎雙球菌 (*N. meningitidis*) 　肺炎鏈球菌 (*Strep. pneumoniae*)	 多醣類 多醣類 多醣類
類毒素 (toxoid) 　白喉 (diphtheria) 　破傷風 (tetanus)	 去活性的外毒素 去活性的外毒素
表面抗原 (surface antigen) 　B 型肝炎病毒 (hepatitis B virus)	 重組次單元 DNA(recombinant subunit vaccines)

2. 類毒素疫苗 (Toxoid Vaccine)

有些細菌在感染的過程中會分泌外毒素(exotoxin)，這些外毒素是引起宿主產生疾病症狀的主因，例如白喉棒狀桿菌所分泌的白喉毒素(diphtheria toxin)會阻礙細胞蛋白質轉譯工作的進行；將這些外毒素純化作為抗原，並以甲醛等有機化合物將之去活化使其失去毒力，便形成類毒素(toxoid)疫苗。接種者會對外毒素產生抗體並中和毒素抗原，使其無法造成疾病。

3. 抗原重組疫苗 (Recombinant Antigen Vaccine)

由於近年遺傳工程的發達，使得人類可利用基因重組來製造抗原，重組的DNA會被送入適當的系統中以表現重組蛋白，由於蛋白質是抗原性最佳的物質，因此利用此技術可將特定的抗原大量製造，例如B肝炎疫苗就一種抗原重組疫苗。

14-5　臺灣地區的預防接種

為預防幼兒免於感染性疾病的侵害，並增加其免疫力，因此衛生福利部建議常規的預防接種如表14-5，以下舉例說明各疫苗的特性。

◉ 表 14-5　幼兒常規預防接種時間表

適合接種年齡	疫苗種類	
出生 24 小時內盡速接種	B 型肝炎免疫球蛋白	一劑
	B 型肝炎疫苗 (HepB)	第一劑
出生滿 1 個月	B 型肝炎疫苗 (HepB)	第二劑
出生滿 2 個月	白喉破傷風非細菌性百日咳、b 型嗜血桿菌及不活化小兒麻痺五合一疫苗 (DTaP-Hib-IPV)	第一劑
	結合型肺炎鏈球菌疫苗（13 價）	第一劑
出生滿 4 個月	白喉破傷風非細菌性百日咳、b 型嗜血桿菌及不活化小兒麻痺五合一疫苗 (DTaP-Hib-IPV)	第二劑
	結合型肺炎鏈球菌疫苗（13 價）	第二劑
出生滿 5 個月	卡介苗 (BCG)	一劑
出生滿 6 個月	B 型肝炎疫苗 (HepB)	第三劑
	白喉破傷風非細菌性百日咳、b 型嗜血桿菌及不活化小兒麻痺五合一疫苗 (DTaP-Hib-IPV)	第三劑
	流感疫苗 (influenza)：至國小 1 年級為止，以及 65 歲以上長者每年接種一劑	初次二劑
出生滿 12 個月	水痘疫苗 (Varicella)	一劑
	麻疹腮腺炎德國麻疹混合疫苗 (MMR)	第一劑
出生滿 12~15 個月	結合型肺炎鏈球菌疫苗（13 價）	第三劑
	A 型肝炎疫苗 (HepA)	第一劑
出生滿 1 年 3 個月	日本腦炎疫苗 (JE)（每年集中於 3~5 月接種）	第一劑
出生滿 1 年 6 個月	白喉破傷風非細菌性百日咳、b 型嗜血桿菌及不活化小兒麻痺五合一疫苗 (DTaP-Hib-IPV)	第四劑
出生滿 18~21 個月	A 型肝炎疫苗 (HepA)	第二劑
出生滿 2 年 3 個月	日本腦炎疫苗 (JE)（每年集中於 3~5 月接種）	第二劑
滿 5 歲至入國小前	白喉破傷風非細胞性百日咳及不活化小兒麻痺混合疫苗 (DTaP-IPV)	一劑
	日本腦炎疫苗 (JE)	一劑
	麻疹腮腺炎德國麻疹混合疫苗 (MMR)	第二劑
國小 1 年級	卡介苗普查（無接種記錄且測驗陰性者補種）	

註：108 年 7 月 1 日起，B 型肝炎免疫球蛋白 (HBIG) 實施對象擴及 108 年 7 月 1 日（含）以後出生且母親為 B 肝表面抗原（s 抗原）陽性之新生兒。

1. B 型肝炎疫苗 (Hep B)

　　B型肝炎為臺灣地區盛行的病毒性肝炎，由於B型肝炎病毒在分娩過程中會由母親產道垂直感染給胎兒，因此新生兒出生24小時內須施打第一劑B型肝炎疫

苗，並於滿1個月接種第二劑、滿6個月接種第三劑。此外，母親為B肝表面抗原（s抗原）陽性之新生兒，必須在24小時內儘速注射B型肝炎免疫球蛋白(hepatitis B immunoglobulin G, HBIG)。

2. 白喉破傷風非細胞性百日咳、b型嗜血桿菌及不活化小兒麻痺五合一疫苗 (DTaP-Hib-IPV)

五合一疫苗是一種注射式的不活化疫苗，可以同時預防白喉、破傷風、百日咳、小兒麻痺以及b型嗜血桿菌等五種傳染病，此疫苗將舊型三合一疫苗中的全細胞性百日咳成分，改為非細胞性百日咳，可大幅減少接種後發生不良反應的機率，另外也用不活化小兒麻痺疫苗(IPV)取代口服小兒麻痺疫苗(OPV)，以避免發生機率極低的因疫苗引致小兒麻痺症的發生。接種時程於出生後滿2、4、6個月以及1歲6個月，各別施打第一、二、三、四劑。

此外，白喉破傷風非細胞性百日咳及不活化小兒麻痺混合疫苗(DTaP-IPV)，使用含全量百日咳成分，於滿5歲至入國小前需追加一劑，以提升百日咳疫苗的接種效果。

3. 日本腦炎疫苗

臺灣夏季6~9月為日本腦炎感染的高峰期，且以6~9歲的學齡前兒童最容易感染。新生兒出生滿15個月後開始施打三劑的日本腦炎疫苗，國小一年級時再追加一劑。

4. 卡介苗 (BCG)

卡介苗是預防結核分枝桿菌感染所發展的疫苗，用以預防肺結核，此疾病為我國法定傳染病，近幾年政府也極為重視。

此疫苗由減毒的牛型分枝桿菌所製成，我國自民國54年起採全面施打卡介苗政策，接種的時間訂為出生24小時後及早接種。然而近幾年依據衛生福利部疾病管制署的國內卡介苗不良反應主動監測資料，發現較嚴重之卡介苗不良反應（骨炎、骨髓炎）案例接種時的月齡較小，且參考日本經驗，施打卡介苗會發生骨髓炎等副作用的時間，均集中在4個月前施打者，因此疾管署經過專家會議討論，決定延後適合施打時間為出生滿5個月，並於105年1月1日起開始實施，其目的是期望減少接種卡介苗之嬰兒發生較嚴重之卡介苗不良反應。

此外，若在國小一年級入學時，發現無此疫苗接種記錄且測驗陰性者應補種一劑。

5. 麻疹、腮腺炎、德國麻疹混合疫苗 (MMR)

此混合疫苗為減毒性的活疫苗，受到母親抗體的影響，MMR要在嬰兒12個月大施打第一劑，並於滿5歲至入國小前追加第二劑。

6. 13 價結合型肺炎鏈球菌疫苗 (PCV13)

肺炎鏈球菌為人類重要且常見的細菌，可引起厲害的中耳炎、肺炎、菌血症、腦膜炎，嚴重者會導致死亡。任何人都可能感染肺炎鏈球菌，而我國侵襲性肺炎鏈球菌感染症主要發生在5歲以下的幼童。

PCV13的保護效力與個人的免疫功能有關，在免疫功能正常的5歲以下兒童，對於PCV13所含肺炎鏈球菌型別的保護效力約為86%。此疫苗早期為自費疫苗，現已改為公費疫苗。新生兒在出生滿2個月接種第一劑、滿4個月接種第二劑、滿12~15個月接種第三劑。

7. 現行長者肺炎鏈球菌多醣體疫苗 (PPV) 公費疫苗實施對象

滿75歲以上未曾接種者可公費接種1劑PPV，若65歲以後已接種過該項疫苗者不予接種。

8. 公費流感疫苗

為了讓國人對流感病毒有免疫力，政府大力推展施打流感苗，而流感疫苗接種計畫各類實施對象需具中華民國國民身分〔如為外籍人士，需持有居留證（包含外交官員證、國際機構官員證及外國機構官員證）〕，並符合下列條件者：

(1) 滿6個月以上至國小入學前幼兒。

(2) 國小、國中、高中、高職、五專一至三年級學生（含進修部學生與境外臺校，但不含補校）、少年矯正學校及輔育院學生、屬「中途學校－在園教育」性質之兒童及少年安置（教養）機構學生，以及自學學生。

(3) 50歲以上成人。

(4) 具有潛在疾病者，包括高風險慢性病人、BMI 30者、罕見疾病患者及重大傷病患者。

(5) 孕婦及6個月內嬰兒之父母。

(6) 幼兒園托育人員及托育機構專業人員（含社區公共托育家園）。

(7) 安養、養護、長期照顧等機構之受照顧者及其所屬工作人員。

(8) 醫事及衛生防疫相關人員。

(9) 禽畜業及動物防疫相關人員。

9. COVID-19 疫苗

2019年新興傳染病——嚴重特殊傳染性肺炎(COVID-19)，致病原為新型冠狀病毒SARS-CoV-2 (severe acute respiratory syndrome coronavirus 2)，全球至2022年1月已累計報告逾3.46億例確診個案，其中逾558.6萬人死亡，是人類歷史上大規模流行病之一。全球各國政府大量研發、生產或採購新冠肺炎疫苗，主動預防疫情的擴散。目前疫苗種類主要有腺病毒疫苗、mRNA疫苗及重組棘蛋白疫苗，分別說明於下：

(1) mRNA疫苗（莫德納疫苗、BNT疫苗）

　　mRNA（信使RNA）疫苗將能製造新冠病毒表面棘蛋白的mRNA送進人體內，並且製造棘蛋白。當這些棘蛋白出現在巨噬細胞的表面時，就會誘使產生免疫反應，模仿被真的病毒攻擊時之情景，藉此產生免疫力。mRNA疫苗沒有任何活的病毒牽涉其中，也沒有遺傳物質會進入細胞核之中。

(2) 腺病毒疫苗（AstraZeneca (AZ)疫苗、嬌生疫苗）

　　病毒載體疫苗是利用攜帶有SARS-CoV-2棘蛋白核酸序列（DNA核酸序列）的腺病毒，接種後在人體細胞內（細胞核）製造SARS-CoV-2棘蛋白(S protein)，此疫苗抗原自人體細胞釋出，誘發人體免疫系統產生保護力對抗病毒入侵。

(3) 去活化病毒（國藥疫苗、科興疫苗）

　　透過去活化處理後，將整顆病毒施打入人體後，引起免疫系統產生對抗病毒的免疫反應。

(4) 重組棘蛋白疫苗（高端疫苗、聯亞疫苗）

　　透過基因重組的技術，製作出病毒表面的棘蛋白，施打入人體後，促使免疫系統產生免疫反應。

在接種後的不良反應，依據研究顯示以大致上副作用可分為以下七項，分別為：注射部位疼痛、疲倦、頭痛、肌肉痛、畏寒、關節痛、大於38度的發燒（各廠牌發生的機率不同）。

另外，在接種劑量的部分，因應病毒突變株，規劃接種基礎劑兩劑及追加劑一劑（或兩劑），以提高體內之抗體量。兩劑疫苗接種間隔4~12週，最短接種間隔至少4週（28天）。要特別注意的是，若第1劑接種腺病毒載體疫苗後發生嚴重的過敏或不良反應，第2劑建議改以mRNA疫苗或蛋白質次單元(protein subunit)疫苗完成接種，針對該等對象之接種間隔，建議依原第1劑疫苗廠牌之接種間隔，按時完成第2劑另一廠牌之疫苗接種。

◉ 表 14-6　COVID-19 疫苗基礎資料比較

	輝瑞 (BNT)	莫德納 (Moderna)	牛津 (AZ)	Novavax	嬌生	國藥	科興	高端
研發國家	美國 德國	美國	英國 瑞典	美國	美國	中國	中國	臺灣
疫苗類型	mRNA	mRNA	腺病毒載體	蛋白質	腺病毒載體	去活化病毒	去活化病毒	蛋白質
抗原	修飾穩定態的棘蛋白	修飾穩定態的棘蛋白	棘蛋白	修飾穩定態的棘蛋白	修飾穩定態的棘蛋白	整顆病毒	整顆病毒	修飾穩定態的棘蛋白

結　語

人類和病原體的戰爭是一場永遠不會停止的拉鋸戰，某階段也許戰勝了某種病原體，但新興的感染病原體可能又悄悄地出現，醞釀一波新的攻勢，這是人類與病原體的宿命。對於既有的感染性疾病，人類必須發展出有效的預防及治療方法，而對於新興的疾病，則需建立快速的確認和防堵的機制避免其擴散。

疫苗雖能有效的預防感染性疾病，但直至目前為止，許多感染性疾病疫苗的研發仍然有很多的問題需要克服；例如在全球造成千萬人死亡的後天免疫不全症候群(AIDS)與喧騰一時的嚴重急性呼吸道症候群(SARS)，目前仍未研發出有效的疫苗加以預防；要解決這類問題，唯有徹底地瞭解病原致病的機制及宿主的免疫機轉，才有機會解決。

摘 要 SUMMARY

1. 病原體是指造成人類疾病的微生物,而凡由病原體所引起的疾病便稱為感染性疾病。

2. 從病原體入侵、形成疾病到復原健康狀態,可依據病癥將疾病的發展過程區分為數個階段:(1)潛伏期、(2)前兆期、(3)疾病期、(4)衰退期與(5)復原期。

3. 宿主免疫系統必須對抗種類繁多的病原體,常見的感染性疾病病原體可分成五大類:病毒、細菌、黴菌、原蟲和蠕蟲。

4. 疫苗的發展原理是人類對於身體免疫機制的利用,當人類受到感染性病原體的侵入時,會活化免疫系統產生對病原體專一性的抗體,並藉由免疫系統的記憶作用對入侵的病原體產生記憶,以達到再次感染時的快速反應能力。若能使個體在感染前就產生對病原專一性的抗體,就可避免個體的感染。

5. 由宿主自己產生對抗病原體的抗體稱之為主動免疫。由個體以外的生物提供專一性的抗體,稱之為被動免疫。

6. 依感染微生物的種類,可將疫苗區分為細菌性疫苗及病毒性疫苗。另一種區分方式是依微生物的活性區分為減毒性疫苗及無活性疫苗。

學後測驗 EXERCISE

1. 下列何者目前沒有疫苗可以預防？(A)百日咳桿菌　(B)淋病雙球菌　(C)流行性感冒嗜血桿菌　(D)破傷風桿菌

2. 預防白喉可注射何種疫苗？(A) DPT三合一疫苗　(B)卡介苗BCG　(C)麻疹疫苗MR (D)牛痘疫苗

3. 注射破傷風類毒素屬於下列哪種作用？(A)主動免疫，抗原特異性　(B)主動免疫，非抗原特異性　(C)被動免疫，抗原特異性　(D)被動免疫，非抗原特異性

4. 當母親感染下列何種病毒時，須即刻進行主、被動免疫法保護新生兒？(A) C型肝炎病毒　(B)愛滋病毒　(C) B型肝炎病毒　(D)腮腺炎病毒

5. 脂多醣(lipopolysaccharide)是革蘭氏陰性細菌細胞壁成分，可造成敗血症，它是由下列何者所辨識？(A) Toll-like receptor 4 (TLR4)　(B) intercellular adhesion molecule-1 (ICAM-1)　(C) lymphocyte function antigen-1 (LFA-1)　(D) Fc receptor (Fc R)

6. 下列何種病毒疫苗比較不須於年幼時接種？(A)日本腦炎病毒　(B)黃熱病毒　(C)小兒麻痺病毒　(D)麻疹病毒

7. 關於經過多次疫苗注射後，所產生的免疫反應下列敘述何者正確？(A)所產生的抗體以IgM為主　(B)誘發的免疫反應比較快　(C)抗體的親合力變低　(D)抗體的濃度降低

8. 主要辨識革蘭氏陰性菌的脂多醣(lipopolysaccharide)的細胞受體是哪一種？(A) Fc受體　(B) T細胞受體　(C) Toll-like receptor 4 (TLR4)　(D)抗體(Antibody)

9. 關於病毒逃避免疫攻擊的機制，下列敘述何者錯誤？(A)流行性感冒病毒用抗原轉移(antigenic shift)來改變它的外套抗原　(B)單純疱疹病毒以潛伏的方式，躲藏在神經細胞，以避免免疫系統的辨認　(C)人類免疫不全病毒(human immunodeficiency virus)是一種超級抗原 (superantigen)，可有效活化T細胞免疫反應　(D)有些病毒可抑制MHC (major histocompatibility complex)第一類分子表達

10. 下列何種細菌性疾病，已有類毒素疫苗可作預防？(A)肺炎雙球菌性肺炎　(B)流行性腦膜炎　(C)白喉　(D)李斯特菌症

11. 下列哪一種疫苗注射方式，可以最有效而快速的誘發抗體產生？(A)低濃度的抗原疫苗　(B)高濃度的抗原疫苗　(C)混合佐劑的抗原疫苗　(D)高純度的蛋白疫苗

12. 破傷風抗血清的免疫治療屬於何種免疫反應？(A)非抗原特異性先天性免疫　(B)後天性抗體免疫　(C)先天性抗原特異性免疫　(D)後天性細胞免疫

13. 下列何者已有疫苗可預防？(A)肺炎鏈球菌　(B)痢疾志賀氏菌(*Shigella dysenteriae*) (C)幽門螺旋桿菌(*Helicobacter pylori*)　(D)大腸桿菌

14. 下列何種疫苗是由死的微生物製備而成？(A)牛痘病毒　(B)卡介菌(BCG)　(C)黃熱病病毒　(D)流感病毒(influenza virus)

15. 下列何種病毒感染已有疫苗可防治？(A)黃熱病毒　(B)腸病毒第71型　(C) C型肝炎病毒　(D)腺病毒

16. B型肝炎例行檢測中，不包括下列哪一項？(A) HBsAg　(B) HBcAg　(C) HBeAg　(D)抗HBs抗體

17. D型肝炎的檢測，主要是檢驗哪一種抗原及其抗體？(A) s抗原　(B) c抗原　(C) e抗原　(D) δ抗原

18. 下列哪一種病毒只有一種血清型，而且人是此病毒唯一的天然宿主，最適合實施免疫接種以預防該疾病的發生？(A)日本腦炎病毒　(B)登革熱病毒　(C)小兒麻痺病毒　(D)麻疹病毒

19. 下列哪一項免疫系統成員發生缺失時，最易引起伺機性感染症？(A)補體　(B)吞噬細胞　(C) T淋巴細胞　(D) B淋巴細胞

20. 全世界第一個用於人類的基因重組疫苗是什麼？(A) B型肝炎　(B)白喉　(C)破傷風　(D)小兒麻痺

21. 嗜血感冒桿菌(*Haemophilus influenzae*)疫苗之組成為何？(A)重組抗原次單位疫苗　(B)多醣體莢膜抗原　(C)死菌疫苗　(D)減毒疫苗

22. 當醫療工作人員發生針扎意外，常會注射人類的免疫球蛋白，其主要作用是什麼？(A)增加細胞性免疫力(cell-mediated immunity)　(B)增加體液性免疫力(humoral immunity)　(C)加強主動免疫力(active immunity)　(D)加強被動免疫力(passive immunity)快速中和感染原

23. 下列哪些病毒有死病毒及活性減毒疫苗可供使用？(1)麻疹病毒(measles virus) (2)流感病毒(influenza virus) (3)德國麻疹病毒(rubella virus) (4)小兒麻痺病毒(poliovirus)。(A)(1)(3)　(B)(2)(4)　(C)(1)(2)(3)　(D)(1)(3)(4)

24. 下列何種疫苗可以產生對抗COVID-19的抗體？(A)默德納疫苗　(B) AZ疫苗　(C)高端疫苗　(D)以上皆是

25. 關於COVID-19疫苗，下列選項中何者使用的抗原與其他差異最大？(A)輝瑞-BNT疫苗　(B)默德納(Moderna)疫苗　(C) AZ疫苗　(D)高端疫苗

掃描 QR code
或至 reurl.cc/OpRLG7 下載「學後測驗」解答

移植免疫學

Transplantation Immunology

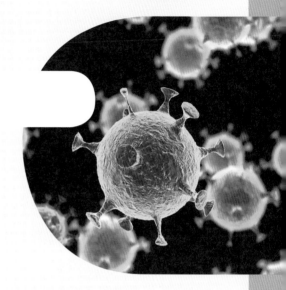

移植 (transplantation) 是指將某個位置上的細胞、組織或器官轉移至不同位置上，移植引發的免疫反應程度會因移植類別的不同而有所差異。一般而言，組織或器官的移植可依捐贈者和接受者的品種來源區分為四類（圖 15-1）：

1. 自體移植 (autograft)：指在同一個個體內，將自身組織從一部位轉移至另一部位；在臨床上的案例大多是燒傷病患把健康皮膚轉移至損傷皮膚區域。

2. 同型移植 (syngraft; isograft)：在基因相同個體之間的細胞、組織或器官移植，如：同品系 (inbred strain) 的不同個體或同卵雙胞胎之間的組織移植。

3. 同種異體移植 (allograft)：同種但是不同基因之個體間的組織移植。在臨床上，除了同卵雙胞胎外，幾乎所有的不同個體間組織器官移植都是屬於同種異體移植，主要的移植排斥反應也是發生在此。

4. 異種移植 (xenograft; heterograft)：不同種生物間的移植，例如將靈長類（猩猩）心臟移植至人類身上。

移植種類不同，產生的免疫反應也有差異。「自體移植」和「同型移植」因為捐贈者和接受者的遺傳基因相近，所以移植組織的接受度相當高；而「同種異體移植」的基因差異較大，通常是因為移植細胞、組織或器官被免疫系統視之為外來抗原，所以產生排斥反應 (rejection)；而「異種移植」之個體間的基因差異更大，因此常會有嚴重的移植排斥反應，甚至是死亡。

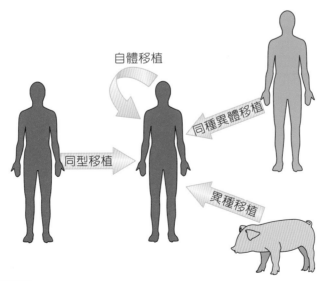

● **圖15-1** 移植的種類。

15-1　移植排斥反應的特性─專一性與記憶性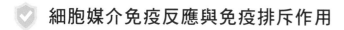

　　移植排斥依目標位置的不同，產生作用的時間也有差異；一般而言，皮膚移植的排斥反應較腎臟或心臟等的排斥反應發生時間較快，但反應不一定比較猛烈。然而，產生排斥的時間快慢及反應的強弱，與免疫排斥的專一性和記憶性有關。

　　經老鼠實驗發現，初次將甲品系老鼠的皮膚移植至乙品系老鼠身上時，產生的主要移植排斥反應稱為第一回合排斥反應(first-set rejection)。當第一回合排斥反應發生時，新生成血管開始浸潤淋巴球、單核球和其他發炎細胞，約一週後，新生成血管周圍組織開始減少，10天左右出現組織壞死現象，在兩週後則會產生完全排斥反應。而當乙品系老鼠再次接受甲品系老鼠的皮膚移植時，排斥反應的發生時間比第一次排斥時更快，通常大約在一週內就產生完全排斥現象，這就是所謂的第二回合排斥反應(second-set rejection)；此現象主要是受到免疫系統之免疫排斥記憶(rejection memory)的特性所影響。然而，若乙品系老鼠改接受丙品系老鼠的組織器官時，則第二回合排斥反應並不會產生，而是重新產生新的第一回合排斥反應，此現象稱為排斥反應的專一性(rejection specificity)。由此實驗可證明，免疫系統的移植排斥反應具有「專一性」與「記憶性」。

15-2　移植免疫與免疫系統

細胞媒介免疫反應與免疫排斥作用

　　實驗證實無胸腺的裸鼠(nude mice)因為無法產生成熟具功能性的T細胞，所以裸鼠不會對同種異體組織移植產生排斥反應，甚至可以進行異種移植。因此，一般認為，同種異體的排斥反應與T細胞有關。

　　與同種異體移植排斥相關的T細胞有$CD4^+$與$CD8^+$ T細胞。動物實驗發現，僅移除$CD8^+$ T細胞的老鼠，對移植之組織存活率並無影響，亦即與一般同種異體移植相同；若只移除$CD4^+$ T細胞，移植組織可延長存活達15~30天；然而，如果將

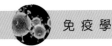

CD8⁺和CD4⁺T細胞同時移除時，則可維持移植長達60天以上。這些證據顯示CD8⁺和CD4⁺T細胞可共同參與排斥反應。

🛡 移植抗原與 MHC

抗原性相似的組織稱為組織相容(histocompatible)，這類抗原性相似的組織可能僅誘導輕微或不引發組織移植排斥的免疫反應；而具明顯的抗原差異則稱之為組織不相容(histoincompatible)，它們會誘導組織排斥的免疫反應。決定不同抗原性的組織相容基因位於40個不同基因位置，然而這些位置中負責最重要同種異體的移植排斥反應是－主要組織相容性複合物(major histocompatibility complex, MHC)。老鼠的MHC稱為H-2複合物，而人類的MHC稱為人類白血球抗原(human leukocyte antigen, HLA)。因為所有MHC基因的位置都緊密的結合在一起，所以它們通常分別從父母雙方中以單套體(haplotype)整組完整遺傳。

組織器官捐贈者和接受者之間的MHC相似性並非決定組織接受程度的主要因素，基因不同的個體間進行組織移植時，即使他們的MHC抗原完全相同，移植的組織也有可能產生排斥反應，這可能是受次要組織相容性(minor histocompatibility)之間差異的影響。主要組織相容性抗原直接接受T_H和T_C細胞所辨識，這種現象稱為同種異體反應(alloreactivity)；相對地，次要組織相容性抗原只有呈現在自體MHC分子上時，才能被辨識。由次要組織相容性差異引起的移植排斥，通常比起主要組織相容性差異所造成的排斥反應輕微，但是若結合許多次要組織相容性差異，反應有時會相當嚴重。因此，即使是HLA完全相同的個體間之移植仍需要施予某種程度免疫抑制。

15-3 移植排斥的機轉

表現在移植細胞MHC分子上的同種異體抗原(alloantigen)，其所引發的細胞媒介免疫作用是常見的移植排斥現象，延遲性過敏反應和細胞媒介細胞毒殺作用均屬於這類免疫反應。整個移植排斥反應主要可分為：致敏階段(sensitization stage)和作用階段(effector stage)兩個階段。

致敏階段─抗原呈現作用

　　致敏階段期間，組織移植接受者的CD4⁺和CD8⁺T細胞辨識外來移植細胞上的同種異體抗原，並且產生增生作用；換句話說，組織移植接受者在此階段，因移植組織異體抗原的刺激，導致活化的淋巴球增生。

　　許多種組織移植細胞都具有抗原呈現細胞的功能，例如：在許多組織中均可發現的樹突狀細胞(dendritic cell)，這些細胞表面都可以表現MHC II分子，因此在移植排斥的反應中可作為主要的抗原呈現細胞而大量活化T$_H$細胞；其他型態的細胞如蘭氏細胞(Langerhans' cell)和黏附在血管上的內皮細胞，都具有呈現同種異體抗原給免疫系統的功能，而且這些細胞均能表現MHC I和MHC II分子。

　　以皮膚移植為例，移植剛開始時並不形成功能性血管，宿主白血球藉由微血管或微淋巴管的運送，與移植皮膚的外來抗原相遇，並傳入淋巴管送達區域淋巴結。此時，作用性白血球開始在淋巴結聚集，並經由淋巴管的輸送對移植組織進行免疫攻擊。

　　由上述說明可知，對於表現在移植器官之外來同種異體抗原的辨識作用，可以誘導宿主體內的T細胞活化並大量增生，而且主要的增生細胞為CD4⁺T細胞，它能夠直接辨識同種異體抗原，或是藉由宿主抗原呈現細胞的作用辨識同種異體的抗原，因此這些活化的T$_H$細胞被認為是引起同種異體移植排斥反應的重要因子。

作用階段 ─ 免疫毒殺作用

　　在作用階段，免疫系統開始破壞移植組織，最常見的是細胞媒介免疫反應，包括延遲性過敏反應和CTL媒介細胞毒殺作用，比較罕見的排斥反應為抗體加上補體的溶解作用和抗體依賴性細胞毒殺作用(ADCC)。在延遲性過敏的排斥反應中，T$_{DTH}$細胞會產生細胞激素促使巨噬細胞在組織發生浸潤的情形；而CTL媒介細胞毒殺作用主要是由宿主CD8⁺T細胞辨識外來移植組織的MHC I所引起，有些則是由CD4⁺T細胞所媒介的MHC II免疫反應。

　　許多臨床實驗證實，T$_H$細胞所分泌的IL-2、IFN-γ和TNF-β等細胞激素是移植排斥反應機轉的重要媒介，其中IL-2為促進T$_H$細胞增生以及CTL媒介細胞毒殺作

用的必需條件；IFN-γ是產生延遲性過敏反應的重要因子，它可以促使巨噬細胞進入移植組織內，並活化巨噬細胞摧毀外來細胞；而TNF-β則直接對移植組織進行細胞毒殺作用。

除此之外，在移植排斥反應時，這些細胞激素濃度的升高亦可誘導移植組織內不同型態MHC I或MHC II的表現，使大量T細胞活化來參與排斥反應。

15-4 臨床上的移植排斥

移植的器官或組織以及參與的免疫反應種類會影響移植排斥的作用時間，而依反應的快慢，移植排斥可分為：(1)超急性排斥反應：在器官移植後24小時內馬上發生；(2)急性排斥反應：通常在移植後數週內產生；以及(3)慢性排斥反應：可能在移植數月或數年才產生。

超急性排斥反應 (Hyperacute Rejection)

在移植組織還沒有形成血管前，體內很少產生快速的移植排斥。超急性排斥反應是由宿主的血清抗體對移植組織特定抗原的作用所導致，其形成的抗原抗體複合物可活化補體系統，引發嗜中性白血球進入移植組織，產生劇烈浸潤反應；而且血管內之發炎反應能使微血管堆積大量的血塊，阻止移植組織形成血管化的作用。在許多輸血反應中，MHC抗原能促使抗體與移植組織發生交互作用而產生超急性排斥反應，例如：當病患重複輸血時，有時會因表現在捐血者白血球上的MHC抗原的刺激產生抗體。另外，再度懷孕之婦女與胎兒父系的同種異體抗原接觸，可能對父系抗原產生抗體，此即所謂的免疫記憶作用；如果這位婦女接受任何表現相同的MHC抗原組織移植時，容易引起超急性排斥反應。

急性排斥反應 (Acute Rejection)

急性移植排斥是屬於細胞媒介的同種異體排斥反應，通常在移植後10天左右產生作用。在組織病理檢驗發現，急性排斥反應能產生T$_H$細胞活化和增生的現象，導致大量巨噬細胞浸潤和淋巴球對組織產生破壞的現象。

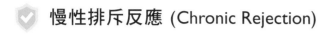

慢性排斥反應 (Chronic Rejection)

慢性排斥反應機轉包括體液性和細胞媒介反應，並且在急性排斥反應消失後數月或數年才產生。慢性排斥反應通常不容易利用免疫抑制藥物來控制，而且可能需要再一次的移植。

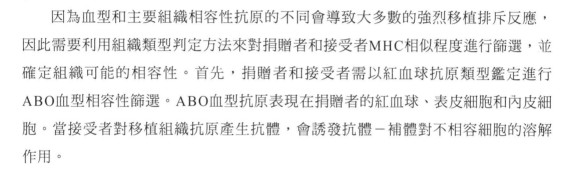

15-5 組織類型鑑定 (Tissue Typing)

因為血型和主要組織相容性抗原的不同會導致大多數的強烈移植排斥反應，因此需要利用組織類型判定方法來對捐贈者和接受者MHC相似程度進行篩選，並確定組織可能的相容性。首先，捐贈者和接受者需以紅血球抗原類型鑑定進行ABO血型相容性篩選。ABO血型抗原表現在捐贈者的紅血球、表皮細胞和內皮細胞。當接受者對移植組織抗原產生抗體，會誘發抗體－補體對不相容細胞的溶解作用。

一般而言，捐贈者與接受者間的HLA抗原類型鑑定主要是利用微量細胞毒殺試驗(microcytotoxicity test)來檢測。此試驗的方法是先將捐贈者和接受者的白血球分別配位至微量滴定盤(microtiter plate)測試位置上，再將不同MHC I和MHC II單株抗體加入對應位置上進行培養，培養後再加入補體參與反應，並以錐藍(trypan blue)或伊紅(eosin)染色法觀察細胞毒殺反應。如果單株抗體對白血球特定MHC抗原產生反應，則當加入補體後，細胞會產生溶解作用，就因為這些細胞的細胞膜會破裂，因此會被錐藍或伊紅染色，便可檢驗出待測白血球MHC的類型。

在無法找出HLA完全相容的捐贈者的情況之下，移植也可能成功。臨床上可使用單向混合淋巴球反應(mixed-lymphocyte reaction, MLR)進行捐贈者和接受者間MHC II相容性的評估。此方法是以經過放射線或化療藥物絲裂黴素C (mitomycin C)處理的捐贈者淋巴球作為刺激細胞(stimulator cell)，而以接受者淋巴球作為反應細胞(responder cell)；測試結果則以DNA的先驅物質[³H]胸腺嘧啶([³H]thymidine)的攝取量作為細胞增生的指標。當捐贈者和接受者間MHC II差異越大，細胞的增生越多，DNA的複製也越多，而MLR分析中的[³H]胸腺嘧啶的攝取量就越多；所以接受者淋巴球增生越強烈，表示移植作用的存活度越差。

MLR的評估方法優於微量細胞毒殺試驗，因為MLR較能測出對移植組織的MHC II抗原所產生的T$_H$細胞活化程度。然而，時間的耗費是它明顯的缺點，通常MLR測試需要5~7天的時間才能完成檢測。因此，如果器官組織移植是屬於屍體捐贈，則時間緊迫性高，移植相容性便無法利用MLR方法，必須馬上使用微量細胞毒殺試驗來測試相容性。

15-6 一般免疫抑制治療

大多數的免疫抑制治療容易發生非專一性的抑制作用，也就是同時暫時終止其他對外來抗原的免疫反應，這種非專一性免疫抑制作用對於移植接受者而言，容易引起感染的危害，這是此類治療方法最重要的缺點。許多一般性免疫抑制治療方法主要可延遲活化淋巴球的增生作用，因此像是快速分裂的非免疫細胞，如：內臟上皮細胞和骨髓造血幹細胞，也會連帶受到影響，所以有時可能會有致命性的併發症產生。

🛡 有絲分裂抑制劑 (Mitotic Inhibitor)

一般稱為移護寧(imuran)的臨床用藥是屬於硫唑嘌呤(azathioprine)藥物（圖15-2），它可以在移植手術前後使用，此類藥物可減少因移植組織同種異體抗原刺激所產生的T細胞增生。細胞分裂時，次黃嘌呤核酸(inosinic acid)是DNA腺嘌呤核酸和鳥糞嘌呤核酸的先驅物質；而硫唑嘌呤可在細胞週期的S階段阻礙次黃嘌呤核酸合成。硫唑嘌呤對T細胞和B細胞的增生均有抑制作用。病患進行硫唑嘌呤治療時，其混合淋巴細胞反應、細胞毒殺試驗及皮膚測試等免疫功能評估值皆明顯下降，表示T細胞的總數量降低。

🛡 類固醇藥物 (Corticosteroids)

類固醇是一種抗發炎藥物，在許多免疫反應中可以發揮其功效。在組織移植時，與硫唑嘌呤等有絲分裂抑制劑共同使用，則可作為控制急性移植排斥之治療藥物；相關的類固醇藥物其化學結構如圖15-3。

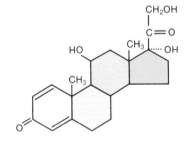

● **圖15-2**　硫唑嘌呤的化學結構。

可體松(Cortisone)

皮質酮(Corticosterone)

腎上腺皮質醇(Cortisol)

Prednisolone

● **圖15-3**　各種類固醇藥物的化學結構。

 環孢靈素 A、FK506 與然巴黴素
(Cyclosporin A, FK506, and Rapamycin)

　　環孢靈素A、FK506和然巴黴素是真菌的代謝產物（圖15-4），具有免疫抑制的功能。環孢靈素A和FK506的化學性質並不相關，但是兩者卻有相同的效用。這兩種藥物藉著抑制IL-2和高親和力IL-2接受器基因的蛋白質轉譯作用來阻礙T細胞活化。環孢靈素A和FK506可阻礙鈣連蛋白(calcineurin)的活化，因此可防止細胞

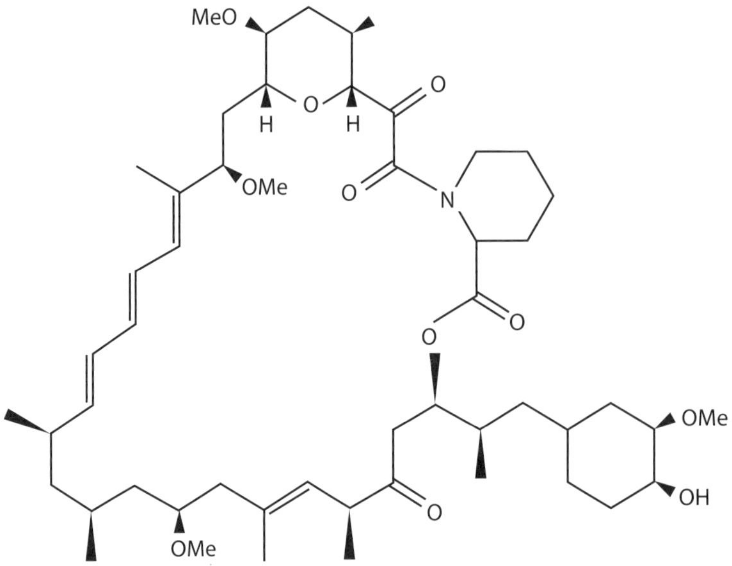

● **圖15-4** FK506的化學結構。

質次單元NF-ATc形成、細胞核移位作用(translocation)以及IL-2和IL-2接受器基因轉譯作用所需的NF-ATc聚集。然巴黴素和FK506的化學結構很相似，但是然巴黴素並不會抑制鈣連蛋白的活化，而是阻礙T_H細胞增生和分化。

上述這三種藥物能抑制T_H細胞的增生和細胞激素表現（如：IL-2），以及減少組織移植排斥的作用細胞，包括：T_{DTH}細胞、T_C細胞、NK細胞、巨噬細胞和B細胞；這三種藥物的免疫抑制特性成為心臟、肝臟、腎臟和骨髓移植的主要免疫支持。臨床試驗證實使用其他免疫抑制治療的一年存活率約為60%，但是利用環孢靈素A進行免疫抑制治療的一年存活率可高達約80%。但是環孢靈素A也有副作用，其中最令人注意的是它對腎臟具有毒性，容易產生急性腎臟毒性，或導致慢性腎臟毒性所引發的腎臟衰竭。

✅ 全身淋巴放射線治療 (Total Lymphoid Irradiation)

淋巴球對X光相當敏感，所以在組織移植前可利用X光減少或消除移植接受者的淋巴球數量。全身淋巴放射線治療是讓組織移植接受者在胸腺、脾臟和淋巴結行重複照射，然後再進行移植。

15-7　專一性免疫抑制治療

　　非專一性免疫抑制治療主要的限制是因產生免疫系統的抑制作用，而增加組織移植接受者受到感染的機會。而所謂的抗原專一性免疫抑制治療，則是在抑制同種異體抗原的免疫反應的同時，又能保留其他非相關抗原的免疫反應。

對抗 T 細胞、補體或細胞激素的單株抗體

　　經由動物實驗顯示，單株抗體是未來重要免疫抑制因子。對抗TCR複合物上CD3分子的單株抗體可以阻礙T細胞活化，並且將與單株抗體結合的T細胞帶到巨噬細胞上的Fc接受器，活化巨噬細胞的吞噬作用，而快速清除循環系統中的T細胞。另外，對抗高親和力IL-2接受器的專一性單株抗體也可增加組織移植存活率，因為IL-2高親和力接受器只能在活化的T細胞上表現，所以在組織移植後施予抗IL-2接受器的抗體，即可抑制對抗移植抗原專一性T細胞的增生。

　　由於細胞激素在同種異體移植排斥反應中占有重要地位，注射抗細胞激素TNF-α、IFN-γ及IL-2等之單株抗體，可延長組織移植的存活性。除此之外，在動物的研究證實，對抗CD4、ICAM-1與LFA-1的單株抗體，在改善對移植物的排斥反應上，都具有顯著的效果。

阻斷輔助刺激訊號的化學藥劑

　　如前所述，T_H細胞的活化需要TCR所發出的輔助刺激訊號（第一訊號），而抗原呈現細胞上的B7分子與T細胞上的CD28或CTLA-4 (cytotoxic T lymphocyte-associated protein-4)分子間的交互作用所產生的輔助刺激訊號則可調節TCR發出的訊號（圖15-5）。CD28表現在所有的T細胞上，並對B7分子具高度親和性；而CTLA-4分子只能表現在活化的T細胞上，而且濃度非常低，但是它對B7的親和性卻是CD28的20倍。若是缺乏輔助刺激訊號，則T細胞就無法活化，因此破壞B7分子結合作用，即可阻斷刺激訊號活化T細胞。一些醫學專家曾將人類的細胞移植至老鼠身上，並注射CTLA-4Ig（一種融合CTLA-4外部區域和重鏈部位的蛋白質），發現注射動物展現較長的存活性，而對照組在非常短時間內即產生排斥反應。

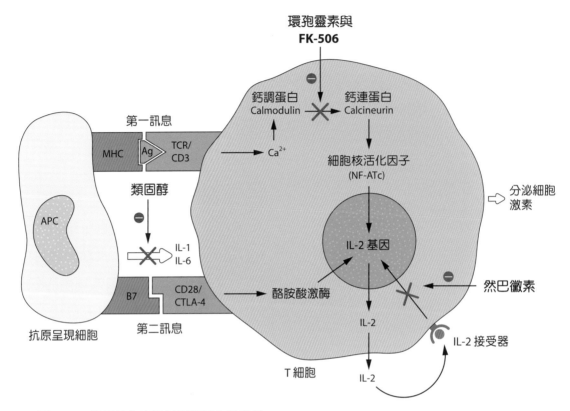

● **圖15-5** 常見的免疫抑制劑與其作用機制。

15-8　臨床移植

近幾年來,在人類不同組織和器官的移植,有相當大的進步,主要因為環孢靈素A等免疫抑制藥物的使用。腎臟和眼角膜的移植現在已具相當高的成功率,但相對地,骨髓和胰臟的移植成功率卻是相當低。

🛡 骨髓移植

多年以來,骨髓移植成為許多惡性或非惡性的血液疾病(包括:白血病、淋巴瘤、再生性不良之貧血、海洋性貧血以及一般性的免疫缺陷疾病)的治療方法。骨髓的移植首先須以多重針穿刺吸引術(multiple needle aspiration)取得捐贈者的骨髓,而在進行骨髓移植之前,接受者通常會先行進行免疫抑制處理,例如

白血病患者通常先利用環磷硫胺和全身放射線照射(total-body irradiation)殺死癌細胞。當接受者處於免疫抑制狀態下，便較不會產生排斥反應。

然而，捐贈者的骨髓中含有免疫細胞，所以移植骨髓可能導致移植物抗宿主疾病(graft-versus-host disease, GVHD)，約50~70%的骨髓移植患者會發生GVHD。當捐贈者T細胞辨識宿主細胞的同種異體抗原時，移植物對抗宿主的排斥反應就會產生。這些T細胞的活化和增生以及細胞激素的產物，引發皮膚、消化道以及肝臟發炎反應，嚴重時移植物排斥宿主的反應會導致皮膚紅皮症、消化道出血和肝臟衰竭。

移植物排斥宿主反應包括兩個階段：活化期與作用期。在活化期時，來自捐贈者的T_H細胞開始辨識位於接受者抗原呈現細胞上的MHC-胜肽複合物；在抗原呈現和輔助刺激訊號的共同作用下，刺激捐贈者T_H細胞活化及增生，並產生IL-2細胞激素。因捐贈者T_H細胞活化所產生的細胞激素，可以藉由包括：自然殺手細胞、CTL和巨噬細胞的作用，引發移植物對抗宿主排斥反應的作用期。

器官移植

直至目前為止，有許多因素可以促進組織移植的成功率，其中以HLA類型鑑定和免疫抑制藥物的發展為較重要的因素。第二類型D抗原的吻合度對HLA抗原差異和移植存活率的相關性具重要決定性，例如：腎臟移植存活率主要取決於捐贈者和接受者之間HLA-DR抗原的吻合性；第一類型HLA-A和HLA-B抗原對移植存活的影響相對較小。

移植實驗顯示，組織移植後的2~4週內為移植排斥最重要的時期。急性排斥反應最可能發生在這段期間。使用免疫抑制藥物或單株抗體治療，能預防移植排斥作用，且組織移植的長期存活預後狀況能明顯改善。

異種移植

根據醫學調查顯示，接近60%的病患在等待移植器官前就死亡，因而使捐贈器官的替代來源顯得日益重要。由靈長類動物如：黑猩猩、猴子和狒狒等作為主

要的異種器官的供應者，我們稱之為異種器官移植(xenotransplantation)。直至目前為止，已有腎臟、心臟、肝臟和骨髓由靈長類動物移植給人類的案例。但是靈長類動物的器官移植至人體的結果仍不甚樂觀，主要問題是異種器官移植常會導致嚴重的免疫排斥反應，即使接受者施予FK506或然巴黴素等免疫抑制藥物，仍無法克服排斥現象的發生。主要的免疫排斥反應包括抗體和補體的超急性排斥作用。

此外，異種移植最值得注意的是病原體可能由捐贈者傳染至接受者身上，這些疾病通常會對人類造成致死性感染，所以許多科學家認為經由異種移植將靈長類器官移植至人類，可能造成靈長類傳染病在人類之間傳染的情形。

免疫特權位置的移植
(Transplant to Immunologically Privileged Sites)

免疫的特權位置是指無法引發免疫反應的部位，因為這些位置可以有效隔離免疫細胞，特別是隔離移植組織細胞。身體上某些特定位置可以接受同種異體移植，而不會產生移植排斥反應（表15-1），這些位置包括眼睛前室(eye anterior chamber)、角膜、子宮、睪丸和腦。這些位置的共同特性是缺乏淋巴腺，甚至有些缺乏血管。因此，即使在這些位置進行同種異體組織移植，也無法引起接受者淋巴球致敏反應，甚至在HLA抗原不吻合的狀況下，仍可以增加移植組織的接受程度。角膜特權位置能使角膜移植達到非常高的成功率；而腦為另一個免疫特權位置，主要是因為血腦障壁(blood brain barrier)可防止許多分子進出腦部。實驗證實，將胎兒腦幹神經元移植至靈長類動物能夠減少某些帕金森氏病的症狀，而已有案例成功地將人類胎兒神經元移植至罹患帕金森氏病的病患。

◉ 表 15-1　不同組織移植的免疫反應

免疫反應	組織或器官
強免疫性	骨髓、皮膚、胰島、腎臟
弱免疫性	角膜

摘 要 SUMMARY

1. 移植排斥反應可分為延遲性、急性和超急性三種，其中急性和超急性排斥反應是最常見的移植排斥反應，主要的免疫作用為細胞媒介免疫反應。而延遲性（慢性）排斥反應可能與T_{DTH}細胞媒介有關。

2. 組織移植排斥作用可分為兩個階段：致敏階段與作用階段。致敏階段主要的作用細胞為外來白血球，它能從移植組織移動至宿主的淋巴結，進而刺激宿主T_H細胞增生。而作用階段是T_H細胞的增生能促使作用細胞或分子產生並聚集，傳送至移植組織造成排斥反應。

3. 捐贈者和接受者MHC抗原的吻合度可以利用組織類型鑑定方法進行確認。兩種鑑定方法分別為微量細胞毒殺試驗和混合淋巴球反應。

4. 免疫排斥反應可以利用專一和非專一性的免疫抑制劑來進行抑制作用。非專一性免疫抑制劑包括有絲分裂抑制劑、類固醇與環孢靈素A等。而利用單株抗體可以進行專一性免疫抑制作用，包括以單株抗體阻斷IL-2細胞激素的作用而防止對T細胞的活化和增生，或使用對抗CD3和CD4的單株抗體以抑制T細胞活化。另外可以利用單株抗體干擾B7與CD28或CTLA-4的交互作用來阻斷輔助刺激訊號，達到抑制免疫排斥反應效果。

📝 **學後測驗 EXERCISE**

1. 下列何種器官移植，較可能發生移植體對抗宿主疾病(graft-versus-host disease; GVHD)？(A)肝臟移植　(B)心臟移植　(C)骨髓移植　(D)腎臟移植

2. 現有一病患須作骨髓移植，在下列親屬中，何人最不適合做為其骨髓的捐贈者？(A) 父親　(B)母親　(C)先生　(D)弟弟

3. 人類腎臟移植時會發生超急性移植排斥反應，主要為下列何種系統不合所引起？(A) ABO 血型　(B) RhD系統　(C) Kell系統　(D) MN系統

4. 近年來，由於醫學發達，器官移植的可行性大為提高。下列何種病毒是可藉由輸血感染，尤其是在腎臟、骨髓移植後，接受免疫抑制治療時，更易再度活化？(A)單純疱疹病毒(herpes simplex virus)　(B)巨細胞病毒(cytomegarovirus)　(C)人類乳頭瘤病毒(human papillomavirus)　(D)腸病毒(enterovirus)

5. 急性腎臟移植排斥主要是由哪種細胞或分子造成？(A)活化的T細胞　(B)肥胖細胞 (C)補體　(D)活化的B細胞

6. 現有一腎臟可供移植，其HLA基因型為A(1,2) B(8,44) DR(3,4)；需要接受腎臟移植的患者之HLA基因型分別為：張先生A(2,3) B(3,4) DR(3,5)；許小姐A(1,2) B(44,50) DR(2,5)；林太太A(2,3) B(44,66) DR(3,5)；趙先生A(1,2) B(8,44) DR(3,4)。何人最適合接受此腎臟？(A)張先生　(B)許小姐　(C)林太太　(D)趙先生

7. 移植體抗宿主疾病(graft-versus-host disease, GVHD)之原因為何？(A)移植的胰臟釋出消化酵素，引起組織損傷　(B)移植的肝臟發生炎性反應，引起內皮損傷　(C) 移植的腎臟釋出廢物毒素，引起內皮損傷　(D)移植的骨髓中成熟的T淋巴細胞攻擊宿主

8. 下列何種情況，我們希望能抑制免疫反應的活化？(A)癌症病人　(B)帶狀疱疹病人 (C)腎臟移植病人　(D)先天性免疫缺乏病人

9. 下列何者為骨髓移植接受者最可能遭遇之困擾？(A)易發生過敏反應　(B)易產生抗藥　(C)易產生心臟衰竭　(D)由於服用免疫抑制劑而常發生感染

10. 器官移植之捐贈者及接受者的主要組織相容性抗原無法完全相同時，則下列哪一種分子吻合，也可增加移植器官存活的機會？(A) HLA-A　(B) HLA-DQ　(C) HLA-C (D) HLA-DR

11. 下列關於各器官移植名詞定義的敘述，何者正確？(A)同卵雙胞胎之間的器官移植為 isograft　(B)親屬間器官移植屬於xenograft　(C)純系小白鼠(inbred strain)之器官 移植屬於autograft　(D)燒傷皮膚之自體移植屬於allograft

12. 下列何種藥物可以專一性抑制T淋巴球活化？(A)類固醇　(B)絲裂黴素C (mitomycin C) (C)環孢靈素A　(D)錐藍(trypan blue)

掃描 QR code
或至 reurl.cc/OpRLG7 下載「學後測驗」解答

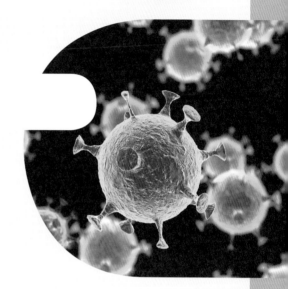

16 CHAPTER

腫瘤免疫學

Tumor Immunology

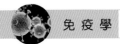

腫瘤免疫學 (tumor immunology) 是研究腫瘤的抗原性、免疫功能與腫瘤發生或發展的相互關係、人體對腫瘤的免疫反應及其抗腫瘤的免疫機制,以及腫瘤的免疫診斷和免疫防治的科學。

20 世紀初就曾有人假設腫瘤細胞可能存在著與正常組織不同的抗原成分,透過檢測這種抗原成分或利用這種抗原成分誘導人體的抗腫瘤免疫反應,可以達到診斷和治療腫瘤的目的,但這方面的研究在隨後的幾十年中並沒有明顯的進展。直到五〇年代,由於發現腫瘤特異移植抗原以及人體免疫反應具有抗腫瘤作用,免疫學在腫瘤的診斷和治療上的應用才引起了重視。六〇年代以後,大量的體外實驗證實,腫瘤患者的淋巴細胞、巨噬細胞和抗體依賴性細胞毒殺作用等均有抗腫瘤的作用。科學家們在六〇年代末期更提出了免疫監視 (immune surveillance) 的概念,為腫瘤免疫學理論的建立打下了基礎。七〇年代單株抗體的問世,推動了腫瘤免疫診斷技術和腫瘤免疫治療的發展,特別是八〇年代中後期,隨著分子生物學和免疫學的迅速發展,對腫瘤抗原的性質以及抗體對抗腫瘤的免疫機制等有了新的認識,也推動了腫瘤免疫的發展以及腫瘤免疫診斷與治療的應用。

16-1 引發癌症的機制

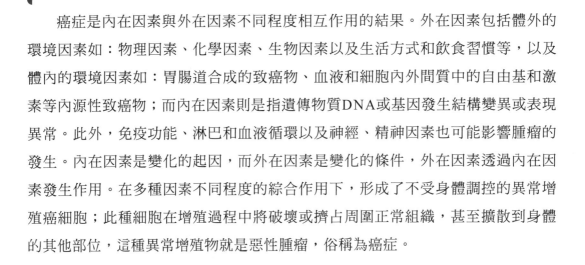

癌症是內在因素與外在因素不同程度相互作用的結果。外在因素包括體外的環境因素如:物理因素、化學因素、生物因素以及生活方式和飲食習慣等,以及體內的環境因素如:胃腸道合成的致癌物、血液和細胞內外間質中的自由基和激素等內源性致癌物;而內在因素則是指遺傳物質DNA或基因發生結構變異或表現異常。此外,免疫功能、淋巴和血液循環以及神經、精神因素也可能影響腫瘤的發生。內在因素是變化的起因,而外在因素是變化的條件,外在因素透過內在因素發生作用。在多種因素不同程度的綜合作用下,形成了不受身體調控的異常增殖癌細胞;此種細胞在增殖過程中將破壞或擠占周圍正常組織,甚至擴散到身體的其他部位,這種異常增殖物就是惡性腫瘤,俗稱為癌症。

癌症相關基因與癌症的發生

　　不受控制之細胞增殖是癌症的首要特徵，導致此現象是由於負責調節細胞週期或參與細胞週期檢查點(check point)之調控蛋白質基因受到破壞，使得這些蛋白質產物失去原有的功能而造成細胞週期不斷地進行。一些抑癌基因(tumor suppressor gene)的作用位置是位於細胞週期的檢查點上，隨時控制細胞週期是否該停止或繼續進行；以下介紹一些調控癌症的相關基因。

　　*p53*基因位於第17號染色體短臂上，是由393個胺基酸組成53KDa的蛋白質。在DNA受損時，P53蛋白質的含量會增加，活化的P53會促使P21蛋白質合成，而P21可結合至週期素(cyclin)與CDK (cyclin-dependent kinase)的複合物上，使細胞週期停止在G_1晚期（圖16-1），並進行DNA錯誤序列的修補；另一方面，如果細胞內損傷已無法修復，則P53蛋白質會促進細胞凋亡(apoptosis)。因此，一旦P53的功能喪失，將會使細胞異常不斷地增生而形成腫瘤。

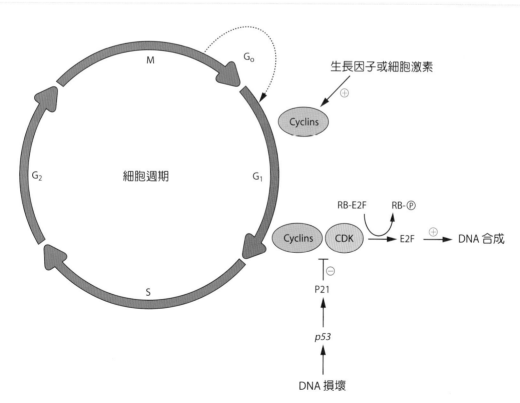

● **圖16-1**　細胞週期與其調控。許多分子參與G_1/S期之間的調控。CDK：cyclin-dependent kinase；⊕代表促進，⊖代表抑制。

視網膜母細胞瘤(retinoblastoma, RB)是在視網膜(retina)生成的一種癌症；而RB蛋白質亦被認為是一種抑癌基因。在正常情況下，未受到cyclin D與CDK4以及cyclin E與CDK2的複合物調控下，RB會與轉錄因子E2F結合並在G1晚期停止細胞週期。只有當RB受到高度磷酸化時，E2F才得以脫離RB的結合，以啟動基因轉錄的進行，而此基因所轉譯的蛋白質會推動細胞週期走向S期，並促使DNA合成。因此正常的RB與E2F形成複合物時有下列兩種功能：第一，有些S期的蛋白質會受到E2F活化的調控，如果RB與E2F結合，會使細胞週期無法進入S期；第二，E2F-RB複合物會抑制基因的轉錄作用，這些作用都將使細胞週期停滯在G_1期。而當 Rb 基因突變時，細胞週期便無法在G_1晚期正常停止，因此細胞尚未檢查DNA序列前就直接進入S期，使得細胞無法停止地一直增生而轉變成癌細胞。

　　bcl-2基因發現於人類濾泡性淋巴瘤的第14、18號染色體的轉換點，它可以阻止細胞的凋亡而不影響細胞增殖。體內細胞凋亡與增殖的不平衡與許多疾病有關。有些癌細胞其 $p53$ 基因缺失或無功能，而另一些癌細胞會產生過量Bcl-2蛋白質，這些原因都會避免細胞進行凋亡，因此一旦癌細胞突破這兩道防線時，不僅腫瘤細胞無法被限制生長，更讓癌細胞有足夠時間進行突變，並增加複製和擴散的能力。

免疫系統的超突變 (Super Mutation)

　　人體免疫系統會使用一種比較冒險的機制來抵抗腫瘤的形成，然而一旦失誤，可能會引起癌症，這一機制稱為超突變(super mutation)；它能改變免疫系統B細胞控制產生抗體的基因，修正抗體分子的蛋白質結構，使抗體能更有效地附著在致病因子上。正常情況下，超突變只發生在B細胞染色體上產生抗體的區域，但是如果超突變發生在抗體編碼區域以外的基因，會導致細胞染色體變得脆弱，反而更易產生癌症。這些異常的超突變並不直接導致癌症，但它會使染色體更容易斷裂；如果成熟過程中的B細胞分裂速度很快，一旦其DNA發生斷裂，就可能使基因移位，導致細胞毫無自制地不斷分裂，而形成腫瘤細胞。

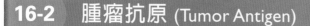

16-2　腫瘤抗原 (Tumor Antigen)

　　腫瘤抗原是指細胞惡性變化過程中出現的新抗原(neoantigen)物質的總稱。細胞惡性變化過程中，由於基因突變或正常靜止基因的啟動都可以轉譯成新的蛋白分子。這些蛋白質在細胞內分解後，某些較短的胜肽抗原可與MHC I在內質網中結合，並呈現於細胞表面，成為可被CD8$^+$ CTL辨識的抗原。此外，某些細胞在惡性變化後，使某些原本為隱蔽狀態的抗原決定位暴露出來，成為腫瘤相關性抗原，而受B細胞辨識產生抗腫瘤特異性抗體。

腫瘤抗原的特異性

1. 腫瘤特異性抗原 (TSA)

　　腫瘤特異性抗原(tumor specific antigen, TSA)是指只存在於腫瘤細胞表面而不存在於正常細胞的新抗原。在同品系小鼠間的腫瘤移植實驗過程中，證實了這類抗原的存在。先用化學致癌劑methyl-cholanthrene (MCA)誘發小鼠皮膚發生肉瘤，當肉瘤生長至一定大小時予以手術切除，再將切除的腫瘤移植給正常同品系小鼠，發現亦會生長出腫瘤。但是，若將此腫瘤移植回原來經手術切除腫瘤的小鼠，則不發生腫瘤，表示該腫瘤具有能刺激產生免疫排斥反應的抗原。此類抗原一般是經由動物腫瘤移植排斥實驗所證實，故又稱為腫瘤特異性移植抗原(tumor specific transplantation antigen, TSTA)或腫瘤排斥抗原(tumor rejection antigen, TRA)。

　　以往對於人類腫瘤細胞是否有特異性抗原一直具有爭議性，但最近證實在人類黑色素瘤等腫瘤細胞表面存有這類TSA。它是一個靜止基因活化的產物，以9個胺基酸的短胜肽與HLA-A1分子共同表現於某些黑色素瘤細胞表面，稱為MAGE-1，它是第一個被證實並瞭解其結構的人類腫瘤特異性抗原。TSA只能被CD8$^+$ CTL所識別，而不能被B細胞識別，因此是誘發T細胞免疫反應的主要腫瘤抗原。

2. 腫瘤相關性抗原 (TAA)

腫瘤相關性抗原(tumor-associated antigen, TAA)是指一些腫瘤細胞表面之醣蛋白或醣脂類的成分，它們在正常細胞上有微量表現，但在腫瘤細胞表現明顯增高。此類抗原一般可被B細胞辨識並產生相對應的抗體。

腫瘤抗原的種類

1. 化學或物理因素誘發的腫瘤抗原

實驗動物的研究證明，某些化學致癌劑或物理因素可誘發腫瘤，這些腫瘤抗原的特點是特異性高而抗原性弱。即便使用同一種化學致癌劑或同一物理方法，如：紫外線、X-射線等誘發的腫瘤，在不同的宿主體內，甚至在單一宿主的不同部位所誘發的腫瘤，都具有不同的抗原性。由於人類很少暴露於這種強烈化學、物理的誘發環境中，因此大多數人的腫瘤抗原不是這種抗原。

2. 病毒誘發的腫瘤抗原

實驗動物及人類腫瘤的研究證明，腫瘤可由病毒引起。DNA病毒中的EB病毒(EBV)及人類乳突瘤狀病毒(HPV)分別與B淋巴細胞瘤和鼻咽癌以及子宮頸癌的發生有關；而屬於RNA病毒的第一型人類T細胞白血症病毒(human T-cell leukemia virus type 1, HTLV-1)，則可導致成人T細胞白血病(adult T-lymphocyte leukemia)的發生。同一種病毒所誘發的不同類型腫瘤，均可表現相同的抗原，且抗原性較強。

3. 自發性腫瘤抗原

自發性腫瘤是指一些無明確誘發因素的腫瘤，大多數人類腫瘤屬於這一類。自發性腫瘤抗原有兩種：一種是腫瘤相關性抗原，而另一種則是腫瘤特異性抗原。腫瘤相關性抗原易被B細胞辨識，而誘發體液性免疫反應；腫瘤特異性抗原則可被CD8$^+$毒殺性T細胞辨識，誘發細胞性免疫反應。

4. 致癌胚胎抗原 (Oncofetal Tumor Antigen)

致癌胚胎抗原是在胚胎發育階段由胚胎組織產生的正常成分，在胚胎後期減少，出生後逐漸消失或僅存留極微量，一般正常細胞含量極少，但當細胞惡性變

化時，此類抗原即可重新合成。致癌胚胎抗原可分為兩種，一種是分泌性抗原，由腫瘤細胞產生和釋放，例如：肝細胞癌變時產生的α-胎兒蛋白(alpha-fetoprotein, AFP)；另一種是與腫瘤細胞膜有關的抗原，其疏鬆地結合在細胞膜表面，容易脫落如：結腸直腸癌細胞產生的癌胚胎抗原(carcinoembryonic antigen, CEA)。

　　AFP和CEA是人類腫瘤中被研究得最為深入的兩種致癌胚胎抗原，它們的抗原性都很弱，因為曾在胚胎發育早期出現過，宿主對之已形成免疫耐受性，因此不能引起宿主免疫系統對其產生免疫反應。但此類抗原可作為腫瘤標誌(tumor marker)，透過檢測腫瘤患者血清中AFP和CEA的濃度，分別有助於肝癌和結腸直腸癌的診斷，其他瘤標在第四節中詳細說明。

16-3　腫瘤的免疫反應

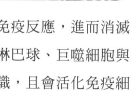

　　由動物實驗中發現，腫瘤抗原可以誘發體液性及細胞性免疫反應，進而消滅腫瘤細胞。在腫瘤組織學研究顯示，腫瘤發炎組織大部分被淋巴球、巨噬細胞與樹突狀細胞等浸潤，此發炎反應顯示腫瘤能被免疫細胞所辨識，且會活化免疫細胞去抑制或消滅腫瘤細胞。目前已證實，腫瘤誘發的專一性毒殺性T細胞能辨識腫瘤細胞上由MHC I所呈現的腫瘤抗原；但是，有許多腫瘤細胞會減少表現MHC I分子，而阻礙了專一性毒殺性T細胞去辨識腫瘤抗原。

　　此外，自然殺手細胞(NK cell)對腫瘤的辨識並不受MHC分子的限制，NK細胞是藉由其細胞表面FcR結合到被抗體包圍的腫瘤細胞，引發抗體依賴性細胞毒殺作用(antibody-dependent cell-mediated cytotoxicity, ADCC)。在老鼠(Beige strain)與人類Chediak-Higashi症候群的個體中，若發現基因缺陷的NK細胞，其罹患癌症的機會比一般個體來的高。除此之外，巨噬細胞與NK細胞一樣，都不受MHC分子的限制，巨噬細胞利用其水解酵素以及一些活性氧與氮的中間物質當作媒介，進行對抗腫瘤的免疫反應；而且，巨噬細胞會分泌一種細胞激素－腫瘤壞死因子，此激素具抗腫瘤的能力，在長有腫瘤的動物體注射此激素會使腫瘤出血及壞死。

免疫監視

免疫監視是由免疫系統之所有成員組成，包括T細胞、B細胞、自然殺手細胞、巨噬細胞、抗體、補體與細胞激素等，通常這些成員擔任巡邏員的角色，如遇有外來物會將其清除。然而，在面對強大免疫系統之監視下，腫瘤細胞卻仍可在生物體中生存並致病，推論其可以藉著以下機轉躲避，如：改變特徵、抑制免疫反應、躲藏於某些器官而逃脫免疫細胞的攻擊、快速生長、利用免疫系統之疏忽以及大量釋出腫瘤抗原等，以蒙蔽免疫細胞的辨識能力，而逃脫了宿主免疫系統的攻擊，但此觀念仍待更多的研究來證實。

16-4　腫瘤標誌 (Tumor Marker)

癌症在國人十大死因中年年列居前茅，由於大部分癌症病患在症狀出現後才去就醫，多半已是末期，而癌症如能早期診斷，對於病患的治療與預後將會有極大的幫助。因此在近年來對癌症的早期偵測，醫界投入了相當多的心力，目前已有多種腫瘤標誌可以作為早期癌症的偵測之用。

腫瘤標誌的特性

理想的腫瘤標誌應具有幾項特點：第一要具特異性，也就是說僅有腫瘤細胞分泌，並具有器官特異性；而不是癌症的病人，其檢驗結果應該是陰性。不過實際上並沒有這種理想的腫瘤標誌存在，因為有很多腫瘤標誌在良性腫瘤或其他良性病變時也可能出現或增加（可能血中濃度並不像在惡性腫瘤病人那樣高），而且這些腫瘤標誌也不一定具有器官的特異性。例如：癌胚胎抗原(CEA)並不是只有結腸直腸癌病患才會增加，在乳癌、肺癌、胃癌、肝炎、肝硬化，甚至吸菸等情形者都會增加。

第二要具高敏感度，而且最好能在癌症初期即能偵測出來。但現有的大多數腫瘤標誌敏感度並不是很高，如CA15-3對第一期到第三期乳癌偵測的敏感度只有8~65%之間（各報告差異甚大），對末期的乳癌則可達61~91%；而CEA對結腸直

腸癌的敏感度只有38%。若以AFP作為肝癌篩檢，雖然約有半數以上的肝癌病人其血液中的值會大於1,000ng/mL，但對於小肝癌病人而言，AFP的血液值不可能會高於1,000ng/mL，因此針對早期肝癌診斷，AFP的敏感度並不高。

若將腫瘤標誌單獨應用於各種癌症的診斷，會有不同的敏感度和特異性，但如果將多種標誌一起使用，則由於多種腫瘤標誌的臨床表現可能會有互補作用，因此可以增加其偵測癌症的敏感度。

第三是腫瘤標誌和腫瘤大小成比例關係，可以作為分期及預後的指標，或作為追蹤治療療效以及復發的偵測之用。大多數的腫瘤標誌血液值雖未必和腫瘤大小成直接的比例關係變化，和癌症臨床期的嚴重程度也未必成一定的比例關係，但多少仍會隨著癌症期別的加深而有增高的趨勢。這方面在對癌症病人的療程中應用相當多。最後是測試的方法確立及簡便，測試的再現性良好，這一點目前已經符合需求。

雖然如前所述，這些腫瘤標誌敏感度雖然未盡理想，尚不能作為唯一的癌症篩檢工具，但由於癌症是相當嚴重的疾病，需要早期發現及治療，因此對這些被偵測出具有癌症的病患而言，非常具有價值。而且，更重要的是，一種癌症會表現出多種腫瘤標誌，臨床上也證實使用多種腫瘤標誌可以提高癌症的篩檢率。因此，本章將介紹一些常用的腫瘤標誌。

✅ 常用的腫瘤標誌

1. α- 胎兒蛋白 (Alpha-fetoprotein, AFP)

1956年在人類胎兒血清中發現一種專一性的α-胎兒蛋白，主要用來針對肝細胞癌、胚細胞癌、胎兒神經管缺陷及染色體異常進行篩檢。其成分是一種醣蛋白 (glycoprotein)，由卵黃囊分泌，之後隨著胚胎的發育由胎兒的胃腸道及肝臟分泌，再經由胎膜組織進入孕婦血液；隨著妊娠週數增加，α-胎兒蛋白濃度會愈來愈高。

1963年醫界研究發現，α-胎兒蛋白主要由胎盤層、卵黃囊層、胃腸道黏膜和腎臟等部位所合成，緊接著於肝細胞癌患者的血清中檢測到α-胎兒蛋白，所以α-胎兒蛋白主要用於肝癌的篩檢；而罹患病毒性肝炎、肝硬化、生殖腺胚胎性腫瘤

（如睪丸癌、畸胎瘤），或懷孕3~8個月間，α-胎兒蛋白都可能異常升高。其參考值為<20.0ng/mL，當參考值嚴重上升時，可能已罹患肝芽腫、肝細胞癌或因胃癌、胰臟癌轉移而來的轉移性肝癌。此數值若呈中、低度增加時，則應懷疑是否已罹患肝硬化、急或慢性肝炎、睪丸癌、畸胎瘤。此外，若孕婦血清中α-胎兒蛋白異常升高時，應注意胎兒神經管是否有缺損、畸形等病變。

2. 癌胚胎抗原 (Carcinoembryonic Antigen, CEA)

1965年首先從胎兒及結腸癌組織中被發現；它是一種分子量22KDa的多醣蛋白複合物，主要由胎兒胃腸道上皮組織、胰和肝細胞所合成。最初CEA被認為是結腸直腸癌的特異性標誌物，後來發現，罹患由內胚層細胞分化而來的其他惡性腫瘤時，CEA也會呈陽性反應。其參考值為<5.0ng/mL，參考值嚴重增加時，可能已罹患轉移性肝癌、結腸直腸癌、胰臟癌、胃癌、肺癌與膽道癌等。輕度增加時，則須進一步確定是否罹患甲狀腺癌、乳癌、食道癌、肝細胞癌、子宮癌、卵巢腫瘤，或是罹患肝硬化、慢性肝炎、肺部疾病、結腸炎、閉塞性黃疸，甚至連吸菸過多都可能會升高；其相關腫瘤標誌如表16-1所示。

◉ 表 16-1　常見的腫瘤標誌

器　官	常用的腫瘤標誌
甲狀腺	Thyroglobulin 與 CEA
肺臟	CYFRA21-1 與 CEA
乳房	CA15-3 與 CEA
胰臟與膽管	CA19-9 與 CEA
肝臟	AFP、CEA 與 CA19-9
胃	CA72-4、CEA 與 CA19-9
結腸與直腸	CEA 與 CA19-9
絨毛膜	β-hCG 與 CEA
前列腺	PSA 與 PAP
卵巢	CA125、CA72-4 與 CEA
子宮頸	SCC 與 CEA
睪丸	β-hCG 與 AFP

16-5 癌症的免疫療法

　　免疫療法在於利用病患本身對於腫瘤的免疫反應，以抑制癌細胞的擴散和生長，目的在於避免因其他形式的癌症治療引起的免疫抑制作用、恢復因疾病所減弱的免疫反應以及增強對疾病的免疫力或增強人體免疫反應，以對抗癌細胞。許多科學家認為抗癌因子早就存在體內，因生物體內有完整的免疫防衛機能，因此癌症無從產生，如果這些免疫系統一旦有了缺陷或減弱，癌症便隨之而來。人體的自然免疫機能可以防止癌症的出現，也可以消滅已形成的癌症，更可以延遲接受外科手術或放射治療後癌症的擴散及復發。癌症病患的身體通常能辨別腫瘤細胞表面存在的抗原，並視之為外來物，再利用免疫系統來對此抗原加以作用。這種腫瘤細胞具有特異性的抗原，再加上對此抗原的免疫反應，於是提供了免疫療法學理上的根據。因此，免疫療法是有系統、有特異性，而且只對具有特殊抗原的腫瘤細胞產生作用，正常細胞並不會受到影響。目前免疫療法大致可分為下列三種方向進行：

1. 非特異性的利用藥物或食品，增強免疫系統機能，以達抗癌目的，例如：維生素A或健康食品。

2. 利用殺死的腫瘤細胞或水溶性的腫瘤抗原，誘導宿主產生主動免疫，例如：腫瘤疫苗。

3. 移植對某種腫瘤細胞具有免疫反應之特異性淋巴細胞、血清或可溶性分子，以達被動免疫的目的，例如：對抗腫瘤的單株抗體。

IMMUNOLOGY

📖 摘 要 SUMMARY

1. 腫瘤免疫學是研究腫瘤的抗原性、免疫功能與腫瘤的發生或發展的相互關係。

2. 細胞不受控制地一直增殖是癌症的首要特徵，導致此現象是由於負責調節細胞週期或參與細胞週期檢查點調控蛋白質的基因受到破壞，使得這些蛋白質產物失去原有的功能而造成細胞週期不斷地進行。

3. 常見的調控細胞週期與癌症相關的基因包括：*p53*、*Rb*及*bcl-2*等。

4. 腫瘤抗原包括下列兩類：一是腫瘤特異性抗原(TSA)，指只存在於一些腫瘤細胞表面而不存在於正常細胞的新抗原；另一為腫瘤相關性抗原(TAA)，是指一些腫瘤細胞表面的醣蛋白或醣脂類成分，它們在正常細胞上有微量表現，但在腫瘤細胞表現明顯增高。

5. 免疫監視系統是由免疫系統之所有成員組成，包括：T細胞、B細胞、自然殺手細胞、巨噬細胞、抗體、補體與細胞激素等。

6. 免疫療法學理上的依據，是利用免疫系統具有特異性，而且只對表現特殊抗原的腫瘤細胞產生作用，正常細胞並不會受到影響。

學後測驗 EXERCISE

1. 當細胞表面之組織相容性抗原(major histocompatibility complex, MHC)之表現被抑制後，與下列何種疾病之發生較有相關？(A)氣喘　(B)失智　(C)癌症　(D)甲狀腺亢進

2. EB病毒會促使何種細胞不斷的分裂增殖，因此可能造成器官移植病人罹患移植後淋巴增殖性疾病？(A) B淋巴細胞　(B) T淋巴細胞　(C)自然殺手細胞(natural killer cell)　(D)嗜中性白血球

3. 下列tumor marker中，何者最具組織專一性？(A) CA19-9　(B) TPS　(C) PSA　(D) NSE

4. 先天性免疫反應中具有毒殺腫瘤細胞能力者為下列何者？(A)嗜酸性白血球　(B) T細胞　(C) B細胞　(D) NK細胞

5. 下列哪一種分子的減少對於CTL細胞毒殺腫瘤的能力會下降？(A) 補體　(B) MHC I　(C) MHC II　(D) MHC III

6. 檢測α-胎兒蛋白和何種腫瘤最有關？(A)轉移性乳癌　(B)卵巢癌　(C)肝癌　(D)前列腺癌

7. 下列哪些因子可能與腫瘤的形成有關?(A)病毒　(B)化學物質　(C) X-光照射　(D)以上皆是

8. 下列何種腫瘤標記最適合於評估乳癌治療的效果？(A) CA 15-3　(B) CA 19-9　(C) CA 125　(D) α-fetoprotein

9. 下列何種腫瘤標記最適合於胰臟癌的診斷？(A) CA 125　(B) CA 15-3　(C) CA 19-9　(D) α-fetoprotein

10. 直腸癌常與何種指標相關？(A) CEA　(B) CA 125　(C) PSA　(D) β_2-microglobulin

掃描 QR code
或至 reurl.cc/OpRLG7 下載「學後測驗」解答

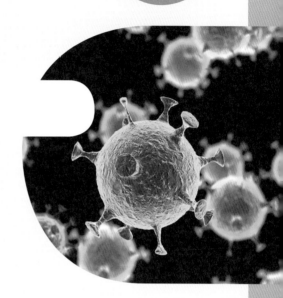

免疫缺陷疾病

Immunodeficiency Diseases

17
CHAPTER

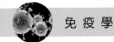

　　免疫缺陷所引發的疾病,主要是因為免疫系統不正常狀況引發不同型態的疾病,而這類疾病可能會引發習慣性、長期性甚至嚴重性的感染,而且感染原通常是低病原性的微生物。免疫缺陷可區分為先天性及後天性的免疫系統缺陷,結果常造成包括造血幹細胞、T 細胞、B 細胞、吞噬細胞和補體系統等的缺陷疾病(表 17-1)。先天性免疫缺陷疾病常會干擾造血細胞作用及白血球發育,進而導致免疫細胞不健全。俗稱愛滋病的後天免疫缺失症候群 (acquired immune deficiency syndrome, AIDS),主要是由反轉錄病毒－ HIV (human immunodeficiency virus) 的感染所引起,它會降低 T 細胞功能,引發其他微生物伺機性感染,甚至導致死亡。

◉ 表 17-1　各種免疫缺陷疾病的比例

疾　病	百分比
B 細胞缺陷	53%
重度併發性免疫缺陷疾病 (SCID)	23%
吞噬細胞缺陷	14%
T 細胞缺陷	7%
其他	3%

17-1 體液性免疫缺陷 (Humoral Immunodeficiencies)

　　體液性免疫缺陷可能是因為完全喪失成熟的循環B細胞、漿細胞及免疫球蛋白,或是選擇性缺乏某種特定的免疫球蛋白所引起的缺陷症狀。體液性免疫缺陷的病患容易造成重複性細菌感染,但是對大多數的病毒及黴菌感染卻表現正常的免疫反應,此現象主要是因為大部分的T細胞功能並未受到影響。體液性免疫反應最主要的功能是分泌大量的抗體,而抗體對有莢膜的細菌具調理和清除作用,一旦體液性免疫系統有缺陷,抗體的調理和清除作用就無法完全執行,因而常導致細菌的重複感染;常見的體液性免疫缺陷疾病如表17-2所示。

◉ 表 17-2　體液性免疫缺陷的種類與疾病

疾 病	缺陷症候
X- 染色體關聯高 IgM 症候群 (XHM)	IgG、IgA 量減少，IgM 量過高
X- 染色體關聯無 γ 球蛋白症 (XLA)	B 細胞數量減少、無免疫球蛋白
一般性不同類型低 γ 球蛋白症 (CVH)	漿細胞數量減少，但是正常 B 細胞數量不變，導致抗體的分泌不同程度降低
選擇性免疫球蛋白缺陷	一種或一種以上抗體數量降低

✅ X- 染色體關聯高 IgM 症候群 (X-linked Hyper-IgM Syndrome, XHM)

　　XHM的主要病理特徵是體內缺乏IgG、IgA及IgE，但IgM濃度卻高達10mg/mL，比正常值1.5mg/mL高出很多。XHM症候群為一種X性聯染色體的隱性遺傳疾病，通常患者在其周邊血液和淋巴液中有大量分泌IgM的漿細胞，並有大量對嗜中性白血球、血小板或紅血球細胞作用的自體抗體。

　　導致XHM缺陷的機制，是在X染色體上帶有CD40結合根(CD40L)的基因產生缺陷，以致於T_H細胞的細胞膜上無法表現CD40L；而B細胞上的CD40必須與T_H細胞上的CD40L交互作用後，才能活化B細胞而產生抗體，如果缺乏CD40-CD40L之交互作用，則將導致抗體類別轉換的功能喪失，並且無法產生記憶性B細胞，因此患者只能產生IgM，而無法製造IgG、IgA或IgE等免疫球蛋白。

✅ X- 染色體關聯無 γ 球蛋白症 (X-linked Agammaglobulinemia, XLA)

　　XLA是因X染色體長臂上的基因有缺陷而造成免疫缺陷的疾病（圖17-1），亦屬於隱性遺傳疾病，大約百萬分之一的男性可能會發生，而影響的組織大多為造血系統。造成XLA最可能的機制是骨髓中前驅B細胞(pre-B cell)發育為成熟B細胞的過程受到影響。病患骨髓內有正常數量的前驅B細胞，但是缺乏成熟的B細胞和漿細胞，因此病患體內嚴重缺乏免疫球蛋白。而研究發現，造成XLA疾病的基因稱為 *btk*，患者因為無法製造正常的BTK蛋白質（布魯敦酪胺酸激酶(Bruton tyrosine

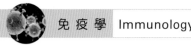

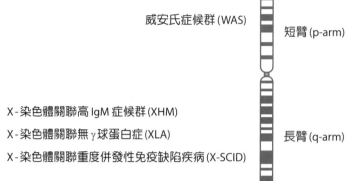

威安氏症候群 (WAS)　　　　短臂 (p-arm)

X-染色體關聯高 IgM 症候群 (XHM)

X-染色體關聯無 γ 球蛋白症 (XLA)　　　　長臂 (q-arm)

X-染色體關聯重度併發性免疫缺陷疾病 (X-SCID)

● **圖17-1**　X-染色體相關的免疫缺陷疾病。

kinase)），導致B細胞發育終止並停留在前驅B細胞的階段，因而使成熟B淋巴球缺乏及抗體製造降低；患者體內IgG數量低於正常值的20%，而其他的抗體則幾乎無法測得。XLA患者的治療方法為定期注射γ球蛋白，以避免一般細菌性的感染。

🛡 其他體液性免疫缺陷疾病

其他體液性免疫缺陷的疾病如：一般性不同類型低γ球蛋白症(common variable hypogammaglobulinemia, CVH)，在CVH患者體內可發現不同種類免疫球蛋白減少的情況，通常患者會受到細菌重複感染而致病；導因是由於B細胞缺乏細胞激素的接受器，因而無法刺激B細胞的活化和分化成抗體分泌型細胞。另外一種稱為選擇性免疫球蛋白缺陷(selective immunoglobulin deficiency)，是因為體液性免疫缺陷而引發特定的免疫球蛋白減少，最常見的是選擇性IgA缺陷。因為IgA是呼吸道和腸胃道黏膜上的分泌抗體，所以大多數選擇性IgA缺陷患者常會有重複性呼吸道感染或消化腸胃道吸收不良或感染的現象，而且受影響的個體常會伴隨有過敏的情形。

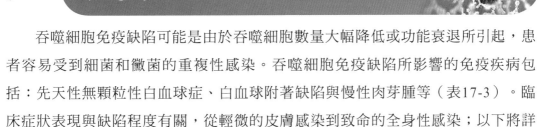

17-2　吞噬細胞免疫缺陷 (Phagocytic Immunodefficiencies)

吞噬細胞免疫缺陷可能是由於吞噬細胞數量大幅降低或功能衰退所引起，患者容易受到細菌和黴菌的重複性感染。吞噬細胞免疫缺陷所影響的免疫疾病包括：先天性無顆粒性白血球症、白血球附著缺陷與慢性肉芽腫等（表17-3）。臨床症狀表現與缺陷程度有關，從輕微的皮膚感染到致命的全身性感染；以下將詳細介紹各種吞噬細胞免疫缺陷的疾病與機制。

附著功能缺陷 (Adherence Defects)

嗜中性白血球和單核球能通過微血管壁滲出至血管外，並附著外來抗原以進行吞噬作用。白血球附著缺陷(leukocyte-adhesion deficiency, LAD)是位於體染色體上的隱性缺陷，會引起白血球許多功能障礙，而這些缺陷包括嗜中性白血球、單核球及淋巴球無法附著至血管的內皮細胞上，因而阻止了這些細胞滲出血管外，也可能影響毒殺性T細胞或自然殺手細胞附著至目標細胞，以及T_H細胞和B細胞的交互作用。最近研究發現LAD患者體內無法正常合成CD18β鏈的附著接受器－插入素(integrin)分子，這同樣也會影響第三型(CR3)和第四型(CR4)補體接受器的功能，以致於無法正常結合補體分子－C3b或LFA-1，因而影響免疫細胞調理作用。

◉ **表 17-3　吞噬細胞免疫缺陷的種類與疾病**

疾　病	缺陷症候
先天性無顆粒性白血球症	嗜中性白血球降低
白血球附著缺陷 (LAD)	嗜中性白血球及單核球無法滲出血管外或 CTL 毒殺作用缺陷及輔助性 T 細胞功能缺陷
惰性白血球症候群	嗜中性白血球趨化作用缺陷
慢性肉芽腫疾病 (CGD)	嗜中性白血球吞噬作用缺陷

趨化性缺陷 (Chemotactic Defects)

趨化性免疫缺陷可能是由嗜中性白血球自身的缺陷或補體及補體相關趨化因子C3a、C5a和C5b67缺陷所引起。代表性疾病為惰性白血球症候群(lazy-leukocyte syndrome)，是一種嗜中性白血球的先天性嚴重缺陷。

毒殺功能缺陷 (Killing Defects)

毒殺功能免疫缺陷的代表性疾病為慢性肉芽腫疾病(chronic granulomatous disease, CGD)，它是屬於X-染色體性聯遺傳的隱性疾病，主要症狀是在不同器官上有擴散性肉芽腫的組織損害。CGD患者體內的吞噬細胞雖能吞噬細菌，但是卻無法毒殺含有觸酶(catalase)的細菌；研究發現CGD是因為細胞色素b (cytochrom b)的次單元基因編碼發生缺陷，因此沒有足夠的細胞色素b進入NADP的電子傳遞鏈循環，使得形成過氧化氫(H_2O_2)量降低，所以觸酶陽性的細菌容易存活，不受嗜中性白血球吞噬的影響，於是細菌便藉著血液循環進入不同的器官，產生擴散性的肉芽腫。

17-3 細胞媒介免疫缺陷 (Cell-Mediated Immunodeficiencies)

T細胞在免疫系統中扮演運籌帷握的重要角色，所以T細胞的缺陷會影響體液性和細胞媒介的免疫反應，整個免疫缺陷症狀可能非常嚴重，因為延遲性過敏反應和細胞媒介的毒殺作用均會降低。除了因體液性免疫系統缺陷而引起的細菌性感染之外，也可能因細胞媒介免疫缺陷造成病毒、原蟲或黴菌的伺機性感染增加，常見的感染性微生物包括白色念珠菌、黴漿菌、結核分枝桿菌及巨細胞病毒等，甚至麻疹疫苗均可能引發疾病。相關細胞媒介免疫缺陷疾病分述如下。

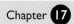

先天性胸腺發育不全症─狄喬治症候群 (DiGeorge's Syndrome)

狄喬治症候群患者體內T細胞總量嚴重缺乏，因此難以進行一些T細胞的檢測反應，例如：T_{DTH}皮膚試驗、植物血球凝集素(phytohemagglutinin, PHA)之T細胞分裂原(mitogen)反應以及混合淋巴球反應(MLR)。此症主要因為缺乏胸腺或胸腺過小而導致T細胞總量降低甚至缺乏，通常此症患者對一般細菌感染的抗體反應尚正常，但是他們對原蟲、病毒和黴菌的感染卻相當敏感，即使是減毒的麻疹預防注射都可能致命。

體染色體隱性胸腺缺陷症─裸鼠

裸鼠(nude mice)因為缺乏毛囊與胸腺或是胸腺退化，因而顯示出不同程度的細胞媒介免疫缺陷，而這是受第11對體染色體上的隱性基因所控制，亦即要雙隱性基因才會表現出裸鼠的表徵，而只要有一個顯性基因，則能表現正常老鼠的性狀。裸鼠因缺乏胸腺，所以其前驅T細胞(pre-T cell)無法成熟，因此無法執行細胞媒介的免疫反應。實驗上亦發現，若將裸鼠進行任何物種的皮膚移植，因為無細胞媒介免疫反應，因此並不會產生嚴重排斥作用。

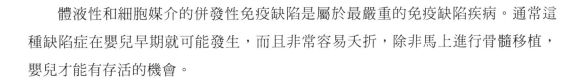

17-4 併發性免疫缺陷 (Combined Immunodificiencies)

體液性和細胞媒介的併發性免疫缺陷是屬於最嚴重的免疫缺陷疾病。通常這種缺陷症在嬰兒早期就可能發生，而且非常容易夭折，除非馬上進行骨髓移植，嬰兒才能有存活的機會。

貝爾淋巴球症候群 (Bare-Lymphocyte Syndrome)

MHC的不正常表現易導致貝爾淋巴球症候群併發免疫缺陷，而貝爾淋巴球症候群依據影響的MHC分子不同可分為三種類型：(1)造成MHC I不正常表現為第一型貝爾淋巴球症候群；(2)MHC II表現缺陷為第二型貝爾淋巴球症候群；(3)同時具MHC I和MHC II表現缺陷為第三型貝爾淋巴球症候群。這些症候群主要均為MHC數量嚴重降低或消失，造成抗原呈現給T細胞的作用不正常。此疾病好發於5歲以下的幼兒，患者常因重複性感染而死亡。

最新的研究發現，第一型貝爾淋巴球症候群其細胞內傳送外來抗原胜肽至內質網的運輸蛋白(transporter protein)無法正常運作，導致MHC I抗原呈現作用產生缺陷，因此在未呈現抗原胜肽的狀況下，MHC I之α鏈無法與β_2-微球蛋白結合，所以MHC I無法於細胞膜上正常表現。此外，B細胞、巨噬細胞和樹突狀細胞等MHC II之抗原呈現細胞異常，則可能導致第二型貝爾淋巴球症候群。

重度併發性免疫缺陷疾病
(Severe Combined Immunodeficiency Disease, SCID)

同時因T細胞和B細胞數量明顯抑制的狀況所引起的免疫缺陷疾病可歸類為SCID，這類疾病通常容易受到病毒、細菌、黴菌和原蟲的感染而發病，甚至是非致病性微生物亦可能產生致命的危害，而且通常有體重減輕的現象。最常見的疾病是由卡氏肺囊孢子蟲引起的肺炎、輪狀病毒或細菌引發的腹瀉以及白色念珠菌引起的念珠菌症。SCID患者體內之體液性及細胞媒介免疫反應均有不正常的現象，例如：循環淋巴球數量顯著降低、周圍淋巴結喪失或萎縮、抗體數量明顯降低以及延遲性過敏皮膚測試呈陰性反應。

腺苷酸去胺酶 (ADA) 與嘌呤核苷磷酸酶 (PNP) 重度併發性免疫缺陷疾病

ADA (adenosine deaminase)和PNP (purine nucleotide phosphorylase)重度併發性免疫缺陷疾病為兩種體染色體隱性的重度併發免疫缺陷型態，PNP類型的SCID (PNP-SCID)會造成dGTP和dATP累積，而ADA類型的SCID (ADA-SCID)

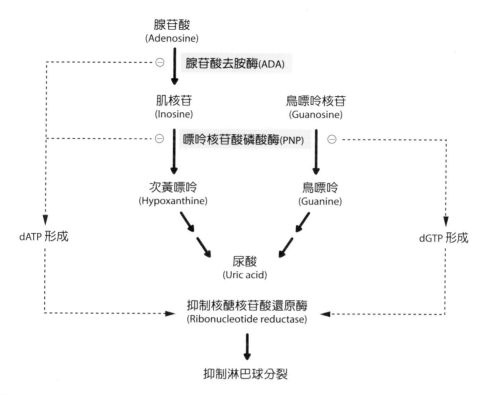

● **圖17-2**　ADA-SCID與PNP-SCID的分子機轉。箭頭表示代謝途徑；⊖代表抑制。

則會造成dATP累積（圖17-2），此兩種嘌呤的累積對B細胞和T細胞具有選擇性的毒殺作用，使B細胞與T細胞大量減少，因而引發嚴重的免疫缺陷。目前有兩種方法可用來治療ADA-SCID，一是持續注射純化酵素，另外就是進行基因治療。研究發現接受ADA酵素注射治療的患者，可避免細菌重複性感染，因此推論接受酵素注射患者的免疫功能可有效的運作。

威安氏症候群 (Wiskott-Aldrich Syndrome, WAS)

　　WAS屬於X-染色體關聯隱性免疫缺陷疾病，大多數發生於男孩身上，一些研究顯示這類免疫缺陷基因位於X染色體上，而這類缺陷會影響B細胞和T細胞的功能。WAS患者表現出許多不同類別的症候，如：濕疹、血小板缺乏症、對細菌感染性增加及血便現象，而在患者體內抗體IgG可維持在正常數量，IgM數量明顯降低，但是IgA和IgE的數量偏高，而患者體內可能缺乏同紅血球凝集素(iso-hemagglutinin)以及無法呈現多醣類細菌抗原。

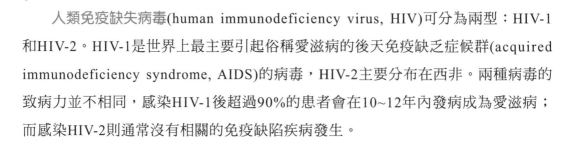

人類免疫缺失病毒(human immunodeficiency virus, HIV)可分為兩型：HIV-1和HIV-2。HIV-1是世界上最主要引起俗稱愛滋病的後天免疫缺乏症候群(acquired immunodeficiency syndrome, AIDS)的病毒，HIV-2主要分布在西非。兩種病毒的致病力並不相同，感染HIV-1後超過90%的患者會在10~12年內發病成為愛滋病；而感染HIV-2則通常沒有相關的免疫缺陷疾病發生。

當HIV侵入CD4$^+$T淋巴球後，會在細胞內利用反轉錄酶(reverse transcriptase)完成HIV病毒的複製（圖17-3），再經由一連串機制，HIV病毒顆粒的外套膜和細胞膜進行融合，並穿過細胞膜脫離宿主細胞，造成宿主細胞被破壞。HIV病毒亦會造成細胞間融合作用，抑制細胞內蛋白質的合成、免疫機制和細胞凋亡；而CD8$^+$T淋巴球對於感染病毒的細胞也會施以毒殺破壞。CD4$^+$T淋巴球會再分裂增生以補充，但是分裂的細胞更容易受HIV感染而破壞，其破壞速度超過補充速度，於是CD4$^+$T淋巴球數目日漸減少。當CD4$^+$T淋巴球因感染病毒而功能低下或數目降低時，免疫系統便開始出現問題。受到CD4$^+$T淋巴球媒介、具有特異性的免疫功能的細胞，包括T淋巴球和B淋巴球功能降低，因此伺機性感染(opportunistic infection)和腫瘤便接踵而至。診斷標準為HIV的檢驗（抗體、抗原或病毒培養等）呈陽性反應，加上：(1)CD4$^+$T淋巴球數少於200個／μL；(2)出現某些特定的伺機性感染、神經系統病症或腫瘤。

HIV 的主要傳染途徑

HIV病毒主要有三種感染途徑，分別為性行為、血液和垂直感染，而其感染途徑特性分別描述如下：

1. 性行為傳染：與感染HIV者發生口腔、肛門、陰道等方式之性交或其他體液交換時，均有受感染的可能。

2. 血液傳染：包括輸入或接觸受到HIV汙染的血液或血液製劑，與感染HIV之靜脈藥癮者共用注射針頭或針筒，以及接受HIV感染者之器官移植。

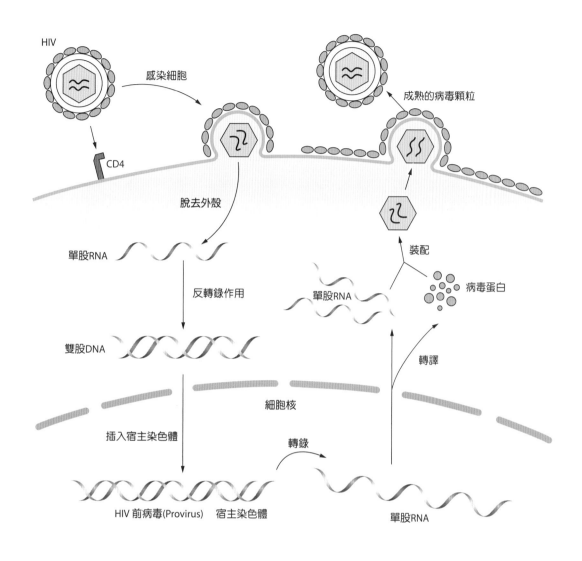

● **圖17-3** HIV感染宿主細胞的複製過程。

3. 母子垂直感染：嬰兒也會由已感染病毒的母親在妊娠期、產期或因授乳而感染 HIV。

HIV 感染的檢測與治療

HIV病毒感染的檢驗方法包括：ELISA（酵素聯結免疫吸附分析法）、Western blot（西方墨點法）、p24抗原偵測、病毒培養、聚合酶連鎖反應(polymerase chain reaction, PCR)與分支DNA (bDNA)等檢驗方式。而「雞尾酒療法」是指合併數種抗HIV病毒藥物的治療方法，以期降低病毒量、提高免疫力、改善存活率和減少抗藥性病毒的產生。以治療成效看來，不少患者血液中的病毒量已無法用儀器測得，但這並不等於治癒，因為儀器本身有其敏感度的限制，而且HIV病毒仍可能存在於淋巴結、巨噬細胞、中樞神經系統或其它組織與細胞中。因此，至今醫學界的研究仍沒有確切把握能治癒AIDS。對於抗病毒藥物的使用，目前仍在熱烈地研究和討論中，而醫學專家一致的觀念是合併藥物治療如同治療結核病和癌症，一般以減少抗藥性病毒的產生為目的。

摘 要 SUMMARY

1. 免疫缺陷可區分為先天性及後天性的免疫系統缺陷，結果常造成包括造血幹細胞、T細胞、B細胞、吞噬細胞和補體系統等的缺陷疾病。

2. 體液性免疫主要是由抗體對細菌進行調理和清除的作用，而體液性免疫缺陷患者則無法完全執行抗體對細菌的調理和清除作用。

3. 細胞媒介免疫缺陷，除了可能引起體液性免疫缺陷疾病之外，也可能因細胞媒介免疫缺陷造成對病毒、原蟲及黴菌感染的感受性增加。

4. MHC的不正常表現易導致貝爾淋巴球症候群之嚴重併發性免疫缺陷，而貝爾淋巴球症候群依照影響的目標物可分為三種類型：造成MHC I不正常表現為第一型貝爾淋巴球症候群、MHC II表現缺陷為第二型貝爾淋巴球症候群以及同時具MHC I和MHC II表現缺陷為第三型貝爾淋巴球症候群。

5. T細胞和B細胞數量明顯抑制的狀況所引起的免疫缺陷疾病可歸類為SCID（重度併發性免疫缺陷疾病），這類疾病通常容易受到病毒、細菌、黴菌和原蟲的感染而發病，而且通常有體重減輕的現象，甚至非致病性微生物亦可能產生致命的危害。

6. HIV主要有三種感染途徑，分別為性行為、血液和垂直感染。HIV進入$CD4^+$T細胞後，在細胞內利用反轉錄酶完成HIV病毒成分複製後，經由一連串機制，HIV病毒顆粒的外套膜和細胞膜進行融合，穿過細胞膜並脫離宿主細胞，造成細胞破壞。HIV病毒造成細胞間融合作用，抑制細胞內蛋白質的合成、自體免疫機制和細胞凋亡，而$CD8^+$T淋巴球對於感染病毒的細胞也會施以毒殺破壞。

學後測驗 EXERCISE

1. 人類免疫不全病毒(HIV)可感染何種細胞,而造成免疫不全症候群?(A) CD4 T細胞 (B) CD8 T細胞 (C) CD20 B細胞 (D) CD22 B細胞

2. HIV的感染主要藉由其表面之gp120與下列哪一分子作用結合而感染宿主細胞?(A) CD3 (B) CD4 (C) CD8 (D) CD21

3. 下列有關人類免疫缺陷病毒(human immunodeficiency virus)的敘述,何者錯誤? (A)屬RNA病毒 (B)以gp120與T細胞表面的CD4分子結合 (C)潛伏期中,CD4陽性T細胞的數量不會減少 (D)患者死亡原因主要是因為伺機性感染及腫瘤

4. 性聯遺傳無丙型球蛋白血症(X-linked agammaglobulinemia)是因體內缺乏何種細胞引起?(A) T細胞 (B) B細胞 (C)上皮細胞 (D)內皮細胞

5. 下列有關後天性免疫(adaptive immunity)的敘述,何者錯誤?(A) T_H1只能幫助細胞性免疫反應,不會幫助B細胞製造抗體 (B) IgG抗體可與自然殺手細胞(natural killer cell)表面的CD16結合,幫助自然殺手細胞毒殺標的細胞,稱為ADCC (antibody-dependent cellular cytotoxicity) (C) T_H17細胞分泌IL-17,活化上皮細胞與嗜中性細胞(neutrophil),促進發炎反應 (D) IgG與IgM抗體可活化補體,促進免疫反應

6. 下列有關免疫缺陷或免疫抑制的原因,何者非後天性因素?(A)營養不良或不均衡 (B)人類免疫缺陷病毒(human immunodeficiency virus)感染 (C)藥物如類固醇 (glucocorticoid) 引起免疫抑制 (D)補體(complement) 蛋白之基因缺陷

7. 人類免疫缺乏病毒(human immunodeficiency virus, HIV)主要是感染下列何種細胞?(A) CD4 T細胞 (B) CD8 T細胞 (C) CD19 B細胞 (D) CD16 NK細胞

8. 下列何種情況,與免疫反應之活化無關?(A)過敏反應 (B)腎臟移植排斥反應 (C)自體免疫疾病,如重症肌無力 (D)性聯遺傳高IgM症候群

9. 關於人類免疫不全病毒(HIV)的感染,下列敘述何者正確?(A)人類免疫不全病毒(HIV)可進入T淋巴球及巨噬細胞 (B)人類免疫不全病毒(HIV)進入人體之後,立即發生猛爆性肝炎 (C)人類免疫不全病毒(HIV)的感染沒有潛伏期間 (D)人類免疫不全病毒(HIV)因感染紅血球,造成免疫不全

10. 人類免疫不全病毒HIV感染之標的是：(A) T淋巴細胞　(B) B淋巴細胞　(C)紅血球細胞　(D)自然殺手細胞(NK cell)

11. 下列何種病毒主要感染T淋巴細胞？(A)人類免疫缺乏病毒　(B)腺病毒　(C)登革熱病毒　(D)單純疱疹病毒

12. 在遺傳缺陷中導致反覆感染病毒或黴菌者，是下列何者出現障礙？(A) B細胞缺陷　(B) T細胞缺陷　(C)吞噬細胞缺陷　(D)補體缺陷

13. X-染色體關聯高IgM症候群(X-linked hyper-IgM syndrome)是因T細胞的何種分子有缺陷所造成的？(A) CD40　(B) CD40L　(C) CD43　(D) CD45

14. 下列有關後天免疫缺失症候群(AIDS)之敘述，何者為非？(A)由第三型人類T淋巴球病毒(HTLV-III)感染　(B)輔助性T細胞減少　(C)常見卡氏肺囊孢子蟲肺炎　(D)卡波西氏肉瘤相當罕見

15. 後天免疫缺失症候群(AIDS)之重要變化為：(A)輔助性T細胞增加　(B)輔助性T細胞減少　(C)抑制性T細胞增加　(D)嗜酸性白血球增加

16. 貝爾淋巴球症候群(Bare-lymphocyte syndrome)患者的淋巴細胞上缺少下列何種分子？(A) T細胞接受器(TCR)　(B) B細胞接受器(BCR)　(C)第一類MHC (MHC I)　(D)免疫球蛋白(Ig)

17. 下列哪一種免疫缺陷疾病之發生率最高？(A) selective IgA deficiency　(B) X-linked agammaglobulinemia (XLA)　(C) leukocyte adhesion defect　(D) common variable immunodeficiency (CVID)

18. X-linked severe combined immunodeficiency (XSCID)是因為哪一個細胞激素(cytokine)的接受器有缺陷所造成的？(A) IL-1　(B) IL-2　(C) IL-3　(D) IL-4

掃描 QR code
或至 reurl.cc/OpRLG7 下載「學後測驗」解答

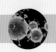

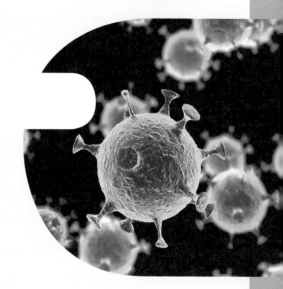

18
CHAPTER

自體免疫疾病

Autoimmune Diseases

免疫系統對自己身體的成分產生反應時,稱為自體免疫反應 (autoimmune reaction)。正常而言,身體某些機轉能產生保護作用,以防止自體的器官或系統被自體淋巴細胞所破壞。但是如果這些機轉失調,則會導致自體抗體抑制作用喪失,引發 T 細胞和 B 細胞的自體反應活化,而產生對自體抗原的體液性或細胞性免疫反應,最後終將嚴重破壞自體細胞或器官,甚至導致個體死亡。

18-1　自體免疫疾病概述

免疫系統的自體耐受性

　　免疫系統中主要的作用細胞是淋巴球,乃是由胸腺產生的T細胞及由骨髓產生的B細胞所組成的。一般免疫反應是由體內抗原呈現細胞藉著其表面的主要組織相容性複合物(MHC)分子與外來或自體的抗原結合,再呈現給T細胞進而引發後續的免疫反應。T細胞負責的是產生各種細胞激素或活化毒殺性T細胞以執行任務的細胞性免疫反應;而B細胞負責的是產生具有抗原特異性的抗體來結合抗原,以達到中和或消除抗原作用的體液性免疫反應。

　　正常的免疫系統能辨識自體抗原而不會對其產生免疫反應,這便是所謂的「自體耐受性(self-tolerance)」。免疫系統為了避免攻擊自己的組織或細胞,在T細胞與B細胞成熟的過程中必須產生自體耐受性,其中T細胞產生耐受性的機轉為:

1. 在胸腺中,大部分能與自體抗原強烈結合的T細胞,會經由所謂「負相篩選(negative selection)」的機轉而死亡。

2. 少數離開胸腺而能自體活化的T細胞,也因完整的免疫反應條件不足而處在不活化(anergy)狀態。

3. T細胞中有一群調節性T細胞(regulatory T cell),對免疫反應有抑制的作用。

　　至於B細胞,其功能大多需要T細胞的協助才能發揮,所以B細胞的自體耐受性一部分可用T細胞的耐受性來解釋;另外,能與自體抗原結合的B細胞,在骨髓發育及成熟的過程中,亦會經由負相篩選的機轉而死亡。

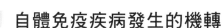 **自體免疫疾病發生的機轉**

如上所述，絕大部分會辨識自體抗原的T細胞與B細胞，會在發展的過程中遭到消除的命運，然而還是有少數能辨識自體抗原的淋巴球存活下來，導致自體免疫疾病的發生。而引起自體免疫疾病發生的機轉推測如下：

1. 與自體抗原結合力較低的T細胞，被與自體抗原相似的外來抗原激發之後，提高其與自體抗原的結合力。

2. 有些外來抗原可不經過T細胞的協助而逕自引發B細胞的反應，產生自體抗體。

3. 有些細胞表面會表現出不適當的MHC分子並呈現自體抗原，而引發自體免疫反應。

4. 調節性T細胞及激素等發生異常，以致無法產生在正常情況下應該可以抑制自體免疫的反應。

5. 有些容易被自體免疫反應攻擊的器官本身有缺陷，以致容易引發自體免疫反應。

經由上述可能的機轉，人體的免疫系統會失去原來的自體耐受性，而對自己的組織或細胞發生不該產生的免疫反應，產生毒殺性T細胞或致病性的自體抗體，因而導致臨床自體免疫疾病。以下針對一些常見的自體免疫疾病作簡單的介紹

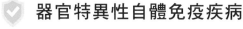 **18-2　常見的自體免疫疾病**

器官特異性自體免疫疾病
(Organ-Specific Autoimmune Diseases)

器官特異性自體免疫疾病為自體抗體將單一器官或腺體的特定目標抗原作為攻擊目標，所以只有某一器官的功能會被自體抗體刺激或阻斷，而出現病變；一些常見的器官特異性自體免疫疾病如表18-1所示。器官特異性自體免疫疾病可分為兩大類：

◉ 表 18-1　常見的器官特異性自體免疫疾病

疾　病	自體抗原來源	免疫反應
自體抗體直接傷害器官細胞之自體免疫疾病		
愛迪生氏症	腎上腺細胞	自體抗體
自體免疫溶血性貧血	紅血球細胞膜蛋白	自體抗體
惡性貧血	胃壁細胞與內在因子	自體抗體
古德巴斯德症候群	腎絲球和肺泡的基底膜	自體抗體
橋本氏甲狀腺炎	甲狀腺球蛋白和甲狀腺細胞	T_{DTH} 細胞、自體抗體
第一型糖尿病	胰島 β 細胞	T_{DTH} 細胞、自體抗體
鏈球菌感染後腎絲球腎炎	腎臟	免疫複合物
自體抗體刺激或阻斷引發的自體免疫疾病		
格雷氏症	甲狀腺刺激激素接受器	刺激性的自體抗體
重症肌無力	乙醯膽鹼接受器	阻斷性的自體抗體

1. 自體抗體直接傷害器官細胞的自體免疫疾病：淋巴球或抗體直接與特定器官之細胞膜上抗原結合，引發此特定器官易受體液性或細胞性免疫系統攻擊，產生細胞溶解或發炎反應等細胞性損傷；最終可能導致目標器官的細胞結構被結締組織取代，器官功能衰退甚至衰竭。

2. 自體抗體刺激或阻斷引發的自體免疫疾病：自體抗體若作為刺激物，與正常腺體之激素接受器結合，因而刺激腺體不正常的活化，導致媒介物質過量產生或細胞不正常增生；反之，如果自體抗體作為抑制物，即可阻斷激素接受器功能，導致異常調控介質的分泌或器官逐漸衰亡。

◆ 愛迪生氏症 (Addison's Disease)

　　愛迪生氏症是一種腎上腺機能低下之疾病，患者的腎上腺不能正常運作，即使身體出現問題，體內也無法作出適當的反應。患者會突然虛脫、暈倒，嚴重的話可能致命，主要病因為自體免疫系統攻擊腎上腺。臨床主要症狀為身體虛弱、疲勞、食慾不振、噁心、腹痛、低血壓引發之頭暈等，此外個體只要受到輕微的感染或受傷，就可能虛脫休克。目前主要的治療方法為補充類固醇，例如：fludrocortisone、hydrocortisone等。

◆ **自體免疫貧血症 (Autoimmune Anemia)**

　　惡性貧血、自體免疫溶血性貧血及藥物引發的溶血性貧血等，均可能是由於自體免疫導致的。自體免疫的惡性貧血(pernicious anemia)主要是由於自體抗體與胃壁細胞或內在因子結合，阻礙迴腸對維生素B_{12}的吸收，因而使成熟紅血球數量降低，引發惡性貧血。另外，如果自體抗體與紅血球細胞表面上的抗原結合，則會產生補體媒介的細胞溶解作用或是抗體媒介的調理和吞噬作用，破壞體內的紅血球。此症可由抗人類免疫球蛋白測試－庫姆氏試驗(Coomb's test)－進行檢測，它是將紅血球與患者血清進行培養，再加入抗人類球蛋白的抗體做反應，若結果產生凝血作用，則為自體免疫貧血症的陽性反應。

◆ **古德巴斯德症候群 (Goodpasture's Syndrome)**

　　屬於第二型過敏反應，此症患者的自體抗體（例：IgG）能結合至腎絲球和肺泡的基底膜(basement membrane)上，引發補體活化，並直接對細胞產生傷害，或藉著補體反應中間產物的累積，引起發炎反應。腎絲球與肺泡基底膜的損傷導致嚴重腎臟傷害和肺臟出血，嚴重的話在病發數個月之內就會死亡。

◆ **橋本氏甲狀腺炎 (Hashimoto's Thyroiditis)**

　　橋本氏甲狀腺炎是中年婦女最常發生的自體免疫疾病，主要是在患者體內產生對甲狀腺抗原的自體抗體（例：anti-microsome）及致敏化T_{DTH}細胞，因而引發淋巴細胞、巨噬細胞和漿細胞入侵甲狀腺形成淋巴濾泡和生發中心，導致甲狀腺嚴重腫脹。而這些自體抗體或免疫細胞會對抗甲狀腺球蛋白及甲狀腺過氧化酶，干擾體內甲狀腺對碘的利用，導致甲狀腺激素分泌減少，產生甲狀腺機能低下症(hypothyroidism)。

◆ **第一型糖尿病 (Type I Diabetes)**

　　當自體免疫細胞攻擊胰臟時，會導致蘭氏小島（胰島）中的胰島素分泌細胞受損，進而使胰島素分泌量嚴重不足，體內血糖濃度上升，產生第一型糖尿病。在此類病患體內發現，蘭氏小島因T_{DTH}細胞侵入而腫脹，造成細胞媒介的延遲性過敏反應，引發抗體合併補體的溶解作用或抗體依賴性細胞媒介毒殺作用，活化巨噬細胞並釋出分解酵素，破壞胰島素分泌細胞。

◆ 格雷氏症 (Graves' Disease)

在正常狀況下，甲狀腺素的分泌是由甲狀腺刺激激素(thyroid stimulating hormone, TSH)所控制；當體內甲狀腺素濃度過低時，腦下垂體立即分泌TSH，而甲狀腺素濃度過高時，TSH則停止分泌，使體內甲狀腺素維持在平衡狀態。而格雷氏症患者體內會產生一種稱為抗甲狀腺刺激激素接受器抗體(anti-thyroid stimulating hormone receptor antibody)的自體抗體，能結合至甲狀腺細胞表面的甲狀腺刺激激素接受器上，並且模仿TSH的刺激（圖18-1），大量活化腺苷酸環化酶(adenylate cyclase)，而且此刺激途徑並不受體內調節機轉所控制，因此過度刺激甲狀腺，導致T_3及T_4甲狀腺素大量產生，並且會有甲狀腺腫大的現象，造成甲狀腺機能亢進(hyperthyroidism)、基礎代謝率上升、心跳過速、黏液水腫(myxedema)與突眼症等，此種自體抗體統稱為長效型甲狀腺刺激抗體(long-acting thyroid-stimulating antibody)。

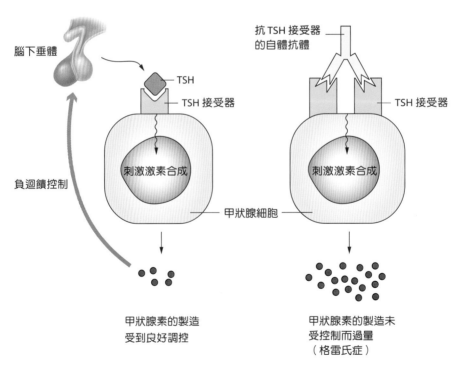

圖18-1　格雷氏症的致病機轉。由於抗TSH接受器的抗體與TSH接受器結合，刺激甲狀腺細胞大量製造甲狀腺素，而引起甲狀腺機能亢進。

◆ **重症肌無力 (Myasthenia Gravis)**

　　重症肌無力，更精確的全名應稱為「自體免疫重症肌無力症(autoimmune myasthenia gravis)」，屬於「肌無力症候群(myasthenic syndrome)」中的一種，乃由不明原因引起的肌肉自體免疫疾病。臨床特徵是不同程度及部位的波動性肌肉無力(fluctuating muscle weakness)。病因則是由於神經肌肉接合處(neuromuscular junction)的電生理衝動傳遞發生缺陷所造成，也就是自體抗體與肌肉之運動終板上乙醯膽鹼接受器(AChR)結合，因此乙醯膽鹼(ACh)無法與其接受器結合，導致肌肉正常收縮作用受阻（圖18-2）；甚至這些自體抗體更能刺激補體活化，將AChR分解，而造成更嚴重的肌肉無力病症。

　　有些肌無力症候群患者，同時有胸腺病理變化以及淋巴球在肌肉沉澱(lymphorrages)的現象，而至今仍未有明確的證據或合理的假說足以解釋所有的臨床現象。在臨床上，大約75%的肌無力症候群患者會有胸腺的病變，而病變的患者中，約有85%為胸腺增生(thymic hyperplasia)，而15%則會發現合併胸腺細胞瘤(thymoma)。

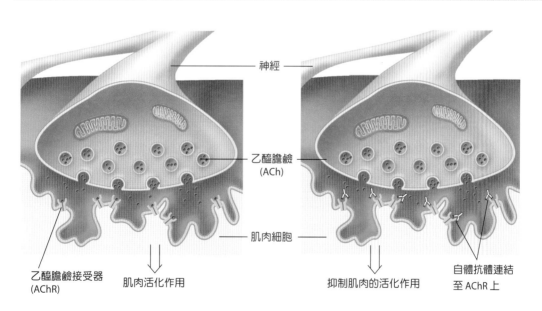

神經

乙醯膽鹼
(ACh)

肌肉細胞

乙醯膽鹼接受器
(AChR)　肌肉活化作用

抑制肌肉的活化作用　　自體抗體連結
至 AChR 上

● **圖18-2** 重症肌無力的致病機轉。抗-AChR的抗體與AChR結合，再引起補體活化，將AChR分解，使神經與肌肉之間的傳導受阻。

全身性自體免疫疾病 (Systemic Autoimmune Diseases)

全身性自體免疫疾病作用於全身性（或稱為系統性）的目標抗原，引起全身性的組織傷害，主要是藉由免疫複合物的沉積或是藉由自體抗體所引發的免疫反應因而直接造成細胞的傷害。其原因是免疫系統失去自體耐受性，產生對自體不正常的免疫反應，導致多重器官與組織產生發炎性疾病；常見的全身性自體免疫疾病如表18-2。

全身性自體免疫疾病好發於年輕女性族群，發病的真正原因尚不清楚，然而一旦發病，病程時好時壞，不易治癒。通常使用類固醇或其它免疫抑制藥來治療。這群疾病的特徵是在血液中可偵測到抗核抗體(anti-nuclear antibody, ANA)的存在，且同一疾病輕重程度差異極大，嚴重者可能失去生命，輕微者甚至不用服用任何藥物，生活也如同正常人。

◆ 全身性紅斑性狼瘡 (Systemic Lupus Erythematosus, SLE)

1. 全身性紅斑性狼瘡的基本介紹

全身性紅斑性狼瘡是一種典型的自體免疫疾病，主要侵犯年輕女性，其好發年齡是15~40歲；此病有家族遺傳傾向，且常伴隨其他的自體免疫疾病（如：溶血性貧血、甲狀腺炎及特發性血小板紫斑症）同時發生。

無論SLE發生的原因為何，產生的自體抗體和引起的臨床症狀及表現都很複雜，全身性紅斑性狼瘡患者可能發生的臨床表現非常多，因此絕對沒有臨床症狀完全相同的兩個病例。美國風濕病學院(American College of Rheumatology, ACR)在1982年制訂了十一點臨床症狀診斷標準，作為診斷全身性紅斑性狼瘡的依據（如表18-3與圖18-3）。其他的症狀表現，比較值得一提的有：不明原因的發燒、肌痛、掉髮、雷諾氏現象（病人的手指或腳趾遇冷會有顏色的變化，開始時顏色蒼白，漸變紫色再變潮紅）、皮膚出現紅色斑點、嚴重的胃腸穿孔、出血或壞疽，以及高死亡率之胃腸系統的血管炎或致心臟衰竭之心肌炎等。

2. 全身性紅斑性狼瘡的檢驗

由於此種疾病是一種全身性的變化，因此醫師診斷時，除了詳細的問診及理學檢查外，必須再配合血液學、血清學及尿液的檢查，才能確實瞭解患者的狀

◉ 表 18-2　常見的全身性自體免疫疾病

疾　病	自體抗原來源	免疫反應
全身性紅斑性狼瘡	DNA、核蛋白、紅血球及血小板的膜	自體抗體與免疫複合物
類風濕性關節炎	結締組織與變性的 IgG	自體抗體與免疫複合物
多發性硬化症	腦或蛋白質	T_{DTH} 和 T_C 細胞與自體抗體
僵直性脊椎炎	脊椎	免疫複合物
修格連氏症候群	唾液腺、肝、腎與甲狀腺	自體抗體
硬皮症	核、心臟、肺、胃腸道、腎	自體抗體

◉ 表 18-3　美國風濕病學院 (ACR) 於 1982 年訂定之十一點診斷全身性紅斑性狼瘡的依據[*]

SLE 臨床症狀診斷標準
1. 臉頰部出現紅斑（形狀類似蝴蝶）
2. 圓盤狀狼瘡（皮膚出現圓盤狀的皮疹）
3. 對陽光敏感（陽光曝曬之後，皮膚的反應強烈）
4. 口腔內潰瘍（時常發作，不易治癒）
5. 多發性關節痛或關節炎
6. 尿蛋白超過每天 0.5 克或出現圓柱體
7. 神經或精神異常
8. 肋膜炎或心包膜炎（會引起胸痛或呼吸急促）
9. 白血球減少、血小板減少或溶血性貧血
10. 血液中出現 DNA 或 Sm 抗體（自體抗體）、梅毒血清反應偽陽性或全身性紅斑性狼瘡細胞 (LE cell) 陽性
11. 抗核抗體 (ANA) 陽性

註：未滿四點者，並不能排除全身性紅斑性狼瘡的可能；須繼續追蹤一段時間，觀察是否可能會再出現更多的症狀而符合四點的診斷標準。

況。血液學檢查包括：紅血球、血色素、血比容、血小板及其分類、紅血球沉降速率以及抗凝血因子等。血清學檢查一般包括：抗核抗體(ANA)、抗雙股DNA抗體、抗Sm抗體、抗SS-A/Ro抗體、抗SS-B/La抗體、抗心脂質(cardiolipin)抗體、抗RNP抗體，以及梅毒血清反應和血清補體（包括C3和C4等）等。其中，ANA、抗雙股DNA抗體的濃度愈高，表示疾病的嚴重程度愈高；但血清補體愈低，則表

示疾病的嚴重程度愈高。若經適時的治療後，這些抗體濃度會降低，補體濃度會回升，表示病情有所改善。

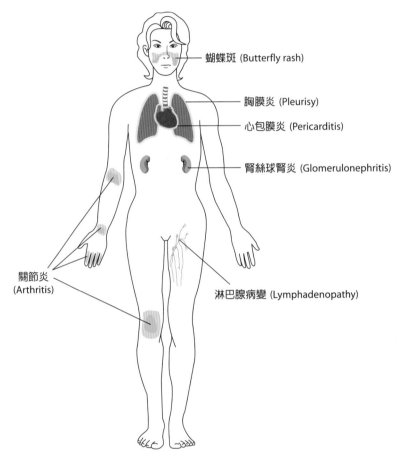

蝴蝶斑 (Butterfly rash)

胸膜炎 (Pleurisy)

心包膜炎 (Pericarditis)

腎絲球腎炎 (Glomerulonephritis)

關節炎
(Arthritis)

淋巴腺病變 (Lymphadenopathy)

● **圖18-3** 全身性紅斑性狼瘡的特徵。

3. 全身性紅斑性狼瘡的治療

全身性紅斑性狼瘡較嚴重的症狀是內臟器官受到侵犯，例如：腎炎、中樞神經病變、心包膜積水、心肌炎引起的心臟衰竭、血管炎引起大量肺出血、胃腸出血及壞疽等，對生命的威脅性都很高。這些重要器官的侵犯，需要大量的類固醇治療或配合其他免疫抑制劑（如大量的endoxan，每月靜脈點滴注射一次），才有希望控制住。因為全身性紅斑性狼瘡好發於生育期女性，故婦女生育時應特別注意。一般而言，患者的受孕率正常，若無嚴重的腎臟或心臟病，絕大部分也都能安全懷孕並分娩；只是在分娩前後病情可能會稍有惡化，但無大礙。

全身性紅斑性狼瘡是一種無法完全治癒的疾病，治療目標是避免傷害到器官的功能。藥物治療目前包括有：非類固醇抗發炎藥物(NSAIDs)、抗瘧疾藥物(Plaquenil)、副腎皮質激素（俗稱類固醇）、免疫抑制劑（如endoxan，靜脈點滴注射，常用於嚴重的腎炎）等；其中以類固醇最常使用，也是目前抗發炎最有效的藥物，但有其副作用。Endoxan本身雖是一種抗癌藥物，但也是一種免疫抑制劑，對於SLE患者的腎炎有很好的治療效果，且副作用很少。

全身性紅斑性狼瘡的預後，由於類固醇及各種免疫抑制劑的治療和良好的支持療法，使得預後有極大的改善。一般預後，十年的存活率有70%以上，比其他的慢性病如高血壓和糖尿病有過之而無不及。

◆ 類風濕性關節炎 (Rheumatoid Arthritis, RA)

1. 類風濕性關節炎的基本介紹

類風濕性關節炎屬全身性自體免疫疾病，病情反覆。患病時間長短不一，有時終生不癒，有時突然病發。患者以40歲以上的女性居多。類風濕性關節炎通常會侵襲關節部位，主要症狀為關節僵硬、四肢關節紅、腫、熱、痛（尤其是手腳的小關節，常兩側對稱發生），嚴重病患可能有肌肉萎縮及關節變形的現象（圖18-4）。而在血液檢查中能發現類風濕因子(rheumatoid factor)，此因子為一種自體抗體（大部分為IgM），能與IgG之Fc片段位置結合。

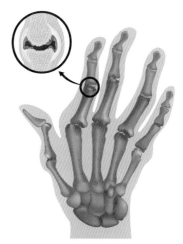

● **圖18-4** 類風濕性關節炎患者之手指關節變形。

類風濕性關節炎通常有遺傳性，病發原因是因為自體免疫受損，發作時小關節滑液膜發炎，關節內軟骨及骨頭組織受到破壞。類風濕性關節炎所引起的併發症常是非常嚴重的，如：皮下結節、乾燥症候群、肺部纖維化、蛋白尿或血管炎等疾病。

2. 類風濕性關節炎的治療

類風濕性關節炎無法根治，治療首重減少痛楚和破壞，以及保持其正常的功能。不論是哪一類型的關節炎，炎症治療仍以藥物為主，從阿斯匹靈到非類固醇消炎藥及類固醇藥，雖然可以減輕疼痛、僵硬感及發炎的功效，但長期服用卻可能引起一些副作用，例如：耳鳴、胃潰瘍、胃出血或胃穿孔等胃腸障礙以及失眠等。

◆ 多發性硬化症 (Multiple Sclerosis)

1. 多發性硬化症的基本介紹

人體的神經纖維外包覆著一層稱為「髓鞘(myelin sheath)」的物質，就像包裹在電線周圍的塑膠絕緣皮一樣，可以避免神經網路短路，並加速傳導神經訊號。多發性硬化症就是因神經系統發生髓鞘塊狀脫失，導致神經訊息傳導受阻而產生各種症狀。

多發性硬化症被認為是自體免疫疾病，主要是由T細胞作用在神經纖維的髓鞘上，引起發炎腫脹。患者多在20~40歲時發病，女性的發生率約為男性的兩倍。通常來說，多發性硬化症的臨床表徵與髓鞘受傷的部位有關，症狀大致包括：視力模糊、複視、視野缺損或失明、失去平衡感、四肢無力或完全癱瘓、肌肉痙攣或僵硬、常感覺灼熱或麻木刺痛、顏面疼痛（三叉神經痛）、發音模糊或吞嚥困難、容易疲勞、頻尿、便秘或大小便失禁、注意力、記憶力或判斷力會有問題等。

2. 多發性硬化症的治療

多發性硬化症患者的治療多半選擇干擾素β (IFN-β)來延緩病情惡化及減少復發的次數，若是病發時的急救則採注射高劑量的皮質類固醇，但會有體重增加、糖尿病、骨質疏鬆及白內障等副作用；當然也會視患者的疾病嚴重程度給予肌肉鬆弛劑或抗憂鬱劑、抗癲癇劑來治療。

◆ 僵直性脊椎炎 (Ankylosing Spondylitis, AS)

僵直性脊椎炎主要侵犯脊椎關節，使其鈣化僵硬，嚴重者因脊椎黏合呈竹竿狀，造成畸形及駝背（圖18-5）。此病好發於20~40歲的成年人，尤其是年輕男

性；與「B27型人類白血球抗原(HLA-B27)」有很高的相關性，95%的患者具有HLA-B27抗原（即HLA-B27陽性）。在臺灣，僵直性脊椎炎患者總數約占全人口的0.1~0.4%（約4萬人），表示僵直性脊椎炎並不少見，但卻常常被誤診，其錯誤原因很多，一方面是患者發病時多為青壯之年，加上誤以為腰酸背痛因而忽略或延誤就醫。除了HLA-B27外，B7、B22、B40、BW42等抗原與僵直性脊椎炎也有弱關聯性。目前藉由研究HLA-B27的結構及胺基酸排序，發現其蛋白質結構上有一「凹槽」，即是HLA-B27分子與抗原結合之處，亦是決定抗原性的重要關鍵。

　　臨床研究發現，有些細菌（如：克雷白氏菌與志賀氏桿菌等）的抗原胜肽結構與HLA-B27分子上的「凹槽」有相似之處，或許因免疫細胞誤將正常細胞上的HLA-B27視為入侵的細菌，因而引發自體免疫疾病，這就是所謂的分子相似學說(molecular mimicry theory)。

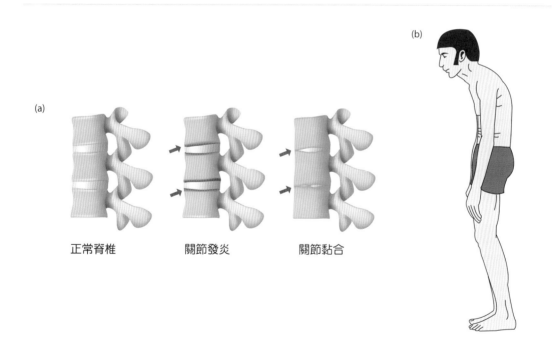

(a)

正常脊椎　　　　關節發炎　　　　關節黏合

(b)

● 圖18-5　僵直性脊椎炎的特徵。

◆ 修格連氏症候群 (Sjogren's Syndrome)

1. 修格連氏症候群的基本介紹

　　修格連氏症候群是一種慢性、進行性且緩慢發炎的自體免疫疾病，原因不明；在自體免疫疾病中，發生率僅次於類風濕性關節炎。典型的臨床表現包括：眼睛的乾性角膜結膜炎及口腔的乾燥症，亦即俗稱的「乾眼乾嘴症」，主要因淚腺及唾液腺等外分泌腺分泌量減少所引起。

　　此病開始時，可從單只是外分泌腺體的病變，發展至全身性的病變，可侵犯肺臟、腎臟、血管及肌肉。免疫系統方面的變化，主要是免疫系統過於活化，引起B淋巴球增生，製造許多自體抗體所致。此外，外分泌腺體被淋巴球所浸潤而影響到其應有的功能，例如淚腺及唾液腺被淋巴球浸潤，分泌的淚液及唾液明顯減少，引起乾眼及乾嘴症狀。若只有外分泌腺體的病變而無其他結締組織疾病者，稱為原發性修格連氏症候群；有少數患者會合併其他結締組織疾病，例如：類風濕性關節炎、全身性紅斑性狼瘡、全身性硬化症、肌炎、血管炎或慢性活動性肝炎等，被稱為次發性修格連氏症候群。

　　修格連氏症候群好發於中年女性，但其他年齡或男性亦有可能發生。在外分泌腺體症狀方面，大部分病人的症狀都與淚腺及唾液腺分泌減少有關。眼睛症狀方面，病人通常會抱怨眼睛很乾燥，常有沙子進入眼睛的感覺。至於乾嘴症狀方面，患者口腔內有燒熱感，以致於咀嚼及吞嚥乾的食物時會有困難。

2. 修格連氏症候群的免疫學變化

　　修格連氏症候群最主要的是出現自體抗體，例如：抗核抗體(90%)、SS-A抗體(55%)、SS-B抗體(40%)、類風濕因子(60%)、高γ球蛋白血症(80%)。

3. 修格連氏症候群的治療

　　在治療方面，因為此病的病因不明，理論上是不可治癒的慢性疾病，因此只能給予症狀療法。乾燥症狀可以人工淚液的補充而改善乾眼症狀，以及Bromhexine可改善乾嘴症。其他藥物如抗瘧疾藥物Hydroxy-chloroquin、類固醇、免疫抑制劑等也常被用來改善某些症狀。

18-3　自體免疫疾病的治療

　　目前對於自體免疫疾病之治療，主要是降低自體免疫引起的不適症狀，使患者能有較優質的生活。這種治療方法最重要的部分在於免疫系統非專一性的抑制作用，而且能區別出病理性的自體免疫反應和保護性免疫反應。常見的方法如：

1. 利用免疫抑制藥物，如：類固醇(corticosteroid)、azathioprine和cyclophosphamide，使淋巴細胞的增殖能力降低；但是此類藥物會降低全身的免疫力，使患者極易受到病原菌的感染或導致癌症產生。

2. 直接切除胸腺，例如重症肌無力的患者常因胸腺異常或是胸腺瘤所致，在成人時期切除胸腺，可以解除症狀。

3. 施以血漿清除術(plasmapheresis)，可以從血漿中移除免疫複合物後再將血漿打回患者身上，使患者減輕許多不適，獲得短期的療效。

IMMUNOLOGY

摘 要 SUMMARY

1. 免疫系統為了避免攻擊自己，在T細胞與B細胞的成熟過程中會產生自體耐受性。大部分與自體抗原強烈結合的T細胞，會經由所謂的「負相篩選」的機轉而死亡。至於少量離開胸腺而能自體活化的T細胞，也因完整的免疫反應條件不足而處在不活化(anergy)狀態。

2. 人體的免疫系統若失去原來的自體耐受性而對自體發生免疫反應，產生毒殺性T細胞或致病性的自體抗體，則會導致自體免疫疾病。

3. 器官特異性自體免疫疾病可分為兩大類：因自體抗體直接傷害器官細胞以及自體抗體刺激或阻斷引發的自體免疫疾病。

4. 全身性自體免疫疾病作用於大範圍的全身性目標抗原，引起全身性的組織傷害；主要是藉由免疫複合物的沉積或是藉由自體抗體所引發的細胞性免疫反應，因而直接造成細胞的傷害。

5. 惡性貧血主要是產生抗胃壁細胞抗體與抗內在因子抗體，當自體抗體與壁細胞及內在因子結合後，阻礙維生素B_{12}的吸收，因而使成熟紅血球數量降低，引發惡性貧血。

6. 古德巴斯德症候群的原因是自體抗體結合至腎絲球和肺泡的基底膜，引發補體活化而直接對細胞產生傷害，或藉著補體反應中間產物的沉積，引起發炎反應。腎絲球與肺泡基底膜的損傷會導致嚴重腎臟傷害和肺臟出血，甚至造成死亡。

7. 橋本氏甲狀腺炎患者體內會產生對甲狀腺抗原的自體抗體及致敏化T_{DTH}細胞，因而引發淋巴細胞、巨噬細胞和漿細胞入侵甲狀腺，形成淋巴濾泡和生發中心，導致甲狀腺嚴重腫脹。

8. 蘭氏小島因T_{DTH}細胞侵入而腫脹，造成細胞媒介的延遲性過敏反應，引發抗體合併補體的溶解作用或抗體依賴性細胞媒介毒殺作用，活化巨噬細胞並釋出分解酵素，破壞胰島素分泌細胞，因而發生第一型糖尿病。

9. 格雷氏症患者所產生的自體抗體能結合至甲狀腺細胞表面的甲狀腺刺激激素接受器上，刺激甲狀腺素（T_3與T_4）大量產生。

10. 重症肌無力是自體抗體與肌肉之運動終板上的乙醯膽鹼接受器結合，因此阻斷乙醯膽鹼與肌肉的接受器結合，導致肌肉的正常收縮作用受阻。

11. 全身性紅斑性狼瘡是一種典型的自體免疫疾病，主要侵犯年輕女性；可能發生的臨床表現非常多，美國風濕病學院在1982年制訂十一點臨床症狀診斷標準。

12. 多發性硬化症被認為是自體免疫疾病，主要是因T細胞作用在神經纖維的髓鞘上，引起發炎腫脹，造成神經系統髓鞘脫失，導致神經訊息傳導受阻而產生各種症狀。

13. 僵直性脊椎炎好發於年輕男性，與HLA-B27有很高的相關性。

14. 自體免疫疾病目前無法根治，只能減輕和降低不適症狀。治療方式通常利用免疫抑制藥物使淋巴細胞的增殖能力降低、直接切除胸腺或是血漿除去術等。

學後測驗 EXERCISE

1. 惡性貧血的病因是因為體內產生對抗下列何者的自體抗體？(A)維生素C　(B)維生素 B$_{12}$內在因子(intrinsic factor)　(C)胰島素(insulin)　(D)血清素(serotonin)

2. 下列疾病何者屬於自體免疫疾病(autoimmune disease)？(A)第一型　(B)尋常天疱瘡(pemphigus vulgaris)　(C)重症肌無力(myasthenia gravis)　(D)以上皆是

3. 下列自體免疫疾病，何者屬於非器官特異性(nonorgan-specific)？(A)全身性紅斑狼瘡(systemic lupus erythematosus)　(B)重症肌無力(myasthenia gravis)　(C)橋本氏甲狀腺炎(Hashimoto's thyroiditis)　(D)胰島素依賴型糖尿病(insulin-dependent diabetes mellitus)

4. 下列有關自體免疫疾病的成因，何者錯誤？(A)全身性紅斑狼瘡(systemic lupus erythematosus)起因於體內無法清除凋亡細胞，致使細胞核內成分暴露誘發自體抗體的形成　(B)微生物感染過程中，微生物抗原可能引發分子模擬(molecular mimicry)機制，致使抗微生物抗原之抗體攻擊自體器官　(C)葛瑞夫茲症(Graves' disease)乃自體抗體結合甲狀腺上皮細胞之甲狀腺刺激素受體(thyroid stimulating hormone receptor, TSHR)，導致細胞活化增生　(D)自體免疫引起之糖尿病(autoimmune diabetes)乃自體抗體對胰島 β 細胞的破壞，與T細胞無關

5. 重症肌無力症是因下列何種抗體所引起的？(A)抗DNA抗體　(B)抗RNA抗體　(C)抗乙醯膽鹼受器抗體　(D)抗RNP抗體

6. 全身性紅斑性狼瘡之免疫病理致病機轉屬於：(A)過度敏感型　(B)細胞毒殺型或細胞溶解型　(C)免疫複合物型　(D)細胞媒介的延遲性過敏型

7. 全身性紅斑性狼瘡的免疫學檢查特點是：(A)有類風濕因子反應　(B) 有抗核抗體(ANA)反應　(C)補體偏高　(D) IgG偏低

8. 引起成人甲狀腺功能不足的主要疾病是：(A)格雷氏症　(B)橋本氏甲狀腺炎　(C)腦下垂體腫瘤　(D)突眼性甲狀腺腫

9. 僵直性脊椎炎的患者和哪一型的HLA有關？(A) B27　(B) B46　(C) DR3　(D) DR4

10. 古德巴斯德症候群(Goodpasture's syndrome)之自體免疫抗原為何？(A)乙醯膽鹼接受器　(B)胰島素接受器　(C)甲狀腺刺激激素(TSH)接受器　(D)基底膜

11. 何謂類風濕因子(rheumatoid factor)？(A)一種能與IgG之Fc結合的抗原　(B)一種能與IgG之Fc結合的抗體　(C)一種能與IgM之Fc結合的抗原　(D)一種能與IgM之Fc結合的抗體

12. 下列關於類風濕因子(rheumatoid factors)之敘述，何者正確？(A)只出現於類風濕性關節炎(RA)病人　(B)是一種對抗IgM分子的自體抗體　(C)只能以RIA (radioimmunoassay)方法測量及定量　(D)是一種免疫球蛋白

13. 橋本氏甲狀腺炎(Hashimoto's thyroiditis)診斷之重要標幟是什麼？(A)甲狀腺過氧化(thyroid peroxidase)自體抗體　(B)甲狀腺刺激免疫球蛋白(TSI)　(C)甲狀腺生長刺激免疫球蛋白(TGSI)　(D)親甲狀腺素結合抑制免疫球蛋白(TBI)

掃描 QR code
或至 reurl.cc/OpRLG7 下載「學後測驗」解答

網路資源 WEB RESOURCES

1. 美國國家圖書館醫學資料庫　http://www.ncbi.nlm.nih.gov/PubMed/

2. 蛋白質資料庫　http://www.rcsb.org/pdb

3. 分析蛋白質三維結構系統(RASMOL)
   http://www.umass.edu/microbio/rasmol/

4. 瑞士生物資訊研究所專業蛋白質分析系統 (ExPASy molecular biology server)
   http://www.expasy.ch/

5. 免疫球蛋白、T細胞接受器與MHC分子資料庫　http://www.imgt.org

6. 細胞凋亡介紹
   http://www.biology-pages.info/A/Apoptosis.html

7. 毒殺性T細胞的作用　http://www.cellsalive.com/ctl.htm

8. 補體及其功能與疾病　http://www.complement-genetics.uni-mainz.de/

9. R & D Systems 提供細胞激素相關資料　http://www.rndsystems.com/

10. 美國過敏氣喘與免疫學研究院　http://www.aaaai.org/

11. 美國國家過敏與感染症研究所　http://www.niaid.nih.gov/default.htm

12. 疫苗與預防疾病　http://www.VaccineAlliance.org/

13. 免疫缺陷疾病　http://www.scid.net/

14. 器官移植連結網　http://www.transweb.org

15. 自體免疫疾病　http://www.lupus.org

16. 美國癌症學會　http://www.cancer.org

17. 美國疾病管制中心　http://www.cdc.gov

18. 世界衛生組織　http://www.who.int/en/

參考資料 REFERENCES

1. Abbas, A. K., & Lichtman, A. H. (2014). *Cellular & Molecular Immunology* (8th ed.). W. B. Saunders, Philadelphia, PA.

2. Cruse, J. M., & Lewis, R. E. (2013). *Atlas of Immunology* (3rd ed.). CRC press LLC, New Yolk, NY.

3. Eales, L. J. (2003). *Immunology for Life Scientist* (2nd ed.). Wiley, New Yolk, NY.

4. Goldsby, R. A., Kindt, T. J., Osborne, B. A., & Kuby, J. (2003). *Immunology* (5th ed.). New Yolk, NY, W.H. Freeman.

5. Greenwood, D., & Peutherer, J. F. (2003). *Medical Microbiology* (16th ed.). Churchill Livingstone, New Yolk, NY.

6. Janeway, C. A, Travers, P., Walport, M., & Shlomchik, M. (2005). *Immunobiology* . Churchill Livingstone, New Yolk, NY.

7. Mims, C., Dockrell, H., Goering, R., Roitt, I., & Wakelin, D. (2004). *Medical Microbiology* (3rd ed.). Mosby Ltd., St. Louis, MO.

8. Nairn, R. & Helbert, M. (2006). *Immunology for Medical Students* (2nd ed.). Mosby Ltd., St. Louis, MO.

9. Roitt, I., & Male, D. (2004)*Immunology & Immunology-An Illustrated Outline Package* . Mosby Ltd., St. Louis, MO.

10. Roitt, I., Brostoff, J., & Male, D. (2001). *Immunology* (6th ed.). Mosby Ltd., St. Louis, MO, 2001.

11. Sompayrac, L. (2015). *How the Immune System Works* (5th ed.). Blackwell Publishing, Oxford, UK.

12. Turgeon, M. L. (2013). *Immunology & Serology in Laboratory Medicine* (5th ed.). Mosby Ltd., St. Louis, MO.

索 引 INDEX

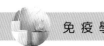

國家圖書館出版品預行編目資料

免疫學 / 王政光, 李英中, 李慶孝, 洪小芳,
　　陳佳禧, 張芸潔, 楊舒如, 蕭欣杰, 賴志河,
　　張章裕編著. -- 第六版. -- 新北市 : 新文
京開發出版股份有限公司, 2022.03
　　　面；　公分
　　ISBN 978-986-430-818-7（平裝）

　　1.CST: 免疫學

369.85　　　　　　　　　　　　　　111002512

免疫學（第六版）　　　　　　　　　（書號：B177e6）

總 校 閱	方世華
審　　稿	張弘志　魏淑宜
編 著 者	王政光　李英中　李慶孝　洪小芳　陳佳禧　張芸潔 楊舒如　蕭欣杰　賴志河　張章裕
出 版 者	新文京開發出版股份有限公司
地　　址	新北市中和區中山路二段 362 號 9 樓
電　　話	(02) 2244-8188（代表號）
Ｆ Ａ Ｘ	(02) 2244-8189
郵　　撥	1958730-2
第 三 版	西元 2011 年 09 月 01 日
第 四 版	西元 2014 年 05 月 12 日
第 五 版	西元 2017 年 02 月 10 日
六版二刷	西元 2025 年 01 月 15 日

 New Wun Ching Developmental Publishing Co., Ltd.
New Age · New Choice · The Best Selected Educational Publications — NEW WCDP

NEW WCDP

新文京開發出版股份有限公司

新世紀‧新視野‧新文京—精選教科書‧考試用書‧專業參考書